Abkürzungen

aa	= zu gleichen Teilen, bei Gewichtsmengen auf Rezepten
aa ad	= zu gleichen Teilen, daß die angegebene Menge entsteht
Eßl.	= Eßlöffel
Hg	= Quecksilber (mmHg = Meßeinheit beim Blutdruckmessen)
Kal.	= Wärmeeinheit; Berechnungseinheit der Nahrungsmenge nach ihrem Verbrennungswert im Körper
l	= Liter
Min.	= Minute
ml	= Milliliter, das tausendste Teil eines Liters
mm	= Millimeter
s.	= siehe
Sek.	= Sekunde
s.S.	= siehe Seite
Tabl.	= Tablette
Teel.	= Teelöffel
tgl.	= täglich
u.a.	= und andere
wöch.	= wöchentlich

Wenn im Textteil für den Warmanteil von Güssen oder Bädern keine Temperatur angegeben = 37°C.

Dr. med. Mathäus Fehrenbach
Kneipp
A – Z

Dr. med. Mathäus Fehrenbach

KNEIPP A-Z

Das Gesundheitsbuch für alle

Ehrenwirth Kneipp-Beratungsbuch

CIP-Kurztitelaufnahme der Deutschen Bibliothek

Fehrenbach, Mathäus:
Kneipp von A – Z / Mathäus Fehrenbach. – München : Ehrenwirth, 1984.
  (Kneipp-Beratungsbuch)
  ISBN 3-431-02612-5

NE: HST

Trotz sorgfältiger Bearbeitung und Herstellung dieses Buches können Fehler nicht ausgeschlossen werden. Nach geltender Rechtsprechung muß jede Haftung für Folgen, die sich daraus ergeben könnten, sowohl für den Verfasser als auch für den Verlag ausgeschlossen werden.

ISBN 3-431-02612-5
© 1984 by Franz Ehrenwirth Verlag GmbH & Co, KG München
Ohne ausdrückliche Genehmigung des Verlages ist es auch nicht gestattet, das Buch oder Teile daraus auf irgendeinem Wege (fotomechanische Reproduktion, Fotokopie, Mikrokopie, Xerographie o. a.) zu vervielfältigen
Zeichnungen: Franz Kossek, Kirchheim
Satz: FotoSatz Pfeifer, Germering
Gesamtherstellung: Pera-Druck Gräfelfing
Printed in Germany 1984

Inhalt

Einleitung 7	
Kneipp von A – Z 9	
Praktischer Teil 159	
Heilanzeigen 161	
Die Kneippkur im Heilbad . . . 161	
Kneippanwendungen zu Hause . 163	
Einrichtung eines Kneippbades zu	
Hause und Hilfsmittel für die	
Kneippkur 164	

Fußbad, warm 184
Wechselfußbad 184
Halb-, 3/4-, Vollbad 186
Sitzbad 187
Gesichtsbad oder Augenbad . . 189
Badezusätze 190

Anwendungen 166

Waschungen 166

Ganzwaschung 166
Serienwaschung 167

Güsse 168

Güsse im Einzelnen 169
Armguß 169
Gesichtsguß 170
Knieguß 171
Schenkelguß 172
Unterguß 173
Rückenguß 173
Vollguß 174
Arm-Brustguß 176
Oberguß 177
Armguß verlängert 177
Blitzguß 177
Schenkelblitz 178
Rückenblitz 179
Vollblitz 179
Abguß oder Abgießung 181

Bäder 181

Die Bäder im Einzelnen . . . 182
Wechselarmbad 183
Fußbad, kalt 183
Wassertreten 184

Wickel 190

Der kalte Wickel 191
Der kühlende Wickel 191
Der schweißtreibende Wickel . . 191
Der temperierte Wickel . . . 191
Der warme bis heiße Wickel . . 192
Wickelzusätze 192
Allgemeine Wickeltechnik . . . 193
Hinweise für den Gebrauch
der Wickel zu Hause 194

Die Wickel im Einzelnen . . . 194
Halswickel 194
Wadenwickel 195
Fußwadenwickel 195
Kneipp-Strümpfe 195
Fuß- und Handwickel 196
Kniewickel 196
Leibauflage 197
Auflage Herz – Herzkompresse . 197
Auflage Hals – Brust . . . 197
Lendenwickel 198
Brustwickel 199
Beinwickel 199
Armwickel 200
Kurzwickel 201
Schal 201
Oberaufschläger – Unterauf-
schläger 202
Ganzwickel 204
Heusack 204
Lehmpflaster 205

Dämpfe 206

Kopfdampf 206

Kneippanwendungen bei
Kindern 207
Ernährung – Diät 208
Die Heilkräuter 209
Sammeltips 210
Zubereitung von Kräutertee . . 210
Homöopathie 210

Gymnastik 212

Übungen im Einzelnen . . . 212
Gymnastik bei Fußbeschwerden . 212
Gymnastik bei Krampfadern
und Venenstauungen . . . 213
Gymnastik bei Kniegelenk-
arthrose 213
Gymnastik bei Arthrose der
Hüftgelenke 213
Gymnastik bei Kreuzschmerz . . 214
Gymnastik bei Nacken-Schulter-
schmerz und Nackensteife . . . 214
Gymnastik bei Blasenschwäche . 215
Gymnastik zur Abhärtung . . . 215
Gymnastik bei Arteriosklerose . 216

Bauchschnellen 216
Atemübungen – Autogenes
Training – Yoga 216
Leib-Selbstmassage 216

Kompressions-Verband am Unter-
schenkel 217
Blutegelbehandlung 217
Ichthyol-Dauerverband . . . 219
Brei-Umschlag mit Foenum grae-
cum (Bockshorn-Kleesamen) . . 219
Umschlag mit Kohlblättern . . 219
Kräuter-Rollkur 220
Kräuter-Tinktur zur Behandlung
von Haut- und Schleimhaut-
entzündungen 220
Kräuter-Einlauf 220
Inhalationslösungen 221
Hausapotheke 221

Quellenangaben und weiter-
führende Literatur 222
Register 223

Einleitung

Pfarrer Sebastian Kneipp hinterließ seiner Wirkungsstätte Wörishofen eine wohldotierte Erbschaft. Es war seine Gesundheitslehre, die er seinerzeit über die Grenzen seiner seelsorgerischen Gemeinde in Wort und Schrift, aber auch in persönlichem Einsatz weit hinaustrug.

Hundert Jahre liegen nun zwischen den Anfängen seiner nach ihm benannten Kneippkur und der Gegenwart. In dieser Zeit wurde die Kneippkur in der Gesundheitsvorsorge und der Behandlung verschiedener Krankheitszustände zu einem vollen Erfolg. Der Pfarrer und Seelsorger wollte jedoch mehr. Sein leidenschaftliches Engagement für die Wiederentdeckung des Wassers als heilendes Element zielte über die Heilkur am Badeort hinaus. Das Wasser als Segen für die Gesundheit sollte Eingang finden in jedes Haus, um dem Kranken zu helfen und den Gesunden vor Krankheit zu bewahren. Das Wasser in seinen vielfältigen Anwendungsmöglichkeiten als Heil- und Vorbeugungsmittel war die tragende Idee.

Inzwischen hat uns der technische Fortschritt Möglichkeiten beschert, die seinerzeit undenkbar schienen. Zentral geheizte Räume, fließend Kalt- und Warmwasser in Küche und Bad erschließen uns im eigenen Heim die Möglichkeit, eine systematische Gesundheitspflege zu betreiben, zu der Kneipp uns die Richtlinien gab.

Das vorliegende Buch soll nun Ratgeber und Wegweiser sein, diese Möglichkeit der Behandlung zu Hause sinnvoll auszuschöpfen. Es nimmt in übersichtlicher Reihenfolge Bezug auf alle Naturheilmöglichkeiten, die sich einen festen Platz in der Behandlung gesundheitlicher Störungen gesichert haben.

Seine Zielsetzung:

- Beschreibung all jener Erkrankungen, die durch naturheilkundliche Maßnahmen erfolgversprechend behandelt werden können.

- Aufzeigen von Komplikationen im Krankheitsverlauf und Gefahren, die ärztliche Beratung unbedingt notwendig machen.

- Unterrichtung in Kneippanwendungen und anderen Heilmaßnahmen, die zu Hause durchgeführt werden können; Information über die Kurbehandlung im Heilbad.

- Angaben über allgemeine Gesundheitsvorsorge, über Diät, Tees und Homöopathie bei verschiedenen Krankheitszuständen.

- Verdeutlichung, daß menschliches Leiden nicht nur aus der Veränderung und Zerstörung organischer Substanz, sondern auch aus der Deformierung natürlich seelischer Kräfte resultiert.

Für viele verbindet sich der Begriff »Kneippkur« mit der Vorstellung einer Kaltwasserkur. Zu Kneipps Zeiten wurde noch dem Kaltanteil in der Kneippkur der Vorzug gegeben; in der Zwischenzeit vollzog sich ein entscheidender Wandel. Jede Anwendung kann heute dem Bedürfnis des Patienten angepaßt werden. Die Abstufung der einzelnen Anwendungen erfolgt zwischen kalt und heiß in jeder beliebigen Temperatur. Es ist die Aufgabe des behandelnden Arztes, die heilsame Temperatur für den Patienten herauszufinden. »Jedem das Seine« gilt im besonderen Maße für die Kneippkur.

Natura sanat – medicus adiuvat, die Natur heilt – der Arzt unterstützt, sagt ein lateinisches Sprichwort; an dieser weisen Erkenntnis hat sich nichts geändert. Der Natur auf natürliche Weise helfen, gesundheitliches Gleichgewicht zu erhalten oder wiederherzustellen, muß unser aller Ziel sein.

»Ist das Wasser für den gesunden Menschen ein vorzügliches Mittel, seine Gesundheit und Kraft zu erhalten, so ist es auch in der Krankheit das erste Heilmittel; es ist das natürlichste, einfachste, wohlfeilste und, wenn recht angewendet, das sicherste Mittel.«

Sebastian Kneipp

Kneipp von A – Z

Abhärtung

Abhärten heißt vorbeugen, vorbeugen gegenüber Erkältung und Infektionskrankheiten, gegenüber Kreislaufstörungen mit Herzattacken, gegenüber nervösen Störungen und Nervenzusammenbrüchen.
Die Absicht, mit Medikamenten vorzubeugen, ist eine Illusion. Die notwendigen Vitamine, Mineralstoffe und Spurenelemente, die der Organismus zur Abwehr benötigt, sind reiner und ehrlicher aus der Nahrung – aus Obst, Gemüse und Obstsäften – zu gewinnen.

Kneipp:
Tgl. Ganzwaschung, Wechselarm- und Wechselkniguß oder kaltes Armbad und Wassertreten (eventuell in der Badewanne).
Wöch. 1–2x Vollbad mit Heublumen, anschl. Abguß und Bettruhe; 2–3x das »fröhliche Halbbad« in der Badewanne, eine typische Kneippanwendung, als abhärtende Maßnahme geradezu prädestiniert. Auf diese Anwendung muß verzichtet werden, wenn Bereitschaft zum Hexenschuß oder Entzündungsneigung der Unterleibsorgane, z. B. der Blase, besteht. Je kälter das Wasser, desto kürzer das kalte Bad! Bei einer Temperatur von 18° sind 20 Sekunden ausreichend.
Die Wechseldusche, bei Kneipp Wechselvollguß genannt, gehört ebenfalls in das Arsenal der vorbeugenden Maßnahmen. Nach dem Motto »weniger ist mehr« sollte beim Durchführen der Wechseldusche auf Wechselarm- bzw. Wechselkniguß verzichtet werden. Die kleinen Güsse haben allerdings den Vorteil, daß sie weniger anstrengend sind und keine Bettruhe erfordern. Grundsätzlich: Die Wechseldusche so durchführen, daß danach eine Ruhe von 10 Minuten, am besten im Bett, möglich ist. Ein Wechselvollguß in Eile, zwischen Aufstehen und Frühstück, kann zur Belastung des Kreislaufes werden. Gegen eine Wechseldusche am Abend vor dem Schlafengehen ist nichts einzuwenden. Für den Kälteempfindlichen ist eine Variante des Vollgusses zu empfehlen: warmer Abguß und am Schluß kalter Knieguß. Warme Güsse allein gehören nicht in den Bereich der abhärtenden Maßnahmen.
Gelegentlich Barfußgehen, Tautreten und Schneegehen. Das Tragen von Kneippsandalen, mit und ohne Strümpfe, empfiehlt sich bei jeder Gelegenheit.

Allgemeine Maßnahmen:
Tgl. Spazierengehen, mindestens ½ Stunde durch Wald, Park und Flur, auch an kalten und regnerischen Tagen. Gartenarbeit ist nützlich, aber nicht einem Spaziergang gleichzusetzen. Gehen im Haus oder gar Hausarbeit ersetzt niemals das Gehen im Freien, wenn Sonne, Wind und frische Luft auf das Gesicht und die oberen Luftwege einwirken.
Trockenbürsten des Körpers mit Bürstenband oder weicher Körperbürste; Gymnastik ca. 5–10 Minuten, im Zimmer oder im Freien (s. S. 215); wöch. 1–2x Schwimmen, Wassertemperatur bis 29°, im Sommer möglichst in natürlichen Gewässern; 1x Sauna, wenn keine Gegenanzeigen bestehen; 1–2x sportliche Betätigung. Schwitzen beim Sport ist kein Nachteil!

Diät:
Eine normale gemischte Vollkost; Salat, Obst, Sauermilcherzeugnisse und Vollkornbrot dürfen nicht fehlen.

Tee:
Im Frühjahr und Herbst vier Wochen lang im Sinne einer Trinkkur:
Ginster
Heidekraut
Hirtentäschel
Seifenkraut
Wiesenklee
Bohnenschalen
Birkenblätter
Zinnkraut
Schafgarbe

AIDS

Stiefmütterchen aa ad 100,0
Tgl. 3x1 Tasse; kalt ansetzen, aufkochen, 10 Min. ziehen lassen.

AIDS

1981 wurde in den Vereinigten Staaten
zum ersten Mal eine rätselhafte Krankheit beobachtet, deren Aufklärung die
medizinische Wissenschaft vor Probleme stellte und auch heute noch stellt.
Die Erkrankten verlieren an Gewicht,
leiden unter Lymphknotenschwellun-
gen, Husten und Nachtschweiß, typische
Symptome einer schweren Infektionskrankheit. Mittlerweile wissen wir, daß
diese Krankheit, genannt »AIDS«, eine
englische Wortabkürzung für »fehlende
körpereigene Abwehrkräfte« (**A**cquired
Immune **D**eficiency **S**yndrome), noch
unheilbar ist und in vielen Fällen tödlich
endet. Trotz eines intensiven For-
schungsprogramms in den USA ist noch
keine Aufklärung dieser heimtückischen
Seuche in Sicht. Daß es sich um eine ansteckende Virusinfektion handelt, deren
Übertragung auf dem Blutwege erfolgt,
wird nicht mehr bezweifelt. Wenn auch
keine allgemeine Infektionsgefahr besteht, so muß doch mit einer Ausweitung
dieser seuchenähnlichen Erkrankung
gerechnet werden. Für den Übertragungsmodus ergaben sich bisher interes-
sante Einzelheiten:
In den Vereinigten Staaten sind ca.70%
der Erkrankten homosexuell, mit häufig
wechselndem Sexualpartner.
Besonders gefährdet sind Drogenabhän-
gige, die sich Heroin in die Blutbahn
spritzen.
Zur Risikogruppe gehören Pflegeperso-
nal in Kliniken und Patienten, die regelmäßig Bluttransfusionen erhalten.
Aus diesen Erhebungen ist abzuleiten,
daß es sich um eine Infektionskrankheit
handelt, die auf dem Blutwege oder
durch intensiven körperlichen Kontakt
übertragen wird.

Aus der Sicht der Naturheilkunde ist das
Krankheitsbild deswegen interessant
und aufschlußreich, weil es beweist, wie
verhängnisvoll eine Infektionskrankheit
verlaufen kann, wenn der körpereigene
Abwehrmechanismus versagt. Der Per-
sonenkreis, der vorwiegend betroffen
ist, Homosexuelle und Drogenabhängi-
ge, lebt mit Sicherheit nicht gesundheits-
bewußt, verzichtet auf alle Maßnahmen,
die den menschlichen Organismus zu
Abwehrreaktionen anregen. In diesem
Zusammenhange soll eindringlich auf
die Wichtigkeit einer natürlichen Gesundheitsvorsorge gegenüber Infektionskrankheiten, wie sie in diesem Bu-
che beschrieben wird, hingewiesen werden.

Allergie, s. auch Ekzem, Insektenstich,
Heuschnupfen

Unter Allergie verstehen wir eine außer-
gewöhnliche Reaktionsbereitschaft des
Organismus auf körperfremde Substanzen. Diese allergischen Vorgänge erfassen verschiedene Organgebiete, vorwiegend jedoch Haut und Schleimhäute, die
Lungen, den Darm und den Kreislauf.
In das große Gebiet der allergischen Erkrankungen gehören viele Ekzeme und
Erkrankungen der Mund- und Nasenschleimhaut, gewisse Formen von Asthma und Dickdarmerkrankungen, aber
auch der große Kreislaufschock, der
unter der Schocksymptomatik beim Insektenstich beschrieben wird. Unter den
allergieverursachenden Fremdstoffen
unterscheiden wir:
1. Kontaktallergene, die auf die Haut
wirken, z. B. Einreibemittel, Badezusätze, Kosmetika, Kleidungsstücke, Desinfektionsmittel u. a.
2. Ingestionsallergene. Das sind alle
Nahrungsmittel, die über den Magen-
Darmkanal als artfremde Stoffe (meist
Eiweiß) allergische Reaktionen wie
Durchfall, Leibschmerzen, Hauter-

scheinungen und Kreislaufstörungen auslösen können. Dazu gehören z. B. Fisch, Eier, Milchprodukte, Erdbeeren und verschiedene Gewürze. Aber auch die Medikamente mit ihren vielen Nebenwirkungen sind dazu zu rechnen.

3. *Inhalationsallergene.* Sie gelangen mit der Atemluft in den Respirationstrakt und lösen dort unangenehme Reizerscheinungen aus wie z. B. Heuschnupfen, Bindehautentzündung, ja sogar asthmaähnliche Zustände, hervorgerufen z. B. durch Blütenpollen, Hausstaub und Luftallergene.

4. *Injektionsallergene.* Häufig kommt es nach Injektionen unverträglicher Medikamente zu oft dramatischen Unverträglichkeitserscheinungen. Der fürsorgliche Arzt wird bei Einleitung einer Injektionsbehandlung stets eine detaillierte Befragung vornehmen, um unangenehme Zwischenfälle möglichst auszuschließen.

5. *Infektionsallergien.* Sie werden durch die verschiedensten Bakteriengifte bei Infektionskrankheiten verursacht.

Die allergisch bedingten gesundheitlichen Schäden sind aufgrund der Vermehrung von Schadstoffen, die allerorts als Abfallprodukte anfallen, die aber auch als chemische Substanzen zur Schönung und Haltbarmachung von Lebensmitteln herangezogen werden, in ihrer Vielgestalt und Häufigkeit kaum noch zu übersehen. Fast jede Erkrankung zwingt den Arzt, neben der nervös-vegetativen Komponente auch die allergische Genese mit ins Kalkül zu ziehen. Es wird angenommen, daß bereits 30–40% aller Erkrankungen des Magen-Darmkanals auf allergischer Überempfindlichkeit beruhen.

Die einfachste Methode, eine Allergose auszuschalten, ist natürlich die Vermeidung des allergieauslösenden Stoffes. Aber »gewußt was« ist hier die entscheidende Frage! Nur in seltenen Fällen läßt

sich das Allergen, der auslösende Fremdstoff, als Krankheitsverursacher aus dem Augenschein ermitteln. Das ist z. B. der Fall, wenn ein Heftpflaster auf der Haut einen Ausschlag hinterläßt oder nach einem Wespenstich eine sog. Urticaria, ein flüchtiges Quaddelekzem am ganzen Körper, auftritt. Auch der saisonal bedingte Heuschnupfen oder der Asthmaanfall zur Zeit der Baumblüte läßt zwischen Ursache und Wirkung keinen Zweifel. Meist tappen jedoch Arzt und Patient im dunkeln, wenn es um die Aufhellung der Ursache von allergisch bedingten Erkrankungen geht.

Mit der Allergen-Testung, die heute von Spezialärzten vorgenommen werden kann, läßt sich in vielen Fällen Klarheit schaffen, besonders wenn es sich um allergische Hauterkrankungen handelt. Allergenextrakte werden in hochgradiger Verdünnung auf die Haut gebracht und meist in Gruppen angeordnet, um an einer späteren Hautreaktion in Form von Rötung oder Entzündung die Sensibilität gegenüber einem bestimmten Stoff festzustellen.

Therapie:
Die Behandlung richtet sich natürlich nach der Erscheinungsform der allergischen Erkrankung und wurde bereits unter den spezifischen Krankheitsbildern besprochen.

Kneipp:
Es mag noch mal wiederholt werden, daß alle akut entzündlichen Hauterscheinungen auf Kaltumschläge mit Arnika und Kamille sehr gut reagieren. Auch kalte Güsse und kurze kalte Teilbäder bringen Linderung.

Diät:
Grundsätzlich ist eine gewürz- und salzarme Kost zu bevorzugen. Alle Wurstsorten – außer Diätwurst – sind zu meiden. Bei Problemen mit dem Magen-Darmkanal – chronische Durchfälle, Blähungen, Leibschmerzen – ist auf eine

Allergie

Nahrungsmittelallergie zu achten. In Frage kommen Milch und Milchprodukte, Eier, Fleisch, Fisch, Krustentiere, Zitrusfrüchte, Paprika und andere Gewürze, aber auch Konservierungsmittel in Konserven, Farb-, Aromastoffe und Pflanzenschutzmittel. Um einer Nahrungsmittelallergie auf die Spur zu kommen, bedarf es vieler Geduld, kritischer Beobachtungsgabe und einer schriftlichen Protokollführung. Alle Nahrungsmittel, die in Verdacht geraten, müssen teilweise oder ganz aus dem Ernährungsplan entfernt werden, um gewissermaßen im Ausleseverfahren den unliebsamen Störenfried zu ermitteln. Gelingt es nicht, was leider häufig der Fall ist, ein unverträgliches Nahrungsmittel ausfindig zu machen, dann empfiehlt sich die Durchführung einer Saftfastenkur mit anschließender vegetarischer, also eiweißfreier Ernährung. Diese Kostform entspricht einer Umstimmungstherapie, die sich auf alle Hauterkrankungen, allergische und andere Ursachen günstig auswirkt.

Tee:

Brennesselkraut
Schafgarbe
Kamille $\overline{aa}$ ad 100,0
Tgl. 3x1 Tasse; überbrühen, 10 Min. ziehen lassen.

Homöopathie:

Urtica D2
Apis D4
Galphimia D4
Rhus toxicodendron D4 $\overline{aa}$ ad 40,0
Tgl. 3x15 Tr.

Medikamente:

Im akut-allergischen Anfall ist sofortige ärztliche Hilfe notwendig. Bei Schocksymptomatik (s. unter Insektenstich) gleichzeitig Notarztwagen bestellen. Auch chronische Formen erfordern ärztliche Hilfe.

Da in den meisten Fällen die Vermeidung des krankmachenden Agens nicht möglich ist, sollte wenigstens der Versuch unternommen werden, den Organismus zu desensibilisieren, d. h., ihn gegen den betreffenden Stoff unempfindlich zu machen. Zwei Wege stehen uns zur Verfügung:

1. Spezifische Desensibilisierung durch wiederholte Gaben des hochverdünnten Allergens (krankheitsauslösender Stoff) in steigender Dosierung als Injektion.

2. Unspezifische Desensibilisierung durch Eigenblut oder Ameisensäurepräparate und andere Wirkstoffe, deren Einsatz vom Arzt bestimmt wird.

Angst – Angstzustände

Den Ausführungen mag ein Wort von Axel Munthe vorausgehen: Die Seele braucht mehr Raum als der Körper.

Der aufmerksame Leser wird sich fragen, ob Angst denn überhaupt eine Krankheit, nicht nur ein normaler Gemütszustand im Auf und Ab des menschlichen Seelenlebens sei! Er hat insofern recht, als Angst zum menschlichen Leben gehört wie Freude und Ärger, Vergnügen und Verdruß. Die Angst ist ein Schutzmechanismus gegen heraufziehende Gefahren, gegen äußere und innere Verwundungen, gegen das Schlimmste im Leben eines Menschen, gegen die Bedrohung durch den Tod. Die Angst ist einem Warnsignal vergleichbar, einer roten Ampel, die immer dann aufleuchtet, wenn Gefahr von außen droht oder Wagnis aus persönlichem Übermut die persönliche Sicherheit preisgibt. In diesem Sinn wäre letztlich die Angst etwas Positives, gewissermaßen der stets gegenwärtige Schutzengel eines Individuums, Symptom eines normalen Warnsystems im menschlichen Dasein.

Erst wenn die Angst in uns ein Eigenleben führt, wenn sie sich in unserer Gefühlswelt zu einem nicht mehr greifbaren Ungeheuer entwickelt, wird sie zur behandlungsbedürftigen Störung.

Angst

Zwei Angstvarianten versinnbildlichen den Seelenzustand des Betroffenen. Einmal die Angst vor der Einsamkeit, dem Alleingelassenwerden, der Schutzlosigkeit, die »Platzangst«. Weite und große Plätze, Dunkelheit und Stille, leere Straßen und einsame Wälder aktivieren diese Angst der Verlassenheit und steigern sie oft zu panikartigen Zuständen. Der leere Platz wird zum Symbol der Unsicherheit, öffnet den Blick in eine ungewisse Zukunft.

Die andere Variante ist die Budenangst, die Angst vor der Enge, der Bedrängung, der Unfreiheit und des Dirigismus, verbunden mit der Unmöglichkeit, seine Persönlichkeit unbehindert zu entfalten. Sinnbild dieser Beengung sind Unruhe und Unbehagen in kleinen Räumen, im Fahrstuhl, im Flugzeug, im Sessellift und in den engen Stuhlreihen der Kirche, des Theaters und des Kinos. Die möglichen subjektiven Beschwerden sind bei der beklemmenden Beengung die gleichen wie bei der Verlassenheit der Öde. In beiden Fällen reduziert sich der persönliche Handlungsspielraum auf ein begrenztes Feld gehemmter Aktivität.

»Flottierende Ängste«, wie sie der Psychotherapeut Schultz-Henke nennt, überfluten das Bewußtsein, engen Verstand und Vernunft so stark ein, daß ein überlegtes Agieren und Reagieren nicht mehr möglich ist. Die Ratlosigkeit des Menschen in solchen Situationen äußert sich in unvernünftigen Handlungen und in körperlichen Allgemeinsymptomen wie Blaß- oder Heißwerden des Gesichts, Schwitzen am ganzen Körper, Unsicherheit beim Gehen, Herzklopfen und Schwindel bis zum Kollaps. Angst wird nicht nur psychisch erlebt, sondern auch körperlich empfunden. Angst bemächtigt sich der inneren muskulären Organe und verkrampft sie. Eine Unzahl beklagter körperlicher Beschwerden werden aus dem unbewußten Angst-potential gespeist. Ort der Spannungsentladung sind vorwiegend der Magen-Darmkanal, das Herzgebiet und die Genitalsphäre. Typische Angstsymptome sind Kloßgefühl im Hals, Appetitmangel, Druck in der Magengegend, wandernde Leibschmerzen, Verstopfung und Durchfall, Luftaufstoßen und Blähzustände, Spannungsgefühl in der Herzgegend und Angina pectoris ähnliche Zustände. Verlustängste, besonders Ängste vor Liebesverlust, bemächtigen sich der Genital- und Harnorgane mit Potenzstörungen, Frigidität, Unterleibsbeschwerden bei der Frau, Kongestions-Prostatitis (s. Prostataleiden) beim Mann und Störungen beim Wasserlassen.

Der von Angst Gepeinigte wird sich natürlich um keinen Preis der qualvollen Prozedur eines angstauslösenden Ereignisses erneut aussetzen. Er wird allem aus dem Wege gehen, was den unheilvollen Angstreflex in Gang setzen könnte. Immer auf der Hut sein, stets in Vermeidung angstauslösender Situationen leben zu müssen ist das beschwerliche Los aller Angstpatienten.

Phobien, wie Angstzustände auch genannt werden, erschöpfen sich natürlich nicht nur in Raumängsten, Angst kann sich gegen Personen, gegen Vorgesetzte, gegen unangenehme Partner, gegen Auseinandersetzungen, vor allen Dingen aber auch gegen gesundheitliche Bedrohungen wie Krebs, gegen alles, was mit dem Tod zusammenhängt, gegen bestimmte Tiere, aber auch gegen das eigene Ich mit seiner unberechenbaren Triebwelt richten. Ein Eigenleben besonderer Art führen die Prüfungsangst und das Lampenfieber, die beklemmende Angst Menschen gegenüber, die eine Leistung, eine Selbstdarstellung oder eine Rede erwarten.

Im Rahmen dieses Buches kann natürlich keine ausführliche Abhandlung des Angstkomplexes in allen seinen Abstu-

Angst

fungen erfolgen. Anzufügen wäre noch, daß es zwischen Angst und Hemmungen, die den Menschen in seiner freien Entfaltung hindern, fließende Übergänge gibt.

Die Frage nach der Herkunft der übersteigerten, zählebigen Angstgefühle, die ein ganzes Leben beherrschen können, ist nur allzu berechtigt. Mit größter Wahrscheinlichkeit kann Vererbung ausgeschlossen werden. Die Angst ist etwas Angelerntes, eine Verhaltensweise, die bereits in früher Kindheit von den Erwachsenen, meist von den Eltern oder Geschwistern übernommen wurde. Angst ist also nicht angeboren, sondern anerzogen. Freud, der Begründer der Psychoanalyse, gebraucht den Ausdruck »Übertragung«. Von den Beziehungspersonen wurden Verhaltensmuster übertragen, prägten sich Situationen ein, die angstverursachend wirkten. Strafandrohung, despotische Erziehung und Einengung des kindlichen Freiraumes mögen noch das Ihre dazu beigetragen haben, daß sich die Selbstsicherheit dem kindlichen Wachstum nicht anpassen konnte und zuviel Verhaltensmodalitäten mit Abwehr, Flucht und Angst besetzt wurden.

Angstzustände gehören aber auch zu den Atavismen, den stammesgeschichtlichen Primitivreaktionen der Urmenschen, die sich noch gegen dunkle Mächte und Kräfte behaupten oder sich ihnen unterwerfen mußten. Das Unheimliche der Angst, die wie ein Kriechtier an der Seele nagt, ist geblieben. Unheimlich auch deswegen, weil Angst aus einem kleinen Rinnsal zu einem Sturzbach werden kann, der alles überschwemmt und schließlich zu einer panikartigen Fluchtreaktion führen kann. Das Symptom der Angst ist bei aller Unheimlichkeit unbeständig und unstabil. Oft hat es den Anschein, als ziehe sich die Angst in irgendwelche Schlupfwinkel zurück, um sich dort für einen späteren Angriff zu

rüsten. Angst benötigt nicht immer einen Auslöser. Sie kann ohne Grund auftauchen, sich aber auch plötzlich wieder auflösen. Angst ist niemals eine bleibende Konstante, die über Stunden oder Tage peinigt. Angst ist immer auf der Reise und verschwindet, wie sie gekommen ist. Ein Trost für den Geplagten!

Wenn sich auch Angst und Depression zur sog. Angst-Depression verdichten können, so muß doch zwischen beiden Krankheitsbildern streng unterschieden werden (s. auch Depression). Der Depression gehört die Zeit, die Permanenz, die Angst dagegen ist kurzzeitgebunden, flüchtig.

Mit der Erkenntnis »wo Angst ihre Macht verloren hat, wächst das Selbstvertrauen« wird bereits die Richtung zur Angstbefreiung aufgezeigt. Die Verhaltenstherapie unternimmt mit der Methode der kleinen Schritte den Versuch, die Angstpersönlichkeit aus ihrem selbst gezimmerten Käfig zu befreien, ihr im Gewöhnungsverfahren ihre Angstmotivationen vertraut zu machen, sie anzulernen, die Angstreaktionen zu zügeln, um auf diese Weise Selbstvertrauen und Sicherheit, besonders gegenüber der angstauslösenden Situation, zu gewinnen. Mit diesem Antiangsttraining sollen die natürlichen Kräfte zur Überwindung schwächlichen Nachgebens und von Konfliktvermeidung unterstützt werden. In diesem Bemühen um Stabilisierung der Psyche eignen sich ganz besonders die Wasseranwendungen Kneipps, wobei den Kaltanteilen der Vorzug zu geben ist.

Kneipp:

Tgl. Armbad; Wassertreten im Freien oder in der Badewanne, statt dessen auch Wechselknie-, Wechselschenkel-, Wechselunter- oder Wechselarmguß mit verlängertem Kaltanteil.

Wöch. 2x Halbbad, ¾-Bad oder Vollbad kalt, jedoch nur, wenn keine Gegenanzeigen bestehen.

Appetitlosigkeit

Allgemeine Maßnahmen:
Aktivitäten in jeder Form; Schwimmen; Sport, besonders unter Wettbewerbsbedingungen, z. B. Tennis, Tischtennis, Golf u. a., um im Erfolgserlebnis Selbstvertrauen zu finden und um Flucht- und Lähmungstendenzen in aktive Motilität (Bewegungsvermögen) umzustimmen. Neben der bereits erwähnten Verhaltenstherapie kommt auch autogenes Training in Frage. Es eignet sich die Formel: »Ich gewinne Sicherheit und Selbstvertrauen.« Weiterhin Gesprächspsychotherapie, Atemübungen und Yoga. Auch das Gespräch mit einem Seelsorger kann sehr nützlich sein, besonders wenn religiöse Bindungen im Laufe der Jahre verlorengingen.

Medikamente:
Über den Einsatz der wirksamen Tranquilizer entscheidet der Arzt. Ein Dauergebrauch ist wegen Suchtgefahr abzulehnen.

Appetitlosigkeit

Der gute Appetit ist im Normalfall das Zeichen natürlicher Lebensfreude. Seelische Verstimmungen und Enttäuschungen schlagen sich auf den Magen. Die Depression, das seelische Tief verweist die vitale Funktion der Nahrungsaufnahme in ein Schattendasein. Ausdruck totaler Lebensverneinung ist die Ablehnung jeglicher Nahrung, wie zum Beispiel bei der Pubertätsmagersucht meist junger Mädchen. Da hilft nur Psychotherapie, am besten Verhaltenstherapie. Von dieser extremen Erkrankung soll hier jedoch nicht die Rede sein. Der Appetitmangel als Ausdruck komplizierter seelischer Verstimmungen bedarf einer intensiven Therapie. Mit Auflösung der Probleme kommt auch das natürliche Hungergefühl wieder. Zur Unterstützung und Anregung des Appetits empfehlen sich folgende Maßnahmen:

Kneipp:
Tgl. Oberkörper-, Unterkörper- oder Ganzwaschung, Wechselschenkelleibguß.
Wöch. 3x Heublumenauflage auf Leib.

Allgemeine Maßnahmen:
Spaziergänge, Schwimmen; Rhythmisierung der Lebensweise; Einnahme der Mahlzeiten immer zur gleichen Zeit; kleine Zwischenmahlzeiten; ausreichender Schlaf; kein Schichtdienst; Streßabwehr.

Diät:
Leichte, aber schmackhafte Kost, die sich auch nach dem Appetit richtet; vitaminreiche Ernährung.

Tee:
Tausendgüldenkraut
Ehrenpreis
Lavendel
Pfefferminze $\overline{aa}$ ad 40,0
Baldrian
Hopfen
Melisse $\overline{aa}$ ad 100,0
Tgl. 3x1 Tasse vor den Mahlzeiten; überbrühen, 10 Min. ziehen lassen.

Homöopathie:
Abrotanum D2
Condurango D2
China   D3
Nux vomica D4 $\overline{aa}$ ad   40,0
Tgl. 3x20 Tr. v. d. Essen

Medikamente:
Vitamin B12, am besten in Form von Injektionen, säurelockende Tinkturen, z. B. Tct. Amara vor dem Essen 3x20 Tr.

Verbote:
Konzentrierter Alkohol und Nikotin.

Beachte:
Überprüfung der Magensäure durch eine einfache Probe, Schlucken einer Farbpille (Desmoid-Probe), Auswertung durch den Arzt.
Appetitlosigkeit mit erheblicher Gewichtsabnahme bedarf ärztlicher Konsultation zur Abklärung des Krankheitsbildes.

Arthrose

Arthrose oder Gelenkverschleiß

Arthrose (auch Arthrosis genannt) und Arthritis sind Gelenkerkrankungen, die sich in Ursache und Verlauf grundsätzlich unterscheiden. Während die Wortendung »-itis« immer einer Entzündung entspricht, bezeichnet die vergleichsweise gutartige Arthrose einen schleichenden Abbauprozeß der Gelenke. Der entzündlichen Arthritis, besonders auf rheumatischer Basis, haftet immer eine ominöse Prognose mit Deformierung und Versteifung der Gelenke an, wobei der ganze Körper in das Krankheitsgeschehen einbezogen wird. Dagegen beschränkt sich die gutartige Verschleißerkrankung nur auf die Gelenke, während das Allgemeinbefinden, Stimmung und Lebensgefühl unberührt bleiben. Keineswegs soll das Krankheitsbild der Arthrose mit dieser Gegenüberstellung bagatellisiert werden. Sie kann schon ab dem 3. Dezennium zu erheblichen Behinderungen führen und in manchen Fällen zur Erhaltung der Mobilität eine Operation erzwingen.

Wenn schon wie bei vielen anderen Erkrankungen die letzte Ursache im dunkeln bleiben muß, so läßt doch die Mehrung der arthrotischen Veränderungen in zunehmendem Alter darauf schließen, daß physiologische Abbauprozesse das Krankheitsbild bestimmen. Der gelenkauskleidende Knorpelbelag wird vorzeitig abgeschliffen, die Knochenendflächen verlieren ihre Schutzschicht, reiben aufeinander, und die Synovia, die Gelenkflüssigkeit, versiegt. Im weiteren Verlauf bilden sich Knochenwucherungen innerhalb des Gelenks, die ihrerseits die Funktionstüchtigkeit des Gelenks beeinflussen. Als weitere Ursache müssen Fehlbe- und Überlastungen von Gelenken, Übergewicht, Beinverkürzung, frühere Verletzungen und Knochenbrüche, aber auch übertriebener Leistungssport genannt werden.

1. Arthrose der Kniegelenke. Die Kniegelenkarthrosis ist die häufigste Arthroseform, die beide Geschlechter gleichermaßen befällt. Die Beschwerden sind so typisch, daß die Diagnose nicht vom Arzt allein, sondern vom Patienten selbst vorformuliert wird: »Beim Treppensteigen schmerzen mir die Kniegelenke, ich glaube, das ist Gelenkverschleiß.« Die einen klagen über vermehrte Schmerzen beim Treppaufgehen, die anderen beim Abwärtsschreiten einer Treppe. Langes Wandern ermüdet die Gelenke vorzeitig, besonders wenn es bergauf geht. Nach Jahren kommt es auch zur Einschränkung der Streck- und Beugefähigkeit der betroffenen Gelenke, von den Ärzten als Endphasenschmerz bezeichnet: Bei starker Streckung, noch mehr bei extremer Beugung werden Spannungsschmerzen im Gelenk geäußert. Besonders bei Frauen entwickeln sich an der Gelenkinnenseite druckschmerzhafte Polster. Beim Verschleiß der Kniegelenke gilt ausnahmsweise das Wort: »Viel hilft viel.« Arthrotische Gelenke lieben die Beschäftigung, allerdings ohne Belastung. Bewegung ohne Last ist die Zauberformel zur Linderung der Beschwerden und zum Erhalt der Funktionstüchtigkeit.

Kneipp:

Tgl. Wechselkniguß und Wechselfußbad mit Heublumen, Haferstroh oder Wacholder.

Wöch. 2x ¾-Bad mit Heublumen, Wacholder, Haferstroh oder Moor, anschl. Schenkelguß, so kalt wie möglich; 2x Heusack oder Lehmpflaster oder Kniewickel mit Retterspitz. Ob warm oder kalt, entscheidet die Verträglichkeit und der Erfolg. Als Grundregel kann gelten: Das entzündete, schmerzhafte Knie bevorzugt die Kühle, während bei der ruhend chronischen Form ohne Schwellung Wärme besser vertragen wird.

Weitere physikalische Möglichkeiten: Moor, Fango, Fangoparaffin; Bestrahlungen nach ärztlicher Verordnung. Meine persönliche Ansicht: Strengste Zurückhaltung mit Röntgentherapie.

Allgemeine Maßnahmen:
Tgl. Spazierengehen auf flachen Wegen und nicht zu hartem Untergrund. Gehen in der Stadt auf Pflaster und Asphalt ist nur ein Notbehelf. In diesem Falle sind Sportschuhe mit Gummisohlen zu bevorzugen. Am besten eignen sich Wald- und Feldwege. Mit Sand oder Kies befestigte Wege toleriert das Kniegelenk ebenfalls. Treppen nur langsam gehen, vor allen Dingen keine Lasten tragen! Als besonders wirksam sei das Trockenbürsten erwähnt; Gelenke bevorzugt bürsten! Außerdem Schwimmen, Massagen und Gymnastik, s. S. 213.

Diät:
In seinem Buch »Leben ohne Brot« postuliert ein österreichischer Kollege, Dr. Lutz, als Heildiät für Arthrose eine getreidefreie Fleischkost. Bis heute existieren keine beweisenden Heilerfolge für irgendeine Arthrose-Diät. Aus eigener Erfahrung rege ich zu einer süßigkeitfreien und fleischarmen Normalkost an. Die bei Gicht empfohlene Diät kann auch für die Arthrose gelten. Daß Übergewicht um jeden Preis zu vermeiden ist, versteht sich fast von selbst.

Tee:
Schwarze Johannisbeerblätter 40,0
Brennessel
Birkenblätter
Zinnkraut
Hagebutten
Mistel
Kastanienblätter $\overline{aa}$ ad 100,0
Tgl. 3x1 Tasse; überbrühen, 10 Min. ziehen lassen.

Homöopathie:
Calcium phosphoricum D3
Ichthyolum D2
je 3x1 vor und nach dem Essen.

Medikamente:
Einreibungen nach ärztlicher Verord-

nung; Ichthyol-Dauerverband (s. S. 219).

Beachte:
Wenn auch der Arthrose ein chronischer Abbauprozeß des Gelenkknorpels zugrunde liegt, so kann es doch Zwischenstadien geben, die mit vermehrtem Schmerz und Schwellung einhergehen. Um den eingangs erwähnten Begriff zu gebrauchen: Aus einer Arthrose wird vorübergehend eine Arthritis. Schwillt das Knie unter Wärmeentwicklung plötzlich an, kann es sich um ein sog. Reizknie mit Gelenkerguß handeln, das unbedingt ärztlicher Behandlung bedarf. Meist befindet sich im Gelenk ein Erguß, der abpunktiert werden muß. Auch die akut-entzündlichen Formen der Arthrose haben eine gutartige Verlaufsform und klingen meist unter entsprechender Behandlung schnell ab.

2. Arthrose der Hüftgelenke. Bei der Coxarthrosis läuft die Bewegungseinschränkung dem Schmerz oft Jahre voraus. In den Anfangsstadien ist die eindeutige Trennung zwischen wirbelsäulenbedingten Beschwerden und einer hüftbedingten Bewegungsbehinderung nicht immer möglich. Typisch für den Verschleiß des Hüftgelenkes ist die Unfähigkeit, die Beine normal weit zu spreizen. Oft ist auf dem Rücken liegend die Spreizfähigkeit der Oberschenkel unter 45 Grad eingeschränkt, mit anderen Worten: Der Abstand von Ferse zu Ferse wird bei größtmöglicher Spreizung beider Beine mit fortschreitender Erkrankung immer kleiner. Ein weiteres Symptom zur Selbstprüfung ist folgender Bewegungsablauf: Rückenlage, beide Beine anziehen, die Fußsohlen stehen flach auf dem Boden, Knie und Unterschenkel berühren sich, dann wird versucht, das li. und re. Knie im Wechsel nach außen zu beugen. Normalerweise gelingt es, mit dem Knie den Fußboden zu berühren, während mit der arthroti-

Arthrose

schen Hüfte nur eine geringe Rotation nach außen möglich ist.

Neben der zunehmenden Bewegungsbehinderung treten auch Schmerzen, besonders bei und nach längerer Belastung auf. Das Gehen wird zur Qual und ist schließlich nur noch mit Hilfe eines Stockes möglich. In diesem Stadium gibt es nur einen einzigen Therapievorschlag, den operativen Eingriff zur Versorgung mit einer künstlichen Hüfte, der Endoprothese. Der Verlauf einer einseitigen oder beidseitigen Coxarthrose endet jedoch nicht immer mit der Notwendigkeit einer Operation. Wenn bei den ersten Krankheitszeichen energisch alle Behandlungsmöglichkeiten, insbesondere die physikalischen, eingesetzt werden, bleiben die Funktionstüchtigkeit der Gelenke und eine relative Beschwerdefreiheit vielfach erhalten.

Kneipp:
Tgl. Wechselschenkelkreuzguß, morgens und abends.
Wöch. 2x ¾-Bad mit Heublumen, Haferstroh oder Moor, anschl. Unterguß; 2x Heusack auf die betroffene Hüfte.
Weitere physikalische Möglichkeiten: Moor, Fango, Fango-Paraffin als Pakkung, Mineralbadekuren mit Schwimmen im Thermalwasser, Stangerbäder, Unterwassermassagen.

Allgemeine Maßnahmen:
Tgl. regelmäßige Spaziergänge, s. unter **1.**; systematische Spezialgymnastik (s. S. 213), häufiges Schwimmen und Bürsten der betroffenen Gelenke, Massagen.

Diät, Tee und Homöopathie s. unter **1.**
Medikamente und sonstige therapeutische Maßnahmen nach ärztlicher Verordnung.

3. Arthrose der Schultergelenke. Die Gelenkflächen am Schultergelenk sind verhältnismäßig klein, so daß dort die Arthrose nur ein beschränktes Feld für ihren destruktiven Gelenkprozeß vor-

findet. Die Störanfälligkeit liegt weniger im Gelenk als in der Umgebung des Gelenkes (s. Schultersteife).

Kneipp:
Tgl. Wechselarmguß oder Wechselarmbad mit Heublumen, Haferstroh oder Wacholder.
Wöch. 2x Heusack oder Lehmpflaster je nach Verträglichkeit. Weitere physikalische und allgemeine Maßnahmen: s. chron. Form der Schultersteife.

Diät, Tee und Homöopathie s. unter **1.**
Medikamente und sonstige therapeutische Maßnahmen nach ärztlicher Verordnung.

4. Arthrosis der Fußgelenke und des Großzehengrundgelenkes. Die Sprunggelenke unterliegen besonders bei Fußdeformierungen wie Senk-, Knick-, Platt- und Spreizfuß einer Fehlbelastung mit vorzeitigen Verschleißerscheinungen der Gelenke. Der Belastungsschmerz ist führendes Symptom, während Deformierungen wie z. B. beim Gelenkrheumatismus nicht zu befürchten sind. Die Arthrosis des Großzehengrundgelenkes hat deswegen ihre eigene Bedeutung, weil Verwechslungen mit einem Gichtanfall häufig sind. Es ist streng zu unterscheiden zwischen einem Gichtanfall mit Rötung und druckschmerzhafter Schwellung des Großzehens und dem »Hallux rigidus«, der versteifenden Arthrosis des Großzehengrundgelenkes.

Kneipp:
Tgl. Wechselknieguß und Wechselfußbad mit Heublumen, Haferstroh oder Wacholder.
Wöch. 2x Lehmpflaster auf Fußgelenke bzw. Großzehe; 2x ¾-Bad mit Heublumen oder Wacholder, gelegentlich Tau- oder Wassertreten.

Allgemeine Maßnahmen:
Spezielle Fußgymnastik s. S. 212, Barfußgehen, Bürsten, auf gutes Schuhwerk achten, Versorgung der Schuhe mit gut-

20

sitzenden Einlagen. Beim Spazierenge-
hen Pflaster und Asphalt meiden, evtl.
Schuhe mit elastischen Sohlen tragen
(Tennisschuhe).
Weitere physikalische Maßnahmen:
Moor, Fango, Bestrahlungen.
Diät, Tee und Homöopathie: s. unter **1.**
Medikamente:
Verordnung durch den behandelnden
Arzt. Er bestimmt die notwendigen Ein-
reibungen.

5. Arthrosis der Fingergelenke. Die
kleinknotigen Verdickungen, meist an
den Fingerendgelenken, treten nie ge-
sondert, sondern fast immer in Gesellschaft mit anderen arthrotischen Veränderungen auf. Im Umkehrschluß lassen
die sog. Heberdenschen Knötchen der
Fingerendgelenke in der Regel auf arthrotische Veränderungen der großen
Gelenke oder auf eine Spondylarthrose
der Wirbelsäule schließen. Auch hier ist
das landläufige Schnellurteil, daß die
Hand durch Gichtknoten entstellt sei,
nicht richtig. Der Harnsäurespiegel im
Blut gibt schnell darüber Auskunft, daß
die harmlosen Veränderungen an den
Fingerendgelenken mit Gicht nichts zu
tun haben. Selbst bei deutlicher Defor-
mierung der Endgelenke ist eine
schmerzhafte Versteifung kaum zu be-
fürchten.
Kneipp:
Tgl. Wechselarmguß oder Wechselarm-
bad mit Heublumen oder Wacholder.
Wöch. 3x Lehmpflaster.
Weitere physikalische Maßnahmen:
Moor, Fango.
Allgemeine Maßnahmen:
Fingergymnastik, leichte Selbstmassage
der Fingerendgelenke mit einer vom
Arzt verordneten Salbe.
Diät, Tee und Homöopathie: s. unter **1.**

6. Arthrosis der Daumengrundgelenke.
Die Sattelgelenke am Ansatz des Dau-
menballens gehören zu jenen Gelenken,

die von dem lästigen Leiden der Arthrose häufig heimgesucht werden. Deformierungen treten kaum auf, aber das
Anfassen und Zupacken kann mit erheblichen Schmerzen verbunden sein.
Kneipp:
s. unter **5.**, wöch. 3x Lehmpflaster am
betroffenen Handgelenk. Alle weitere
Therapie und Maßnahmen s. unter **5.**

Asthma (Asthma bronchiale)

Die Asthmaerkrankung äußert sich in
der Unfähigkeit, durchatmen zu können, weil sich die kleinsten Bronchien
verkrampfen, nicht genügend Luft
durchlassen.
Die Ursache kann in einer allergischen
Überempfindlichkeit gegenüber Um-
weltstoffen, Blumen und Blütenstaub,
Nahrungsmitteln, Hausstaub, Mehl
oder Fettdunst liegen. Meist kommt
noch ein zweiter Faktor, die psychische
Komponente, hinzu. Asthma gehört somit in die große Gruppe der psychosomatischen Erkrankungen, bei denen die
Ursache im seelischen Bereich zu suchen
ist. Unterscheiden müssen wir zwischen
der Asthma-Grunderkrankung und dem
dramatischen Anfall mit hochgradiger
Atemnot, der oft ärztliche Hilfe verlangt.
Wenn auch Kneipp-Badeorte für die
Kurbehandlung des Asthma bronchiale
nicht in erster Linie zuständig sind, so
finden sich innerhalb der Kneippschen
Balneotherapie viele Anwendungen, die
im Intervall-, aber auch im Anfallsta-
dium Hilfe und Erleichterung bringen.

1. Therapie im Intervallstadium, wenn
geringe Beschwerden bestehen:
Kneipp:
Tgl. Wechselarm- oder Wechselknieguß, statt dessen auch Wechselfuß- bzw.
Wechselarmbad mit Thymian, Fichtennadel oder Kamille.

Asthma

Wöch. 2x ¾-Bad mit Baldrianöl, anschl. Kniewuß.

Allgemeine Maßnahmen:
s. Maßnahmen unter Abhärtung; außerdem Gymnastik mit Atemübungen, die vorher durch Spezialkraft erlernt wurden; autogenes Training; Inhalationen mit Inhalator, den jeder Asthmakranke haben sollte; Inhalat nach Verordnung des Arztes; Schwimmen im Hallenbad ist wegen des Chlorwassers und der Raumbeengung nur mit Einschränkungen zu empfehlen; Bindegewebsmassagen in Serie von 8 Behandlungen jedes Vierteljahr.

2. Therapie bei Verschlechterung des Leidens mit Anfallsneigung:
Kneipp:
Tgl. Wechselarmbad mit Thymianöl am Vormittag und Wechselfußbad mit Thymianöl am Nachmittag. Probeweise auch kalter Oberaufschläger bzw. kalter Armwickel.
Allgemeine Maßnahmen:
Wie im Intervallstadium.

3. Therapie im Anfall = Status asthmaticus
Ärztliche Hilfe unbedingt notwendig.

In allen Stadien:
Diät:
Versuch mit vegetarischer Kost, Rohkost zur Umstimmung.
Tee:
Eukalyptusblätter
Huflattichblätter
Thymian
Fenchel
Anserine $\overline{aa}$ ad 100,0
Tgl. 3x1 Tasse; kalt ansetzen, aufkochen, 10 Min. ziehen lassen.
Homöopathie:

Ammi visagna	D2
Kal. jodat.	D4
Lobelia	D4
Aralia racemosa	D3

Ipecacuanha	D4
Galphimia	D4 $\overline{aa}$ ad 60,0

Tgl. 3x20 Tr.
Medikamente:
Nach ärztlicher Verordnung.

Angina, s. Mandelentzündung

Angina pectoris, s. Herzbeschwerden

Ausfluß, s. Frauenkrankheiten

Bauchspeicheldrüsenentzündung – Pankreatitis

Die Bauchspeicheldrüse ist ein ca. 100 g schweres und 15–22 cm langes, wurstförmiges Organ, das in der Tiefe des Leibes, in Höhe der Milz und Leber, über dem 2. Lendenwirbel liegt. Diese kleine Drüse hat im Gegensatz zu ihren bescheidenen Ausmaßen große Aufgaben. Sie erfüllt eine Doppelfunktion. Einmal produziert sie innerhalb von 24 Stunden 1½ l Verdauungssaft, der über einen gemeinsamen Ausführungsgang mit der Gallenflüssigkeit, ebenfalls Verdauungsferment, in den Zwölffingerdarm abgegeben wird. Zum anderen wird in einer Sonderabteilung dieser Drüse Insulin gebildet, das für den Zuckerstoffwechsel unentbehrlich ist. Eine Erschöpfung oder ein Funktionsausfall dieses Drüsenanteiles ist einer Zuckerkrankheit, einem Diabetes, gleichzusetzen. Die Bauchspeicheldrüse ist also Produktionsstätte für Verdauungsfermente, die im Darm für die Aufspaltung der Nahrungsstoffe benötigt werden (exokrine Funktion), und gleichzeitig Hersteller hochwertiger Wirkstoffe für den Zuckerstoffwechsel, die über den Blutkreislauf ihre Wirksamkeit entfalten (endokrine Funktion). Es ist verständlich, daß dieses kleine, komplizierte Organ, in zweifacher Weise mit wichtigen Aufgaben betraut, außerordentlich störanfällig ist. Die chronische Entzündung

Bauchspeicheldrüsenentzündung

ist als häufigste Erkrankung des Drüsenorgans zu nennen.

Infolge des steigenden Alkoholkonsums hat die chronische Pankreatitis in allen Ländern zugenommen. Damit ist schon die Hauptursache der entzündlichen Bindegewebswucherungen innerhalb der Drüse, die schließlich das ganze Organ zerstören, genannt. Als weitere Ursachen sind Gallenwegserkrankungen, vor allen Dingen Gallensteine zu nennen.

Fettstoffwechselstörungen und Virusinfektionen, die früher die Hauptlast als vermeintliche Urheber der Krankheit zu tragen hatten, spielen in Wirklichkeit eine untergeordnete Rolle.

Das klinische Bild der Erkrankung ist außerordentlich eindrucksvoll. Ein bohrender Schmerz im linken Oberbauch strahlt in den Rücken aus, wechselt in seiner Heftigkeit über Stunden und Tage. In rechter Seitenlage wird ein Druck der Fingerspitzen unterhalb des linken Rippenbogens als höchst unangenehm, als messerartig schneidend empfunden. Durchfälle und Gewichtsabnahme weisen auf den Mangel wichtiger Verdauungsfermente hin, zu deren Produktion die oft verkalkte Drüse nicht mehr fähig ist. Eine gelbliche Verfärbung der Haut wiederum läßt den Zusammenhang zwischen Leber und Bauchspeicheldrüse, die ja einen gemeinsamen Ausführungsgang für ihre Verdauungssäfte besitzen, erkennen.

Die Krankheit verläuft über Jahre, wobei akute Schübe bedrohliche Situationen heraufbeschwören können. Die Prognose ist nur dann günstig, wenn die ursächlichen Schadensfaktoren beseitigt werden können, z. B. operative Entfernung von Gallensteinen oder Sanierung der Gallenwege. Auch der radikale Alkoholentzug schafft bei der Organvergiftung von Leber und Pankreas gute Voraussetzungen für eine Ausheilung des Organs. Daß durch die fortschreitende Zerstörung der Drüse darüber hinaus das Inselzellgewebe – jene Zellen, die das Insulin bereiten – leidet, ist verständlich. Bei Untergang von 80% des Drüsengewebes tritt ein Diabetes, eine Zuckerkrankheit auf, deren Behandlung wegen des Grundleidens besonders problematisch ist. Oft wird die Schwere des Krankheitsbildes den behandelnden Arzt zwingen, eine Klinikeinweisung vorzunehmen.

In den Zwischenstadien und in der Regenerationsphase nach Alkoholentzug ist eine Behandlung zu Hause möglich.

Kneipp:
Tgl. Oberkörper- oder Unterkörperwaschung; Wechselschenkelleibguß.
Wöch. 3x Heublumenauflage oder Heusack auf Leib; 1x Sitzbad mit Heublumen, anschl. Kniguß; 1x ¾-Bad mit Heublumen, anschl. Unterguß.

Allgemeine Maßnahmen:
Spaziergänge, Trockenbürsten; Gymnastik.

Diät:
Die Verträglichkeit bestimmt die Nahrungsmenge und die Auswahl der Nahrungsmittel. Grundsätzlich muß Fettbeschränkung, 40 g pro Tag, erfolgen; fetterhitzte, gebratene, geröstete und geräucherte Speisen sind zu meiden; Süßigkeiten erfordern wegen des geschädigten Inselzellgewebes eine vernünftige Beschränkung.

Tee:
Kamille
Fenchel
Löwenzahn
Anis
Pfefferminze
Salbei
Tormentillwurzel $\overline{\overline{aa}}$ ad 100,0
Tgl. 3x1 Tasse; kalt ansetzen, aufkochen, 10 Min. ziehen lassen.

Homöopathie:
Carduus marianus   D2
Lycopodium   D3
Atrop. sulf.   D4

Bettnässen

Arsenicum alb.   D4 $\overline{aa}$ ad 40,0
Tgl. 3x15 Tr.
Medikamente:
Verordnung durch den Arzt.

Bettnässen

Nächtliches Einnässen von Kindern nach dem 4. Lebensjahr ist meist psychisch bedingt. Die wichtigste Heilmaßnahme geht von den Eltern aus. Nur Liebe und Förderung des Kindes können helfen. Das Selbstbewußtsein des Kindes muß durch emotionale Zuwendung beider Elternteile gestärkt werden.
Kneipp:
Tgl. morgens Oberkörperwaschung, nachmittags Wechselkniguß.
Wöch. 2x Vollbad mit Zinnkraut, anschl. Abguß; 2x Fußbad mit Baldrian, abends, anschl. temperierter Knieguß.
Allgemeine Maßnahmen:
Bindegewebsmassagen.
Diät:
Abends wenig Flüssigkeit.
Homöopathie:
Plantago major   D2
Tgl. 3x15 Tr.
Beachte:
Vor dem Schlafengehen Blase entleeren lassen. Alle Maßnahmen, die das Kind unter Strafe stellen, sind unbedingt zu unterlassen. Nächtliches Wecken durch Klingelhose oder durch Klingelbett gehört in das Arsenal überholter Foltermethoden. Nicht Drohung und Zwang helfen und heilen! Das Kind ruft auf seine Weise um Hilfe, weil es in seiner Entwicklung der elterlichen Unterstützung dringend bedarf.

Bienenstich, s. Insektenstich

Bindehautentzündung

Die Bindehaut ist eine schleimhautähnliche Fortsetzung der äußeren Haut, die den Augapfel und die Rückseite der Augenlider überzieht. Das empfindliche Häutchen, einer Klarsichtfolie ähnlich, ist schädlichen Einflüssen gegenüber außerordentlich anfällig. Eine akute oder chronische Entzündung wird durch Infektionen, Fremdkörper, durch Sonnenbestrahlung und allergieauslösende Reizstoffe hervorgerufen (s. auch Heuschnupfen).
Vor allen anderen Maßnahmen hat die Fachbehandlung durch den Augenarzt Vorrang.
Unterstützende Kneippbehandlung:
Wechselarm-Gesichtsguß temperiert, Wechselgesichtsbad mit geschlossenen Augen in einfachem Wasser. Die Augen können im Bad kurz geöffnet werden. Diese Anwendungen eignen sich auch bei Ermüdungserscheinungen und leichtem Brennen der Augen. Die warmkalt-Temperatur so wählen, daß sie nicht als unangenehm empfunden wird.
Tee:

Fenchel	20,0
Kamille	30,0
Augentrost	50,0

2 gehäufte Teel. auf ¼ l Wasser für Umschläge; überbrühen, 10. Min. ziehen lassen.

Augentrost	100,0

Tgl. 3x1 Tasse; überbrühen, 10 Min. ziehen lassen.
Homöopathie:

Euphrasia	D2
Apis	D4
Belladonna	D4
Kal. bichrom.	D4 $\overline{aa}$ ad 40,0

Tgl. 3x20 Tr.

Blähbauch – Meteorismus

Der Blähbauch gehört neben der Verstopfung und dem Durchfall zu den häufigst beklagten Magen-Darmbeschwerden. Er beruht auf vermehrtem Gasgehalt des Magen-Darmtraktes.
Normalerweise enthält der Magen-Darmkanal feste und flüssige Nahrung,

Blähbauch

die durch den Verdauungsprozeß verändert, zu einem Brei verwandelt und schließlich als Restsubstanz, dem Stuhl, ausgeschieden wird. In den Darm gelangen weiterhin die Verdauungssäfte der einzelnen Verdauungsdrüsen und abschilfernde Deckzellen der Schleimhaut. Darmbakterien – die wichtigsten sind die Colibazillen – überziehen als sog. Darmflora gleich einem Rasen die gesamte Dünn- und Dickdarmschleimhaut, während der Magen aufgrund seiner Salzsäureproduktion ohne Bakterienbesiedlung, also keimfrei ist.

Hinzu gesellen sich schließlich die gasförmigen Stoffe, die normalerweise 20 bis 200 ml betragen und einer Gesamtproduktion von 0,4 bis 2,4 l pro 24 Stunden entsprechen. Die Zusammensetzung des gasförmigen Inhalts ist nicht gleichmäßig über den gesamten Magen-Darmkanal verteilt, sondern wechselt von Abschnitt zu Abschnitt. Während sich im Magen fast ausschließlich Atemluft befindet, entwickelt sich im Dünndarm aufgrund fermentativer Verdauungsvorgänge Kohlensäure. Die Dickdarmflora wiederum entwickelt bei ihrem Abbauprozeß der Endnahrungsstoffe als Nebenprodukt Wasserstoff und Methan. Nur ein Teil dieser gasförmigen Stoffe wird über die Darmwand wieder in den Blutstrom aufgenommen, so daß abgehende Winde sich schließlich aus verschluckter Luft und den Gasen aus dem Dick- und Dünndarm zusammensetzen.

Zwischen Blähbeschwerden und der im Leib angesammelten Gasmenge besteht keine feste Beziehung. Es muß also noch ein weiterer Faktor hinzukommen, wenn über Völle, Druckgefühl, Schmerzen im Leib und Luftaufstoßen oder lästige Blähungen geklagt wird. Wie unter vegetativer Dystonie beschrieben, fungiert der gesamte Darmtrakt als sensibler Reizempfänger auf seelische Disharmonie. Es stellt sich immer wieder die Frage, ob ein nervöser Reizdarm Blähungen mit Schmerzen verursacht oder ob erst die Gasansammlungen im Leib Beschwerden auslösen. Ähnlich verhält es sich mit dem sog. Roemheldschen Symptomenkomplex, wenn Luftansammlungen im Magen das Herz bedrängen oder gar zu einem Herzanfall führen. Sind nun Herzschmerz und luftgefüllter Magen gemeinsame Sendboten des Nervensystems, oder pumpt sich der aufgeregte Magen zuerst mit Luft voll, um sich dann erst mit Schmerz zu melden? Wir wissen es nicht ganz genau. Wir wissen nur, daß wiederum das allmächtige Nervensystem seine Hand mit im Spiel hat.

Aus eigener Praxiserfahrung heraus ist mir bekannt, daß der chronische Blähbauch auf das Zusammenwirken verschiedener Faktoren angewiesen ist, die einzeln oder gemeinsam den Meteorismus verursachen.

1. Reichlicher Verzehr blähungsfördernder Nahrungsmittel: Fast jeder weiß, daß bestimmte Nahrungsmittel eine blähungsfördernde Wirkung haben. Dazu gehören vor allem Kohlarten und Hülsenfrüchte. Eine Ernährung, deren Übergewicht in Rohprodukten wie Obst, Salate und Rohgemüse liegt, geht ebenfalls mit einer reichlichen Gasproduktion in den Darmschlingen einher. Die Liebhaber von Süßigkeiten aller Art werden bereits am eigenen Leib die Wirkung von Schokolade, Pralinen, Torten und Hefegebäck erfahren haben. Aus meiner Beobachtung begünstigen weiterhin kohlensäurehaltige Getränke wie Bier, Sekt, Limonade und Sprudel, aber auch ein Überverzehr an Sauermilcherzeugnissen die Gasentwicklung im Magen-Darmkanal.

2. Mangelhafte Sekretion an Verdauungssäften: Die gesamte Menge der Verdauungssäfte, die dem Aufschluß der Nahrung dienen, beträgt 4–7 l pro Tag, eine stattliche Menge an Flüssigkeit.

Blähbauch

Dieser permanente Sekretionsstrom an Speichel, Galle, Magen-, Bauchspeicheldrüsen- und Dünndarmsaft unterliegt natürlich gewissen Abhängigkeiten. Die saftproduzierenden Organe müssen funktionstüchtig sein und die Ausführungsgänge einen freien Abfluß garantieren. Vielfältige Störungen, auch nervöse Einflüsse, lassen den Sekretionspegel in manchen Krankheitsfällen auf ein Niveau absinken, das einen einwandfreien Abbau der Nahrung nicht mehr ermöglicht. Halbverdaute Nahrungsreste wandern in den Dickdarm und werden dort zur Beute der millionenfach vorhandenen Mikroorganismen, die bei ihrer Aufräumungsarbeit die Schlackenstoffe zerlegen, wobei als Nebenprodukt reichlich gasförmige Stoffe anfallen.

3. *Bakterielle Fehlbesiedlung des Dünn- und des Dickdarms:* Die normale Keimbesiedlung des Dünn- und des Dickdarms ist in ihrer Wertigkeit für die menschliche Gesundheit keineswegs abgeklärt. Während die einen einen Zusammenhang zwischen der Darmflora und dem körperlichen Wohlbefinden mit allem Nachdruck ablehnen, schwören wieder andere auf die Wichtigkeit einer gesunden, stabilen Bakterienbesiedlung des Darmes. Wie in vielen Bereichen der Medizin befinden wir uns hier noch auf schwankendem Boden. Mit einiger Sicherheit darf jedoch behauptet werden, daß die Darmflora von Mensch zu Mensch verschieden ist, also einen individuellen Charakter hat und im Sinne einer gasproduzierenden Gemeinschaft verändert sein kann. Welche Faktoren nun eine Veränderung in diese Richtung bewirken, müssen wir leider offenlassen, mag auch der Beschaffenheit der Nahrung dabei die wichtigste Rolle zufallen.

4. *Nervöses Luftschlucken:* Kaum ein Symptom repräsentiert ein psychosomatisches Geschehen eindeutiger als das Luftschlucken und Luftaufstoßen. Die in den Magen gelangenden Luftmengen können 1 bis 1,5 l erreichen. Durch eine nervöse Fehlregulation wird Luft beim Einatmen in die Speiseröhre geleitet und in den Magen befördert. Ein Teil der Luft mag auch beim hastigen Essen und schnellen Trinken die Speiseröhre passieren.

5. *Die larvierte oder maskierte Depression (s. Depression):* Sie äußert sich nicht nur in Schlafstörungen, Kopf- und Herzschmerzen, sie zieht auch häufig den Leib in ihren Bannkreis und verursacht unangenehme Druck- und Spannungsschmerzen, ohne daß sich mit Sicherheit ein gasgefüllter Trommelbauch nachweisen läßt.

6. *Haltungsschäden:* Durch ein starkes Hohlkreuz, einen relativen Tiefstand des Zwerchfells und Nachlassen der normalen Bauchmuskelspannung (Bauchpresse) kann ein Blähbauch vorgetäuscht werden, der keine echte Beziehung zu einem gasgefüllten Darmtrakt hat.

Da die Ursachen des chronischen Blähbauches so unterschiedlich sind, unterliegt auch die medikamentöse Behandlung keiner einheitlichen Linie.

Kneipp:
Tgl. Heublumenauflage oder Heusack auf Leib, besonders nach dem Essen, und Wechselschenkelleibguß.
Wöch. 2x Sitzbad mit Heublumen, anschl. Schenkelleibguß.

Allgemeine Maßnahmen:
s. Abhärtung, außerdem Leibselbstmassage (s. S. 216), Atemübungen.

Diät:
Strenge Zeiteinteilung der Mahlzeiten; langsam und gut kauen; bei Übergewicht Reduzierung der Nahrungsmengen.
Antiblähdiät: keine Kohlarten, keine Hülsenfrüchte; Obst, Salate und Rohkost nicht ausschließlich und nicht in großen Mengen; Süßigkeiten bis zur Be-

schwerdefreiheit meiden; Weißmehl-produkte, besonders Hefegebäck, frisches Brot und frische Brötchen wirken blähungsfördernd; Milcherzeugnisse, besonders mit süßen Säften oder mit Honig vermischt, führen oft zu Blähbeschwerden; kohlensäurehaltige Getränke wie Bier, Sekt, Limonade und Mineralwasser vermehren des gasförmigen Kohlensäureanteil im Darm.

Tee:
Kümmel
Fenchel
Anis
Pfefferminze
Kamille
Salbei
Schafgarbe
Koreander
Tausendgüldenkraut
Anserine $\overline{aa}$ ad 100,0
Baldrian
Hopfen
Melisse $\overline{aa}$ ad 160,0
Tgl. 3x1 Tasse; kalt ansetzen, aufkochen, 10 Min. ziehen lassen.

Homöopathie:
Carbo veget. D3 Tabl., Nux moscata D3 Tabl., Asa foetida D4 Tabl., tgl je 3x1 Tabl., zusammen einnehmen.

Medikamente:
Nach Maßgabe des Arztes. Bei gleichzeitigem Appetitmangel ist der Versuch mit Tct. Amara 3x20 Tr. vor dem Essen angezeigt.

Bläschenausschlag oder Herpes simplex

Zu den banalen, relativ harmlosen Virusinfektionen zählt der Bläschenausschlag am Mund, meist an Übergangszonen der Lippenschleimhaut zur Mundschleimhaut. Bläschen, die meist an den Mundwinkeln und in Gruppen auftreten, verkrusten nach einigen Tagen und heilen ohne Narbenbildung ab. Die häufig geäußerte Vermutung, daß die Unverträglichkeit eines Nahrungsmittels den In-fektionsherd verursacht habe, trifft nicht zu. Die Übertragung erfolgt durch Tröpfchen- oder Kontaktinfektion. Auch hier gilt, daß Infektionen nur dann fruchtbaren Boden finden, wenn die Resistenz des Organismus herabgesetzt ist. Witterungseinflüsse, Kälte, Hitze, Sonnenbestrahlung, Unterkühlung, anstrengende Reisen, Aufregung und Streß beanspruchen Abwehrkräfte und setzen die Reizschwelle für Infektionen aller Art herab.

Kneipp:
Tgl. 2x Wechselfußbad mit Heublumen, bis Bläschen abgeheilt sind.

Homöopathie:
Ranunculus bulbosus D4, 3x15 Tr.

Allgemeine Maßnahmen:
Körperliche Schonung.

Tee:
Holunderblüten
Lindenblüten $\overline{aa}$ ad 100,0
Tgl. 3x1 Tasse mit Zitrone und Honig; überbrühen, 10 Min. ziehen lassen.

Medikamente:
Am Tage abtupfen der Bläschen mit Kräuter-Tinktur (s. S. 220), nachts auftragen von Zinkpaste.

Beachte:
Der Bläschenausschlag hat sich nicht nur auf den Mund, sondern auf alle Körperöffnungen spezialisiert. Er kann an der Nase, am weiblichen und männlichen Genitale und am After auftreten. Mit einer Geschlechtskrankheit hat der Bläschenausschlag nichts zu tun, wenn auch am Übertragungsmodus von Mensch zu Mensch nicht zu zweifeln ist. Der Herpes genitalis setzt häufig allen therapeutischen Bemühungen heftigen Widerstand entgegen und hinterläßt keine Immunität. Die Wiederholungserkrankung ist so häufig, daß fast schon von einer individuellen Disposition gesprochen werden kann. Deswegen sind im krankheitsfreien Stadium alle abhärtenden Maßnahmen zur Verhütung eines Rückfalles einzusetzen.

Blasenschwäche

Mit der Virusinfektion AIDS hat der Bläschenausschlag nichts zu tun.

Blasenentzündung, s. Reizblase und Harnweginfekt

Blasenschwäche (Blasen-Inkontinenz)

Unter Blasen-Inkontinenz wird der unfreiwillige Abgang von Urin aus der Harnblase verstanden. Häufig entleert sich beim Husten, Niesen und Pressen eine kleine Menge Urin, ein lästiges und unangenehmes Übel. Frauen während oder nach den Wechseljahren klagen gelegentlich über dieses Symptom. Für den behandelnden Arzt geht es darum, abzuklären, ob der unwillkürliche Harnabgang als Folge einer Senkung der Unterleibsorgane oder als Reizzustand in Harnröhre und Blase aufzufassen ist. Bei der sog. Trigonum-Zystitis (Entzündung des Schleimhautwulstes zwischen dem Anfang der Harnröhre und der Mündung beider Harnleiter in die Blase) sind Mißempfindungen im Blasen- und Harnröhrenbereich mit gelegentlichem Urinabgang ein deutlicher Hinweis, daß der Schließmuskel nicht mehr richtig funktioniert.

Die Funktion des Blasenschließmuskels ist sicher auch von der Produktion weiblicher Hormone abhängig, denn Störungen beim Wasserlassen während und nach den Wechseljahren können in vielen Fällen durch Östrogene gebessert werden. Nicht zuletzt muß auch wieder an das vegetative Nervensystem mit seinem seelischen Hintergrund gedacht werden, das in der Zeit des Klimakteriums, aber auch noch lange danach in seinem Gleichgewicht gestört sein kann. Damit soll zum Ausdruck kommen, daß nicht allein nach organischen Ursachen zu fahnden ist, sondern die nervös-vegetative Dysregulation eine gleichwertige Beachtung verdient.

Kneipp:

Tgl. Ober- oder Unterkörperwaschung, Wechselknieguß, auch Wechselfußbad mit Zinnkraut und Wechselarmguß. Wöch. 2x Wechselsitzbad mit Zinnkraut oder Eichenrinde, anschl. Knie- oder Schenkelguß, oder auch 2x kaltes Sitzbad, 18°, 20 Sek. Einmal im Jahr eine Kneippkur von 3–4 Wochen.

Allgemeine Maßnahmen:

s. Abhärtung; Schwimmen; Beckenbodengymnastik (s. S. 215).

Tee:

Frauenmantel
Hopfen
Weidenröschen
Heidekrautblüten
Johanniskraut $\overline{aa}$ ad 100,0
Tgl. 3x1 Tasse; überbrühen, 10 Min. ziehen lassen.

Homöopathie:

Aletris	D2
China	D2
Lilium tigrinum	D2
Mandragora e radice	D4
Cantharis	D6 $\overline{aa}$ ad 50,0

Tgl. 3x15 Tr.

Medikamente:

Um in der medikamentösen Therapie den richtigen Weg zu beschreiten, ist fachärztliche Abklärung der Blasenentleerungsstörung notwendig. Über den Einsatz von Hormonpräparaten bzw. Antibiotika oder Sulfonamiden bei Harnweginfekt entscheidet der Arzt.

Beachte:

Bei erheblicher Senkung der Gebärmutter mit Blase ist die plastische Operation die beste Lösung des unangenehmen Leidens.

Nachträufeln beim Manne in höherem Alter ist keine Krankheit. Es hängt mit dem Nachlassen der Kontraktionsfähigkeit (fehlende Muskelspannung) im Harnröhrenbereich zusammen.

Blutdruck, erhöht

Mit hohem Blutdruck lebt man beschwerdefrei, ist aber in späteren Jahren gesundheitlichen Gefahren ausgesetzt, während umgekehrt der niedrige Blutdruck seinem Träger unangenehme Störungen bereiten kann, auf lange Sicht jedoch eine Schonung für das Gefäßsystem und damit ein langes Leben garantiert. Es darf jedoch nicht vergessen werden, daß sich manch niederer Blutdruck im Alter zwischen 50 und 60 in einen Hochdruck verwandelt.

Die Ursache des hohen Blutdrucks, an dem ein Großteil der Bevölkerung in höherem Alter leidet, ist unbekannt. Anerkannter Grenzwert ist 160/90 mm Hg, wobei besonders der untere Meßwert nicht über 90 mm Hg hinausgehen soll. Eine medikamentöse Dauerbehandlung wird von allen namhaften Ärzten dringend anempfohlen, obgleich in einer amerikanischen Feldstudie kein sicherer Beweis für die lebensverlängernde Wirkung dieser Therapie erbracht werden konnte. Jedenfalls ist es Aufgabe des Arztes, die richtige Medikation mit den geringsten Nebenwirkungen zu ermitteln.

Jedem Blutdruck-Patienten ist die Anschaffung eines Blutdruckapparates anzuraten. Die Technik des Messens ist mühelos zu erlernen. Der Vorteil des Selbstmessens liegt auf der Hand. Die Wertfeststellungen können mehrmals tgl. über einen längeren Zeitraum vorgenommen werden. Der behandelnde Arzt erhält dadurch eine bessere Übersicht über den kontinuierlichen Blutdruckverlauf. Außerdem entfallen beim Selbstmessen die emotionalen Einflüsse, die den Blutdruck um 20–30 Teilstriche erhöhen können, wenn der Arzt oder eine Fremdperson mißt.

Wenn schon nur Medikamente aus der allopathischen Reihe den Blutdruck wirksam zu senken vermögen, so sind die Kneippschen Anwendungen und die allgemein bekannten Maßnahmen natürlicher Lebensweise ein entscheidender Faktor in der Dauertherapie des durch hohen Blutdruck gefährdeten Kreislaufs.

Kneipp:
Tgl. Wechselknie- oder Wechselschenkel- und Wechselarmguß, statt der Güsse auch Wechselfuß- oder Wechselarmbad mit Fichtennadel oder Baldrian. Bei diesen kleinen Anwendungen darf der Kaltanteil verlängert werden.
Wöch. 2x ¾-Bad, anschl. kalter Abguß; bei guter Verträglichkeit 2x kaltes Halbbad oder Vollbad, 18–20°, 15 Sek.; je 1x Wadenwickel, Oberaufschläger, Lenden- oder Brustwickel.

Allgemeine Maßnahmen:
Wie unter Abhärtung beschrieben; ausgedehnte Spaziergänge, reichlich körperliche Bewegung, auch in Form von Gymnastik; wöch. 1x Sauna; 2x im Jahr eine Serie von 8 Bindegewebsmassagen; häufig Schwimmen.

Diät:
Erstreben des Normalgewichts; möglichst salzarm bis salzlos, niemals zusalzen, kein Salz zum Ei, keine Salzbrezel, kein Senf, keine Heringe; käufliche Salatsaucen, Fleisch- und Fischkonserven, Gewürzmischungen enthalten meist reichlich Salz; nur Diätwurst; fettarm; Pfeffer und andere Gewürze schaden nicht. – Gaststätten aufsuchen, die salzlose Gerichte herstellen.

Tee:
Mistel
Zinnkraut
Hagebutten
Bohnenschalen   a̅a̅ ad 100,0
Tgl. 3x1 Tasse; kalt ansetzen, aufkochen, 10 Min. ziehen lassen

Homöopathie:
Nur als Begleitung zur medikamentösen Therapie
Viscum album   D1
Apocynum   D4

Blutdruck

Crataegus	D2
Barium jodat.	D4
Aurum jodat.	D8 $\overline{aa}$ ad 50,0

Tgl. 3x20 Tr.

Medikamente:
Nach Verordnung des Arztes.

Blutdruck, niedrig – s. auch Müdigkeit

Der niedrige Blutdruck ist meist keine gesundheitliche Störung, sondern eine körperliche Eigenart, ein Garant für ein langes Leben. Wie tief darf ein Blutdruck sinken, um nicht als Krankheitszeichen zu gelten? Beim weiblichen Geschlecht ist die unterste Grenze 95/60, beim männlichen 105/70. Wenn Menschen mit diesen Blutdruckwerten beschwerdefrei sind, dann sollte ärztlicherseits kein Wort darüber verloren werden, damit nicht das Stigma eines zu niedrigen Blutdrucks suggeriert wird. Als Arzt pflege ich bei niedrigen Blutdruckmeßwerten festzustellen:»normal niedrig«. Bei Älteren mit einem Blutdruckwert von 120/80 gebrauche ich den Ausdruck »idealer Blutdruck für jedes Lebensalter«!
Wie bereits unter »hohem Blutdruck« beschrieben, kann ein niedriger Blutdruckwert für seinen Besitzer ein unbequemer Begleiter sein: Antriebsarmut, Kopfschmerzen, Schwindel und Flimmern vor den Augen sind die häufigsten Beschwerden.
Das medikamentöse Angebot an Blutdruck anhebenden Mitteln ist riesengroß. Freimütig bekenne ich, daß ich davon nur ganz selten Gebrauch mache.
Die Möglichkeiten der Naturheilkunde sind ausreichend, um die meist harmlosen Beschwerden in den Griff zu bekommen.

Kneipp:
Tgl. Ganzwaschung; Wechselarmguß und Wechselarmbad mit Rosmarin.
Wöch. 2x ¾-Bad mit Rosmarin, anschl. Ganzwaschung oder Abguß.

Allgemeine Maßnahmen:
Wie unter Abhärtung beschrieben; sportliche Betätigung ohne Übertreibung; an heißen oder schwülen Sonnentagen nur leichte körperliche Tätigkeit; Schwimmen, Obergrenze der Wassertemperatur 26°.

Diät:
normale, abwechslungsreiche, gemischte Kost.

Tee:

Weißdorn	
Schafgarbe	
Kamille	
Rosmarin	
Thymian	$\overline{aa}$ ad 100,0

Tgl. 3x1 Tasse; überbrühen, 10 Min. ziehen lassen.

Homöopathie:

Crataegus	θ
Convallaria	D4
China	D2
Kalium carbon.	D4 $\overline{aa}$ ad 40,0

Tgl. 3x15 Tr.

Beachte:
Eine Sonderform des niedrigen Blutdruckes bedarf noch der Erwähnung. Es ist die orthostatische Hypotonie mit Schwindel. Nach längerem Stehen sackt das Blut nach unten ab. Es kommt zu einer relativen Minderdurchblutung regulativer Gehirnzentren mit Schwindel, erhöhtem Puls bis Herzklopfen und sogar kurzzeitiger Ohnmacht. Das Umsinken ist eine Selbsthilfemaßnahme des Organismus, da in horizontaler Lage das Gehirn wieder ausreichend mit Blut versorgt wird.
Dieses eigenartige Krankheitsbild findet sich vorwiegend bei schlanken, zartwüchsigen Frauen mit deutlichen Zeichen nervös-vegetativer Übererregbarkeit. Eine Venenschwäche beider Beine verstärkt das Auftreten der beschriebenen Symptome. Zwar leidet die Lebensqualität unter den lästigen Beschwerden, aber es erwachsen aus dieser Sonderform der Hypotonie keine lebensbe-

drohlichen Situationen. Auch wenn die plötzliche Ohnmacht auf die Umgebung bedrohlich wirkt, besteht doch keine vitale Gefahr. Allerdings kann es durch den Sturz zu Verletzungen kommen, besonders wenn der Kopf auf eine harte Unterlage aufschlägt. Im Zweifelsfalle immer den Arzt rufen.

Die erste und beste Hilfsmaßnahme ist das Hochlagern der Beine beim bereits liegenden Patienten. Ein kleiner Tisch, eine Kiste oder ein umgekippter Stuhl leisten provisorische Hilfsdienste. Ist kein Gegenstand zur Hand, dann kann auch eine Hilfsperson die Beine hochnehmen, bis das Bewußtsein, meist schon nach Sekunden, wiederkehrt. Als Kreislaufstütze empfiehlt sich die Gabe der altbewährten Hoffmannstropfen (eine Mischung von 1 Teil Äther und 3 Teilen Weingeist): 20 Tropfen in etwas Wasser.

Für die Langzeitbehandlung gelten alle Maßnahmen, die unter niedrigem Blutdruck beschrieben sind.

Vorsorgemaßnahmen:
Langes Stehen bei Versammlungen oder in Kirchen ist unbedingt zu vermeiden. Vorsicht mit Wechselknie-, Wechselschenkel- und Wechseluntergüß! Diese Güsse können mit ihrem Warmanteil, ebenso wie die Warmdusche, den Kreislauf vorübergehend destabilisieren. Nach einem Bad nur langsam aufstehen! Es empfiehlt sich, so lange in der Wanne zu bleiben, bis das Wasser abgelaufen ist.

Auch beim morgendlichen Aufstehen soll nur langsam die Lage verändert werden, damit sich die venösen Blutgefäße im unteren Bereich des Körpers langsam an die Umverteilung des Blutes gewöhnen können.

Blutdruck, seine Messung und Bedeutung

Den Blutkreislauf des menschlichen Körpers müssen wir uns als geschlossenes Schlauchsystem unterschiedlichen Kalibers vorstellen. Die großen Arterien, darunter die Aorta, verzweigen sich in immer kleinere Blutgefäße bis in das unübersehbare Netz der Kapillaren, der Haargefäße. Von dort aus sammelt sich das Blut wieder in den feinsten Venen und findet dann den Weg zurück zum Herzen über die größer werdenden Hauptvenenstämme, die unteren und oberen Hohlvenen.

Das Herz ist die in dieses System eingebaute Pumpe, die in regelmäßiger Schlagfolge einen kontinuierlichen Blutumlauf unterhält. Jede Pumpe erzeugt einen Druck, mit dem das flüssige Gut transportiert wird. Das Herz ist demgemäß eine muskuläre Pumpe, die den kostbarsten Saft der Welt, das Blut, in die Peripherie des Körpers befördert.

Wir unterscheiden im Drucksystem des Blutkreislaufes zwischen dem arteriellen und dem venösen Anteil. Während sich im arteriellen Teil der Blutgefäßverzweigung die Pumpkraft des Herzens noch voll auswirkt, wobei sich zur Peripherie hin der Blutdruck vermindert, ist im venösen Teil des Blutkreislaufes die »vis a tergo«, die Kraft von hinten, so gut wie aufgebraucht. Das venöse Blut wird durch Saug- und Sogwirkung mit nur geringem Druck zum Herzen zurückbefördert.

Wenn in der Umgangssprache der Mediziner vom Blutdruck die Rede ist, dann bezieht sich dieser Druck stets auf das arterielle System des Blutkreislaufes. Auch die übliche Blutdruckmessung nimmt den Druck von der Arterie am linken oder am rechten Arm ab. Das Fühlen des Pulses an der Daumenseite des Handgelenkes, eine Standarduntersuchung vieler Ärztegenerationen, war die ursprüngliche Methode, sich über den Blutdruck, die Herzkraft und die Regelmäßigkeit des Herzschlages zu orientieren. Auch heute noch ist das Pulsfühlen eine unerläßliche Schnell-

Blutdruck

maßnahme, um sich, besonders in Notfällen, einen raschen Überblick über die jeweilige Kreislaufsituation zu verschaffen.

Riva Rocci, ein Kinderarzt aus Pavia, erfand 1895 das auch heute noch gebräuchliche Gerät zur Blutdruckmessung, das aus einer aufblasbaren Oberarmmanschette, die mit einem Quecksilbermanometer verbunden ist, besteht. Die Technik des Messens ist denkbar einfach. Zunächst wird nach Anlegen und Aufpumpen der Manschette ein sog. Außendruck erzeugt, bis der Puls am Handgelenk verschwindet. Durch Bedienung eines Ventils wird dann die Luft aus der Manschette abgelassen, wobei sich die Quecksilbersäule langsam nach unten bewegt. Durch Auskultation (Abhören) mittels eines Hörschlauches, des Stethoskopes, an der Innenseite des Ellenbogens wird dann festgestellt, bei welchem Manometerstand das Gefäßgeräusch – ein gleichmäßiges Klappen entsprechend dem Puls – anfängt und aufhört. Zwei Meßwerte auf der Manometerskala geben die Blutdruckspanne an. Wir sprechen vom systolischen und diastolischen, dem oberen und unteren Druckwert.

Mit der Herztätigkeit ergießt sich bei jedem Herzschlag ein Schwall Blut in die Peripherie. Demgemäß kann sich das Blut, dem Gesetz der Pumptechnik folgend, im arteriellen Schlauchsystem nicht gleichmäßig fortbewegen. Mit jedem Herzschlag erhöht sich der Blutdruck in den großen Arterien, während er in der Arbeitspause des Herzens wieder absinkt. Dieser mit jedem Herzschlag wechselnde Blutdruckunterschied kann mit dem Blutdruckgerät nach Riva Rocci festgestellt werden. Erst in den kleinen und kleinsten Blutgefäßen nimmt der Blutstrom einen gleichmäßig fließenden Charakter an.

Die Höhe des Blutdruckes wird in mm Hg (Quecksilber) gemessen. Der Blutdruck eines jungen Mannes z. B. soll ca. 110/70 betragen. 110 ist dabei der obere und 70 der untere Wert. Die Spanne zwischen systolischem und diastolischem Wert wird als Amplitude bezeichnet und beträgt bei unserem Beispiel 40 mm Hg. Die Höhe eines Blutdruckes wird jedoch im allgemeinen Sprachgebrauch nur mit einem Wert, dem systolischen, also dem oberen Wert, angegeben.

Es kursiert das Schlagwort, der Blutdruck entspreche dem Alter und betrage 100 plus Anzahl der Jahre. Wie bereits erwähnt, wird dabei der untere, der diastolische Wert gar nicht genannt, weil man von der Voraussetzung ausgeht, daß er normal unter 100 mm Hg liegt. Dieser Rechenmodus ist nur zum Teil richtig. Mit dem Altwerden erhöht sich der Blutdruck zwar, allerdings nicht parallel mit der Anzahl der Jahre.

Zum besseren Verständnis sollen einige Grundregeln zur Beurteilung des Blutdrucks vorgegeben werden.

1. Die Amplitude des Blutdruckes, die Spanne zwischen oberem und unterem Wert, soll mindestens 40 mm Hg betragen, kann aber besonders mit Anzahl der Jahre bis auf 70 mm Hg und mehr ansteigen.

2. Ein Blutdruck von 120/80 mm Hg ist in jedem Alter ideal.

3. Der Blutdruck soll in keinem Alter 160/90 mm Hg übersteigen. Wird dieser Wert bei wiederholten Messungen überschritten, dann ist der Einsatz eines Medikamentes notwendig.

4. Von einem anormal niedrigen Blutdruck kann erst dann gesprochen werden, wenn beim Mann der obere Wert von 105 und bei der Frau von 95 mm Hg unterschritten wird, vorausgesetzt, daß keine Beschwerden bestehen.

5. Der untere, der diastolische Blutdruckwert soll 90 mm Hg in keinem Alter überschreiten.

6. Der Blutdruck ist keine feststehende Größe. Bereits kleine Emotionen, Gemütsspannungen, ängstliche Erwartungen, körperliche Bewegung, Aufnahme größerer Flüssigkeitsmengen, Nikotin und Alkohol können den Blutdruck um 20 bis 30 Teilstriche erhöhen.

7. Die erste Messung beim Arzt (Erwartungsspannung!)ist immer die höchste. Weitere Messungen in kleinen Zeitabständen ergeben erst den richtigen Wert.

8. Die Anschaffung eines Blutdruckgerätes zum Selbstmessen ist immer dann notwendig, wenn wegen des erhöhten Blutdruckes Medikamente eingenommen werden müssen. Auf Blutdruckschwankungen kann bei Selbstmessung präziser reagiert werden.

9. Ein niedriger Blutdruck ist trotz zeitweiliger Beschwerden für die vitale Funktion des Organismus ungefährlich. Auszunehmen ist natürlich der akute Blutdruckabfall in Notfallsituationen.

10. Ein hoher Blutdruck gehört zu den gesundheitlichen Risikofaktoren, wobei das Gehirn mehr gefährdet ist als das Herz. Häufig wird in der ärztlichen Praxis berichtet, daß ein bisher niedriger Blutdruck in hohe Meßwerte umgeschlagen sei. Zwischen dem 50. und 60. Lebensjahr entscheidet sich der Blutdruck, wo die Reise hingeht. Entweder bleibt er das ganze Leben lang in niedrigen Regionen, oder er paßt sich mit höheren Werten der Anzahl der Jahre an. Wahrscheinlich resultiert aus diesem relativ häufigen Blutdrucksprung von unten nach oben die bereits erwähnte Faustregel, daß sich der obere Meßwert nach dem Alter richte.

Bluterguß – Hämatom, s. auch Verstauchung, Prellung

Durch Gewalteinwirkung auf einen Körperteil kommt es zu einer Blutung in das Unterhautzellgewebe, zum Bluterguß. Bei Gewebsempfindlichen, besonders Frauen, genügt schon ein kleiner Stoß, um die für einen Bluterguß typische bläuliche Verfärbung der Haut hervorzurufen.

Therapie:
Ein kleiner Bluterguß bedarf keiner Therapie. Für einen Bluterguß, der mit Schwellung und Schmerzen einhergeht, treffen die Behandlungsvorschläge zu wie unter Verstauchungen (s. S. 149) angegeben.

Beachte:
Ein Bluterguß in Gelenknähe erfordert ärztliche Hilfe, um eine mögliche Knochenverletzung auszuschließen.

Bronchialasthma, s. Asthma

Bronchitis

1. Bronchitis akut

Eine Bronchitis entwickelt sich meist im Anschluß an einen Infekt der oberen Luftwege wie Schnupfen, Mandelentzündung, Rachenkatarrh oder Grippe. Die Symptome sind allgemeine Müdigkeit, Schmerzen im Brustbereich, Husten mit weißglasigem Auswurf, der später schleimig gelblich werden kann. Von entscheidender Bedeutung ist die rechtzeitige Behandlung einer akuten Virusinfektion, um die Entwicklung einer chronischen Bronchitis zu unterbinden. In der Behandlung unterscheiden wir zwischen einer akuten Bronchitis mit Fieber und ohne Fieber.

Bronchitis ohne Fieber
Kneipp:
Bis zum Abklingen der akuten Symptome tgl. Kopfdampf mit Kamille-Salbei (s. S. 206), am besten vormittags, und Wechselfußbad mit Thymian oder Wechselkniguß nachmittags; auch 1x tgl. Ober-, Unteraufschläger oder Brustwickel.

Allgemeine Maßnahmen:
Für feuchte Zimmerluft durch Verdunstungsgefäße sorgen.

Tee:
Süßholz

Bronchitis

Fenchel
Huflattich
Spitzwegerich
Thymian
Isländ. Moos $\qquad$ aa ad 100,0
Bis 1 l tgl. mit Honig süßen; überbrühen,
10 Min. ziehen lassen.
Homöopathie:

Rumex	D2
Drosera	D2
Ipecacuanha	D4
Aralia racemosa	D3
Spongia	D3 aa ad 50,0

Tgl. 3x15 Tr.
Medikamente:
Um einen Übergang in ein chronisches
Stadium zu verhindern, entscheidet der
Arzt über den Einsatz von Antibiotika
oder Sulfonamiden, ebenso bei quälen-
dem Hustenreiz über die Verordnung
eines hustendämpfenden Mittels.
Unterstützend wirkt die äußerliche An-
wendung von Menthol-haltigen Salben.
Über den Einsatz eines lösenden Hu-
stenmittels entscheidet auch der Arzt.

Fieberhafte Bronchitis
Die Beschwerden sind die gleichen wie
bei der akuten Erkrankung, nur daß erhöhte Temperatur, in seltenen Fällen bis
40°C, das Krankheitsbild begleitet.
Zum Ausschluß einer Lungen- oder Rip-
penfellentzündung ist ärztliche Hilfe er-
forderlich.
Kneipp:
Bis zum Abklingen des Fiebers ableiten-
de Anwendungen: Tg. 2–3x Fußwaden-
wickel mit Essigwasser, 1x Brustwickel
oder Oberaufschläger.
Allgemeine Maßnahmen:
Unbedingt Bettruhe einhalten.
Diät:
Leichte Kost, reichlich Flüssigkeitszu-
fuhr: Tee und Obstsäfte.
Tee:
1 l Tee folgender Zusammensetzung:
Jaborandiblätter   5,0
Lindenblüten

Holunderblüten   aa ad 100,0
Überbrühen, 10 Min. ziehen lassen.
Homöopathie:

Rumex	D1
Spongia	D2
Aconitum	D4
Tartarus emeticus	D4
Phosphorus	D4 aa ad 50,0

Tgl. 5x10 Tr.
Medikamente:
Der behandelnde Arzt bestimmt den
Einsatz der notwendigen Mittel.
Nach Abklingen des Fiebers setzt die
Behandlung ein, wie unter akuter Bron-
chitis beschrieben.

2. Bronchitis chronisch
Aus dem akuten Stadium entwickelt sich
häufig die chronische Form der Bronchitis. Oft spielen zusätzliche Schädlichkeiten wie Rauchen, allergische Bereitschaft und ein chronischer Lungenblähzustand eine belastende Rolle.
Kneipp:
Tgl. in der Früh Ganzwaschung, tagsüber Wechselarm- oder Wechselknieguß, statt dessen auch Wechselarm- oder
Wechselfußbad mit Thymian.
Wöch. 3x Kopfdampf mit Kamille-Salbei (s. S. 206), 1x ¾-Bad mit Fichtennadel oder Thymian, anschl. temperierter
Abguß.
Allgemeine Maßnahmen:
Tgl. inhalieren mit Inhalator, Inhalat I
oder II (s. S. 221); s. auch unter Abhärtung; außerdem Atemübungen; wöch.
1x Sauna; auf Verdunstungsgefäße in
Wohn- und Schlafräumen achten.
Tee:
s. akute Bronchitis ohne Fieber
Homöopathie:

Antimonium sulf. aur. D3	
tägl. 3x1 Tabl. oder	
Kal. jodat.	D4
Senega	D2
Guajacum	D3
Hyoscyamus	D4 aa ad 40,0

Tgl. 3x20 Tropfen

Darmerkrankungen

Beachte:
Wenn eine Infektion der oberen Luftwege mit anschließender Bronchitis nicht ausheilt, sollten immer die Nasennebenhöhlen durch einen Facharzt nachuntersucht werden. Häufig unterhalten vereiterte Nebenhöhlen einen Reizzustand im Bereich der oberen Luftwege und des Bronchialsystems.
Bronchitis schließt Rauchen aus.

Darmerkrankungen

1. Reizkolon
Unter Reizkolon versteht man einen Reizzustand des Dickdarmes ohne nachweisbare organische Veränderung. Die Beschwerden sind vielfältig. Die Patienten klagen über Unbehagen, Druck- und Völlegefühl im Leib, über unregelmäßigen Stuhlgang, Wechsel von Durchfall zu Verstopfung und zeitweiliger Schleimbeimengung im Stuhl. Nervöse Zeichen wie Appetitlosigkeit, Schlafstörungen, Herzklopfen, ängstliche Erwartung und depressive Grundstimmung sind häufige Begleiter.
Kneipp:
Tgl. Wechselknie-, Wechselschenkel- oder Wechselschenkelleibguß je nach Verträglichkeit, oder auch Wechselfußbad mit Fichtennadel oder Baldrian.
Wöch. 2x Heublumenauflage auf Leib, Oberaufschläger oder Lendenwickel je nach Verträglichkeit; 2x ¾-Bad mit Fichtennadel oder Baldrian, anschl. Abguß temperiert.
Allgemeine Maßnahmen:
Schwimmen und Sport; autogenes Training, evtl. Psychotherapie.
Diät:
Eine gezielte Kostform ist nicht notwendig. Ernährung nach Bekömmlichkeit wählen; jedoch langsam essen, kleine, häufige Mahlzeiten; tgl. 1 Glas Rohkartoffelsaft mit 1 Eßl. Sanddornsaft vermischt; bei häufigem Durchfall kaliumhaltige Nahrungsmittel: Bananen, Trok-

kenobst, Kartoffeln, Nüsse, Bohnen, Linsen, Grün- und Rosenkohl.
Tee:
Kamille
Anserine
Tormentillwurzel
Johanniskraut
Pfefferminze $\overline{aa}$ 10,0
Hopfen
Melisse
Baldrian $\overline{aa}$ 20,0
Tgl. 3x1 Tasse; abends kalt ansetzen, morgens aufkochen, 10 Min. ziehen lassen.
Homöopathie:
Potentilla anserina D1
Podophyllum D4
Aethiops antimonialis D6 $\overline{aa}$ ad 30,0
Tgl. 3x15 Tr.
Medikamente:
Bei dünnem Stuhl Tct. Tormentillae jede Stunde 10 Tr.

2. Colitis ulcerosa
Es handelt sich um ein ernsthaftes Krankheitsbild mit hochentzündlichen Veränderungen in Dickdarm und Mastdarm, zuweilen sogar mit Geschwürbildungen. Der Krankheitsverlauf ist schleichend, unterbrochen von akuten Schüben. Die Patienten leiden unter kolikartigen Schmerzen im Verlauf des Dickdarmes, unter Durchfällen vermischt mit Schleim, Blut und Eiter. Fieberschübe können das Leiden komplizieren. Bei dieser schweren Erkrankung hat die medikamentöse Therapie Vorrang vor den natürlichen Heilmaßnahmen. Verordnet werden Sulfonamide, Azulfidine und Cortison. Ärztliche Überwachung ist erforderlich, in manchen Fällen muß klinische Behandlung erfolgen. Als begleitende Naturheilmaßnahmen kommen in Frage:
Kneipp:
Tgl. Wechselschenkel-, Wechselschenkelleib- oder Wechselunterguß, temperiert.

35

Darmerkrankungen

Wöch. 1x Sitzbad mit Heublumen, anschl. Knieguß; 1x ¾-Bad mit Heublumen, anschl. Schenkelguß; 2x Heublumenauflage auf Leib, oder auch Versuch mit Oberaufschläger oder Lendenwickel temperiert. In manchen Fällen entscheiden über die Häufigkeit der Anwendungen das persönliche Bedürfnis, das Wohlbefinden und die Verträglichkeit.

Diät:

Wie unter Reizkolon beschrieben; vitamin- und kalorienreiche Ernährung; den Darm nicht mit Obst, Rohkost und Salat überladen; s. auch Antiblähdiät unter Blähbauch; Milch wird in manchen Fällen nicht gut vertragen; Kartoffelsaft und kaliumreiche Kost wie unter Reizkolon.

Tee:

Tormentillwurzel	10,0
Ratanhiawurzel	10,0
Salbei	10,0
Baldrianwurzel	15,0
Hopfenblüten	15,0
Melisse	15,0
Kamillenblüten	25,0

Tgl. 3x1 Tasse; abends kalt ansetzen, morgens aufkochen, 10 Min. ziehen lassen.

Homöopathie:

Aloe	D4
Podophyllum	D4
Aethiops antimonialis	D8 $\overline{\overline{aa}}$ ad 30,0

Tgl. 3x20 Tr.

Medikamente:

Bei Durchfall Tct. Tormentillae jede Stunde 10 Tr. Weitere Medikamente nach Verordnung des Arztes.

Eine Behandlungsmöglichkeit, die manchmal Erfolg verspricht, ist die Umstimmung der Darmflora durch entsprechende Medikamente auf Anordnung des Arztes. Heilerde tgl. 3x1 Messerspitze wirkt günstig auf die Darmflora.

Beachte:

Nikotin, Alkohol und Streß sollten vermieden werden. Wegen der häufigen Durchfälle Blutkontrollen auf Kalium.

Darmträgheit

Obstipation, wie Darmträgheit auch genannt wird, ist keine Krankheit, sondern ein Zustand. Die individuelle Ansprechbarkeit des Dick- und Mastdarmes ist von Mensch zu Mensch verschieden und schwankt zwischen 2x tgl. und jeden 2. Tag einmal. Ein Tag ohne Stuhlgang ist keineswegs einer behandlungsbedürftigen Verstopfung gleichzusetzen.

Wenn bei uns von einem Medikamentenmißbrauch, noch besser Mißverbrauch die Rede ist, dann mit Sicherheit in bezug auf die Abführmittel. Die Gründe dafür sind:

1. Der Schönheitswunsch zur schlanken Linie.

2. Die zwanghafte Vorstellung zum täglichen Stuhlgang.

3. Ein unbegründetes Reinigungsbedürfnis: »Darm muß immer leer sein.«

4. Magen- und Darmbeschwerden: Völle, Blähungen, Hämorrhoiden.

Keine der angeführten Gründe rechtfertigen die Einnahme von Abführmittel.

zu **1.** Das Gewicht kann durch vermehrte Stuhlentleerungen nicht vermindert werden. Nur Einschränkung der Nahrungsmenge sichert den Erfolg zum Schlankheitsideal.

zu **2.** Die ärztliche Erfahrung spricht dagegen, daß die tägliche Stuhlentleerung einen gesundheitlichen Vorteil bringt.

zu **3.** Dünn- und Dickdarm haben immer einen gewissen Füllungszustand. Die »Totalentleerung« ist eine Illusion.

zu **4.** Völle, Blähungen und Hämorrhoidalbeschwerden haben mit der Häufigkeit des Stuhlganges nichts zu tun, sind eigenständige Störungen der Gesundheit und müssen gegebenenfalls spezifisch behandelt werden.

Eine therapiebedürftige Darmentleerungsstörung, eine echte Darmträgheit besteht erst dann, wenn mindestens drei Tage keine Stuhlentleerung erfolgt oder der Darm bei Milieuwechsel, Reisen

Darmträgheit

oder bei akuten Krankheitszuständen seinen Dienst verweigert. Unabhängig von diesen äußeren Einflüssen neigen manche Menschen, meist Frauen, zu Verkrampfungen der Darmmuskulatur. Ihr Spannungszustand und ihre Eigenbeweglichkeit unterliegen nervösen Steuerungsmechanismen, die eng mit der Erlebniswelt des Menschen zusammenhängen. Ängstliche Erwartung, Enttäuschung, Liebesverlust, sexuelle Frustrationen, aber auch ungezügelter Ehrgeiz finden in der Darmmuskulatur einen willigen Blitzableiter. Das stuhlausscheidende Organ verkrampft, verengt sich, läßt seinen Inhalt nicht mehr los und spiegelt seinem Besitzer eine chronische Verstopfung vor. Die Bezeichnung Darmträgheit wäre treffender.

Zur Anregung dieses trägen Darmes sind keine chemischen Verdauungshilfen notwendig. Ein von mir entwickelter Dreistufenplan ist so gut wie immer erfolgreich.

1. Schritt: Tgl. 2x3 Tl. Leinsamenschrot-Senfkörner, ein Gemisch zu gleichen Teilen, mit Wasser oder Tee unzerkaut schlucken.

2. Schritt: Tgl. morgens und abends je 1 Tasse Tee folgender Zusammensetzung:

Faulbaumrinde
Dornschlehblüten
Sennesschoten
Salbei $\overline{aa}$ ad 100,0

Kalt ansetzen, aufkochen, 10 Min. ziehen lassen. In jede Tasse 2 Teel. Milchzucker.

Mit diesen einfachen, naturgebundenen Maßnahmen reguliert sich die Darmträgheit in 80% aller Fälle von selbst.

3. Schritt: Wenn mit Schritt 1 + 2 der Erfolg auf sich warten läßt, d. h. innerhalb von zwei Tagen nicht mindestens einmal Stuhlgang erfolgt, wird vor dem Frühstück ein gehäufter Teel. Bittersalz oder Karlsbader Salz in warmem Wasser eingenommen.

Keineswegs soll behauptet werden, daß Abführmittel grundsätzlich abzulehnen sind. Bei akuter Stuhlverhaltung ist die Einnahme des Abführmittels sinnvoll.

Abzulehnen ist nur der tägliche Dauergebrauch aller chemischen, aber auch pflanzlichen Abführmittel, weil auch die pflanzlichen Abführmittel mit ihren drastischen Wirkstoffen, Aloe und Sennae, durch Reizabstumpfung zur Gewöhnung führen, weil die Darmschleimhaut infolge beschleunigter Passage nicht genügend Mineralsalze – Calcium, Kalium, Magnesium – resorbiert und weil bestimmte Abführmittel Leberschäden verursachen können.

Weitere Maßnahmen zur Anregung des Stuhlgangs:

Kneipp:
Tgl. Wechselschenkelleibguß, gelegentlich Heublumenauflage auf Leib, Heusack auf Leib oder Lendenwickel mit Salz.

Allgemeine Maßnahmen:
Leibselbstmassage (s. S. 216), Gymnastik, Sport; Spaziergänge begünstigen die Verdauungstätigkeit und den Stuhlgang; sitzende Lebensweise mit geringer körperlicher Auslastung bewirkt das Gegenteil.

Diät:
Schlackenreiche Kost, besonders Vollkornbrot; Salat, Obst, Rohkost; Buttermilch, Sauermilch, Kefir; regelmäßige Mahlzeiten.

Homöopathie:

Bryonia	D4	
Nux vomica	D4	$\overline{aa}$ ad 20,0

Tgl. 3x20 Tr.
Obstipation im Alter
Alumina   D3
Tgl. 3x1 Tabl.

Medikamente:
s. oben, Abführmittel nur bei akuter Stuhlverhaltung.

Depression

Depression – Gemütsverstimmung

Der Begriff Depression kommt aus dem Lateinischen »deprimere« = niederdrücken. Sich in einer Depression befinden bedeutet, in einem Zustand tiefster Traurigkeit zu sein. Der Leidende ist in sich gekehrt, verschlossen und vermeidet gesellschaftlichen Kontakt. Dieser Rückzug in die Einsamkeit ist ein typisches Merkmal der Depression. Konzentrationsmangel, Schlafstörungen, Angst, Spannungszustände und ziehende Schmerzen in den Beinen lähmen die Lebenskraft des Depressiven. Dieses Krankheitsbild kann sich über Wochen hinziehen, bis dann allmählich das Wohlbefinden früherer Tage wiederkehrt. Zunächst drängt sich die Frage nach dem Grund der Gemütsverstimmung auf. Wir wissen heute, daß Schicksalsschläge, der Tod eines nahen Angehörigen, Liebesverlust und Existenzbedrohung eine Depression auslösen können. So verständlich schwierige Lebensumstände den Ausbruch dieser reaktiven Depression erklären, so unbegreiflich sind jene Ursachen, die uns den Zusammenhang zwischen Ereignis und Depression verbergen.

Es sind die großen Reifungskrisen des Lebens, die zum Anlaß einer Gemütsverstimmung werden können: die Pubertät, die Lösung vom Elternhaus, eine Eheschließung, eine Schwangerschaft mit Geburt, das Klimakterium und der Eintritt ins Greisenalter. Im Wechselspiel der genannten Lebensabschnitte sind hormonelle Einflüsse unverkennbar.

Die Depression hat viele Gesichter. Nicht immer muß die Verstimmung führendes Symptom sein. Oft verbirgt sich die Traurigkeit hinter einer Maske, einer Larve, hinter einer handfesten körperlichen Beschwerde. Die Fachdisziplin für Gemütskrankheiten fand dafür die treffende Bezeichnung »maskierte oder larvierte Depression«. Wenn sich bestimmte körperliche Beschwerden über Monate oder gar Jahre behaupten, plötzlich verschwinden und wiederkehren, zuweilen sich in ihrem Erscheinungsbild ändern, ohne daß sich ein organischer Befund erheben läßt, dann ist zumindest der Verdacht auf eine larvierte Depression gegeben. Zu den häufigsten Ausdrucksformen der maskierten Depression zählen: die Schlafstörung, der Kopf- und Herzschmerz, diffuse Leibschmerzen – oft verbunden mit Luftaufstoßen und Blähzuständen –, hartnäckige Obstipation, Störungen im Harn- und Genitalbereich, muskuläre Rheumatismen, Kreuz-Nackenschmerzen und Wadenkrämpfe. Keineswegs soll damit behauptet werden, daß die genannten Symptome immer eine Stellvertreterfunktion für depressive Zustände einnehmen. Viel Mühe und Zuwendung des behandelnden Arztes ist notwendig, um das Krankheitsbild zu demaskieren. Der erfahrene Arzt wird im abklärenden Gespräch eine überspielte Depression erkennen, wenn er z. B. erfährt, daß die Stimmungslage Tagesschwankungen aufweist oder bereits kleine Reize Traurigkeit und Tränen auslösen.

Die hier beschriebenen psychosomatischen Zeichen sind in der Behandlung einer reaktiven Depression gleichzusetzen. Vorübergehende stationäre Behandlung ist nur dann notwendig, wenn eine organische Erkrankung ausgeschlossen werden soll. Dem Patienten die Sicherheit zu geben, daß ihn kein bösartiges Leiden bedroht, ist bereits gezielte und wirksame Psychotherapie. Daß einen Depressiven auch hypochondrische Gedanken plagen, ist verständlich, zumal hinter mancher Krebsfurcht eine larvierte Depression ihr Unwesen treibt.

Die geschilderten Zustandsbilder werden im heutigen medizinischen Sprachgebrauch als neurotische, vegetative oder exogene Depression bezeichnet. Ihre Verlaufsform ist vergleichsweise gutartig, von begrenzter Dauer und medikamentös gut zu beeinflussen.

Während bei der exogenen Depression eine primäre Ängstlichkeit die Verstimmung einleitet und Schlafstörungen, Angst und Unruhe sie verstärken, steht bei der endogenen Depression eine tiefgreifende psychische Veränderung im Vordergrund. Der Mensch wirkt wie erstarrt, ist wortkarg, und die kleinste Unternehmung wird ihm zum Problem, zu einer unüberwindlichen Hürde. Der Patient findet zu keiner produktiven Tätigkeit, weil er das Selbstvertrauen verloren hat. Kein froher Gedanke, kein flüchtiges Glücksgefühl dringt in die hoffnungslose Düsternis. Der Kranke gerät zunehmend in die Isolation, ist an normalen Lebensfreuden wie Essen und Trinken desinteressiert, von sexuellen Wünschen ganz zu schweigen. Bei dieser trostlosen Wanderung in die seelische Einsamkeit wird man vergeblich nach einem äußeren Motiv suchen. Die endogene Depression gehört zu jenen Krankheitsbildern, die sich aus der Innenwelt entwickeln, wobei allerdings eine Erbkomponente unverkennbar ist. Die Behandlung gehört in die Hand des Facharztes, der entscheidet, ob eine stationäre Einweisung erfolgen muß.

Des besseren Verständnisses wegen wurde in der Beschreibung des vielseitigen, den Lebensmut und die Lebensfreude aufzehrenden Leidens, von dem in den westlichen Industriestaaten fast 10% der Bevölkerung mit leichter Verstimmung bis schwerer Depression betroffen sind, eine Aufgliederung in verschiedene Krankheitsgruppen vorgenommen. Ein erfahrener Arzt weiß, daß sich gerade die depressive Gemütskrankheit nicht schematisieren läßt. Es gibt fließende Übergänge und Mischformen, die selbst dem versierten Facharzt immer wieder neue Rätsel aufgeben.

Therapie:

Während die endogene Form der Depression, wie bereits erwähnt, in das Ressort des Facharztes und in den Bereich der Klinik gehört, bietet sich zur Behandlung der reaktiven und larvierten Depression aus dem Gebiet der Naturheilkunde ein reichhaltiges Konzept wirksamer Möglichkeiten an.

Kneipp:

Der klassischen Kneippkur von 4–6 Wochen Dauer an einem Kurort eigener Wahl gebührt in der Erfolgsaussicht der 1. Rang. Mehrere Faktoren summieren sich zu einer Ganzheitsbehandlung der kranken Seele. Das wichtigste ist zweifellos die heilsame Flucht aus dem häuslichen Milieu, die Freistellung von immer wiederkehrenden Sorgen und Pflichten. Am Kurort selbst wirken neue Eindrücke, während unter der behutsamen Führung des behandelnden Arztes die verordneten Kneippanwendungen beruhigend und stimulierend zugleich die Disharmonie des trauernden Gemüts auflösen und das Zusammenspiel nervöser Funktionen wieder ordnen. Ein Kuraufenthalt muß geplant und vorbereitet werden. Manchmal scheitert er an der einen oder anderen Gegebenheit. In solchem Falle, aber auch zur Festigung eines gewonnenen Kurerfolges, ist die kleine häusliche Kneippkur eine unersetzliche Hilfe.

Tgl. Ganzwaschung, kaltes Armbad und Wassertreten in der Badewanne, oder besonders im Winter Wechselarm- und Wechselkniguß oder Wechselarm- und Wechselfußbad mit Melisse oder Thymian.

Wöch. 2x ¾-Bad mit Melisse, anschl. Schenkel-, Unter- oder Abguß, kalt oder temperiert; ein ¾-Bad kann durch ein Sitzbad ausgetauscht werden; nach Sitzbad ebenfalls Knie-, Schenkel- oder Unterguß; bei guter Verträglichkeit und Ausschluß der Risikofaktoren (Neigung zu Hexenschuß, Erkrankungen oder

Depression

Empfindlichkeiten im Blasen- oder Genitalbereich) 2x das fröhliche Halbbad (s. S. 186).

Allgemeine Maßnahmen:
Ausgedehnte Spaziergänge; Trockenbürsten; Gymnastik; Schwimmen; bei muskulären Verspannungen Massagen; Atemübungen; autogenes Training; Yoga; nicht dirigierende Gesprächstherapie.

Diät:
Eine vitaminreiche, gemischte Kost. Abends 1 Stunde vor dem Schlafen Milch-Haferflockensuppe ohne Zucker.

Tee:

Hopfen	10,0
Thymian	10,0
Immergrün	20,0
Baldrian	20,0
Johanniskraut	40,0

Tgl. 3x1 Tasse; kalt ansetzen, aufkochen, 10 Min. ziehen lassen.

Homöopathie:

Acid. phosph.	D2
Acid. picrin.	D3
Avena sativa	D6
Nux vomica	D6 $\overline{aa}$ ad 40,0

Tgl 3x20 Tr.
oder

Hypericum	D3
Ignatia	D4
Aurum	D8 $\overline{aa}$ ad 30,0

Tgl. 3x20 Tr.
Bei klimakterischer Depression Cimicifuga D4 tgl. 3x1 Tabl.
Bei Depression in der Schwangerschaft Pulsatilla D6 tgl. 3x15 Tr.

Medikamente:
Grundsätzlich muß die medizinische Führung durch den Arzt erfolgen. Die situationsbedingten Depressionen werden vorwiegend mit Tranquillantien behandelt, während zur Medikation endogener Depressionen Antidepressiva, Neuroleptika und Lithiumverbindungen herangezogen werden. Der naturheilkundlich orientierte Arzt wird das Schwergewicht der Behandlung auf die naturgebundenen Maßnahmen legen und Psychopharmaka nur soweit wie unbedingt notwendig einsetzen, um der Gefahr einer Abhängigkeit von Tranquillizern zu begegnen.

Beachte:
Bei der endogenen Depression darf nicht unerwähnt bleiben, daß die Patienten in Lebensgefahr schweben. Nicht daß die Krankheit unversehens dem Leben ein Ende setzen könnte! Die Verzweiflung kann zu einem reißenden Strom werden, der die Selbstkontrolle überflutet. Leider ist der Suizid als letzter Ausweg keine Seltenheit. Alle Äußerungen, auch die verschlüsselten, die diese Absicht ankündigen, müssen stets ernst genommen werden. Eine stationäre, fachärztliche Behandlung ist dann die beste Lösung.

Diabetes, s. Zuckerkrankheit

Dickdarmentzündung, s. Darmerkrankung

Durchblutungsstörungen, arteriell

1. Die Arteriosklerose, allgemein
Die Arterienverkalkung, im Volksmund schlicht und einfach Verkalkung genannt, ist kein einfaches, übersichtliches Krankheitsbild. Verstanden wird darunter eine vorzeitige Verhärtung und Verengung jener Gefäße, die vom Herz in die Peripherie führen und der Ernährung des Gewebes mit allen lebenswichtigen Organsystemen dienen. Da sowohl sämtliche Gefäßgebiete als auch nur einzelne Blutstrombezirke diesem vorzeitigen Alterungsprozeß anheimfallen können, ist die Arteriosklerose vielschichtig in ihrer Erscheinungsform.

Neben dem Alter werden noch zahlreiche weitere Faktoren für den schleichenden Gefäßprozeß mit unklarem Krankheitsverlauf in Erwägung gezogen, die für sich allein oder zusammen den er-

Durchblutungsstörungen

nährenden Blutstrom auf ein spärliches Rinnsal einengen. Angeschuldigt werden der erhöhte Blutdruck, Stoffwechselstörungen wie Diabetes, Gicht, erhöhtes Cholesterin und Fettverwertungsstörungen im Blut, Gefäßgifte wie Nikotin und Alkohol, entzündliche allergische Gefäßprozesse, nervös-vegetative Fehlsteuerungen als Folge von Streß und schließlich familiär-erbliche Belastung.

Wenn eine allgemeine Arteriosklerose vorliegt, macht die beweisende Diagnostik keine Schwierigkeiten. Die Arterienpulse am Handgelenk sind als starre Rohre zu tasten und die Schläfenarterien als pulsierende Schlangenlinien an der Stirnseite sichtbar. Die Röntgenaufnahme läßt besonders an den großen Gefäßen, z. B. der Aorta und an den Beinarterien, sichelförmige Kalkablagerungen erkennen.

Häufig wählt sich der sklerotische Gefäßprozeß ein bevorzugtes Spezialgebiet aus. Das Herz, das Gehirn, die Nieren und die Beingefäße fallen dann einer zunehmenden Veröedung zum Opfer und werden Wegbereiter für Coronarsklerose (Herzkranzgefäß-Verengung) mit Angina pectoris, drohendem Herzinfarkt und Degeneration des Herzmuskels, für Cerebralsklerose (Verhärtung der Gehirngefäße) und der Gefahr eines Schlaganfalles, für arteriosklerotische Schrumpfniere und schließlich für arterielle Verschlußkrankheit der Beine. Die Diagnose stützt sich weniger auf primär objektive Krankheitszeichen als vielmehr auf die sekundär zutage tretenden Ausfallserscheinungen.

»Der Mensch ist so alt wie sein Gefäßsystem«, pflegte mein Lehrer eindringlich zu predigen. Ein wirksames Medikament, um einen vorzeitigen Gefäßverschleiß zu verhindern, konnte er allerdings nicht nennen. Daran hat sich bis heute wenig geändert. Auch hier gilt die goldene Medizinerregel: Je größer die

Anzahl der angepriesenen Medikamente, desto geringer die Wahrscheinlichkeit, daß sich ein brauchbares Präparat darunter befindet. Nur durch körperliches Gefäßtraining, das über den Tablettenschluck hinausgeht, kann sich der Mensch seine Gesundheit verdienen.

Kneipp:

Tgl. Wechselarm-, Gesichts- und Wechselkniguß, oder auch Wechselarm- bzw. Wechselfußbad mit Melisse oder Thymian; die kleinen Kaltanwendungen wie Wassertreten und kaltes Armbad können dazu beliebig über den Tag verteilt werden.
Wöch. 2x ¾-Bad mit Melisse oder Thymian, anschl. Abguß.

Allgemeine Maßnahmen:

Ein umfangreiches Übungsprogramm für Gymnastik und Gefäßtraining ist unbedingt erforderlich (s. S. 216). Tgl. Trockenbürsten; gelegentlich Luft- und Sonnenbäder; 2–3x wöch. Schwimmen; Massagen, besonders Bindegewebsmassagen; ausgedehnte Spaziergänge; Atemübungen.

Diät:

Unter allen Umständen ist das Normalgewicht zu erstreben. Eine abwechslungsreiche Ernährung. Die spezifische Gefäßschädlichkeit bestimmter Fettsorten wird wissenschaftlich immer noch diskutiert. Nach den bisherigen Erkenntnissen hat sich jedoch folgende Meinung durchgesetzt: Schweine-, Rinderfett und pflanzliche Hartfettsorten sollten vermieden werden. Als Streichfett kommen Butter und Margarine in Frage. Es empfiehlt sich auf jeden Fall, mit Streichfetten sparsam umzugehen. Zum Kochen sollten nur pflanzliche Öle verwendet werden. Die versteckten Fette, die in der Wurst, im Käse, im Backwerk und den Pfannengerichten enthalten sind, sollten nicht übersehen werden. Normale Wurst, fettes Fleisch und Käsesorten mit hohem Fettgehalt dürfen nur in geringen Mengen verzehrt wer-

Durchblutungsstörungen

den. Diätwurst und Magerkäse sind zu bevorzugen. Auch Süßigkeiten müssen wegen ihrer ungünstigen Wirkung auf den Fettstoffwechsel eingeschränkt werden. Eine vegetarische, fleischlose Kost ist nicht notwendig, wenn schon Frischkost der vitaminarmen Konservennahrung unbedingt vorzuziehen ist.

Tee:

Immergrün	
Johanniskraut	
Herzgespann	
Weißdorn	
Arnicablüten	
Ehrenpreis	
Zinnkraut	$\overline{aa}$ 10,0
Bärlauchkraut	
Mistel	$\overline{aa}$ 20,0

Homöopathie:

Kalium jodat.	D4	
Secale cornutum	D4	
Arnica	D3	
Barium jodat.	D4	
Jodum	D4	$\overline{aa}$ 10,0

Tgl. 3x15 Tr.

Medikamente
Nach Maßgabe des Arztes.

2. Arteriosklerose des Gehirns
Immer wieder taucht in einer Arztpraxis die Frage auf, ob es ein Medikament gegen Vergeßlichkeit gebe. Zahlen und Namen werden zum Alptraum, Brillen, wichtige Akten und sonstige Gegenstände werden verlegt, um schließlich mit viel Mühe wieder gefunden zu werden. Diese natürliche Vergeßlichkeit, die eine normale Begleiterscheinung des alternden Gehirns ist, hat mit einer pathologischen (krankhaften) Cerebralsklerose (Verhärtung der Gehirngefäße) nichts zu tun. Wie Gelenke und andere Organe unterliegt natürlich auch unser Zentralnervensystem einem Um- und Abbauprozeß. Zugegeben, es gibt Ausnahmen, Menschen, die selbst in hohem Alter über ein bemerkenswert gutes Gedächtnis verfügen. Dazu mag das Erb-

gut, sicher aber auch die Übung der grauen Gehirnzellen beitragen. Ein sicheres Medikament, das die Kommunikation zwischen den einzelnen Gehirnzentren fördert, läßt noch auf sich warten. Auch für das Gedächtnis gilt: »Übung macht den Meister.« Sprachen lernen, Gedichte memorieren, Rätsel lösen und verlorene Begriffe aus der Dunkelheit des Vergessens wieder zurückholen sind die besten Übungen im Sinne einer Gehirngymnastik.

Eine sog. echte Gehirnverkalkung äußert sich in hochgradiger Vergeßlichkeit. Das Altgedächtnis funktioniert, Erinnerungen aus früherer Zeit sind meist parat und reproduzierbar, jedoch Vorgänge der Gegenwart, besonders Zahlen, Namen für Medikamente und Gesprächsinhalte finden in den Merkzentren des Gehirns keinen Halt mehr. Sie passieren Ohr und Gehirn wie Sandkörner das Sieb.

Als cerebral-vasculäre Insuffizienz (Durchblutungsschwäche des Gehirns) werden gesundheitliche Störungen bezeichnet, die sich langsam schleichend entwickeln oder auch plötzlich das Wohlbefinden stören. Besondere Symptome sind Schwindel, besonders nach Lagewechsel, Unsicherheit auf den Beinen, allgemeine Unruhe und Schlafstörungen, schnelle Erschöpfbarkeit, Konzentrationsschwäche, Unlustgefühle und depressive Stimmungslage, Leistungsabfall, natürlich auch auffallender Gedächtnisschwund. Dieses Krankheitsbild gehört ganz zweifellos ebenfalls in die Gruppe der arteriell bedingten, cerebralen Durchblutungsstörungen.

Therapie s. u. Arteriosklerose, allgemein.

Durchblutungsstörungen

3. Arterielle Verschlußkrankheit beider Beine – Schaufenster-Krankheit – Raucherbein

Wenn sich der sklerotische Veränderungsprozeß der großen Arterien in den Beinen vollzieht, stellen sich typische Beschwerden ein, die allein schon eine treffsichere Diagnose erlauben. Nach einer Wegstrecke von ca. 100 bis 300 m kommt es aufgrund zunehmender Mangeldurchblutung in den Waden zu krampfartigen Schmerzen, die beim Stehenbleiben verschwinden. Dieses Spiel wiederholt sich bei jedem weiteren Gehversuch. Der Patient macht aus der Not eine Tugend und kaschiert seine Beschwerden beim Spazierengehen durch die Stadt mit sog. Schaufensterpausen. Der Volksmund fand dann schnell zu seiner Diagnose, der »Schaufensterkrankheit«.

Betroffen sind fast ausschließlich Männer in höherem Lebensalter. Die möglichen Ursachen wurden bereits unter **1.** aufgezählt, wobei allerdings der Zuckerkrankheit und dem Nikotin eine ganz besondere Schädlichkeit zugemessen werden muß. Nicht grundlos hat sich der Begriff »Raucherbein« eingebürgert. In vielen Fällen jedoch ist bei diesem Gefäßleiden, das in den letzten Jahren immer häufiger in Erscheinung tritt, kein einheitlicher Schadensfaktor zu erkennen. Wie bei der Arteriosklerose beschrieben, muß von einer Ursachenkombination ausgegangen werden. Der Krankheitsbeginn ist diskret, schleichend, meist nur an einem Bein. Die Patienten klagen über zunehmendes Schwäche- und Kältegefühl, Kribbeln und Pelzigsein im Fuß des betroffenen Beines. Später kommt dann der beschriebene Belastungsschmerz hinzu.

Bei der arteriellen Verschlußkrankheit der unteren Extremitäten unterscheiden wir zwischen dem Beckentyp mit Beschwerden im oberen Bereich der Beine, im Gesäß und im Kreuz, dem Oberschenkeltyp mit Wadenschmerz und dem peripheren Typ mit Beschwerden in den Füßen. Bei unklaren Kreuz-, Bein-, Fuß- und Wadenschmerzen ist immer an das Vorliegen einer arteriellen Verschlußkrankheit zu denken.

Aus einer langjährigen Kurerfahrung kann ich berichten, daß bei rechtzeitiger und intensiver physikalischer Behandlung das Krankheitsbild so gut wie nie mit einer fortschreitenden Nekrose, dem Gewebstod der Gliedmaße, und der Notwendigkeit späterer Amputation enden muß.

Kneipp:

Tgl. Wechselknie-, Wechselarmguß und Wechselarmbad mit Heublumen. Vor dem Wechselfußbad wird von vielen Kollegen gewarnt. Wenn bereits Gewebsveränderungen vorliegen, ist natürlich diese Anwendung abzulehnen. Bei noch ausreichender Durchblutung kann das Wechselfußbad mit Haferstroh, Rosmarin oder Heublumen in vorsichtigen Temperaturdifferenzen versucht werden, 34°–26°. Wie bei anderen Krankheitszuständen entscheidet die Bekömmlichkeit über den weiteren Einsatz.

Wöch. 2x ¾-Bad mit Heublumen, Haferstroh oder Rosmarin, anschl. Unterguß. Zweckmäßigerweise werden diese häuslichen Anwendungen durch eine 4–6wöchige Kneippkur mindestens 1x im Jahr ergänzt. Am Kneippkurort kann das ganze Arsenal gezielter Anwendungen mit noch mehr System eingesetzt werden.

Allgemeine Maßnahmen:

Tgl. die Beine mehrmals trockenbürsten mit Strichrichtung von unten nach oben. Ich erinnere mich an einen Patienten, der, mit einem Satz verschiedener Hornbürsten ausgerüstet, seine Beine bis an die Grenze des Erträglichen bearbeitete und durch den intensiven Hautreiz neue Strombahnen eröffnete. Die Ärzte sprechen dabei von der Schaffung eines neu-

43

Durchblutungsstörungen

en Kolateralkreislaufs. Bewegungstraining; Tragen von Fußtrainer-Sandalen; Bindegewebsmassagen, s. auch unter **1.**

Diät und Tee:
s. unter **1.**

Homöopathie:

Cactus	D2
Secale cornut.	D4
Tabacum	D4 $\overline{aa}$ ad 30,0

Tgl. 3x15 Tr.

Medikamente:
Nach ärztlicher Verordnung. Bei hochsitzender Gefäßstenose im Beckenbereich kommen auch gefäßchirurgische Methoden in Frage.

Beachte:
Der Puls am Fuß kann wie am Handgelenk selbst geprüft werden: 1. zwischen Achillessehne und innerem Knöchel, 2. auf dem Fußrücken. Man tastet den Puls nicht mit dem Daumen, sondern mit den Fingerspitzen. Beim geringsten Verdacht einer drohenden Minderdurchblutung muß zum Ausschluß eines Diabetes der Blutzucker bestimmt werden.

4. Periphere oder funktionelle Durchblutungsstörung – chronisch kalte Hände und Füße

Die eben genannte Minderdurchblutung der Hände und Füße, unter der besonders Frauen zu leiden haben, stellt eine relativ harmlose Störung dar, schmälert jedoch das Wohlbefinden erheblich und begünstigt das Auftreten von Erkältungskrankheiten. Am meisten betroffen sind die Füße, seltener die Hände, meist jedoch Hände und Füße gleichzeitig. Dem vielzitierten Begriff der Kreislaufstörung muß auch diese vegetative Fehlsteuerung des arteriellen Endstromgebietes zugerechnet werden. Ganz besonders eignet sich für diese Durchblutungsstörung die Kneippanwendung.

Kneipp:
Tgl. Wechselarm-, Wechselknieguß, oder auch Wechselarm- und Wechselfußbad mit Rosmarin.

Wöch. 1x Vollbad mit Rosmarin, anschl. Abguß; 1x Sitzbad mit Rosmarin, anschl. Knieguß; gelegentlich Wadenwickel mit Essigwasser oder Armwickel mit Essigwasser, jedoch nur bei guter Nachdurchblutung.

Allgemeine Maßnahmen:
Tgl. Trockenbürsten der Extremitäten; körperliche Bewegung in jeder Form, vor allen Dingen Spaziergänge, Gymnastik, Training, Sport; Teilmassagen beider Arme und Beine; Sauna; Schwimmen.

Diät:
Eine gesunde Vollwertkost.

Tee:

Rosmarin	
Thymian	
Weißdornblüten	
Schafgarbe	$\overline{aa}$ ad 100,0

Tgl. 3x1 Tasse; überbrühen, 10 Min. ziehen lassen.

Homöopathie:
Aranea diadema D4, Ferum metallicum D4, jeweils tgl. 3x1 Tabl., besonders bei kalten Füßen.

Medikamente:
Die Pharmazie bietet zwar eine Unzahl von durchblutungsfördernden Substanzen an; ein wirksames Medikament, das die Erscheinung von frostigen Händen und Füßen beseitigen könnte, ist jedoch nicht bekannt.

5. Periphere Durchblutungsstörungen der Hände und Füße mit Rot- und Blaufärbung.

Bei Mädchen in der Pubertät, bei Frauen vor dem Klimakterium ist in seltenen Fällen diese merkwürdige Kreislaufstörung feststellbar. Daß hormonelle Einflüsse zu dieser sichtbaren Durchblutungsstörung führen, ist unverkennbar.

Kneipp:
s. unter **3.**

Allgemeine Maßnahmen, Tee und Diät:
s. unter **1.**

Homöopathie:
Abrotanum D2 Tr., Cuprum arsenicosum D4 Tabl., Lachesis D6 Tabl., jeweils 3x15 Tr. bzw. 3x1 Tabl.
Medikamente:
nach Verordnung des Arztes.

6. Absterben der Finger = Totenfinger

Wenn einer oder mehrere Finger einer Hand, selten beider Hände, absterben, kühl, blaß und weiß werden, dann liegt eine erhöhte Krampfbereitschaft kleinster Arterien der betreffenden Hand bzw. Finger vor. Die Gefäße reagieren auf Kälteeinflüsse überschießend, was eine anlagebedingte erhöhte Verengungsbereitschaft dieser kleinsten Blutgefäße voraussetzt. Der Anfall kann von wenigen Minuten bis zu einer Stunde reichen, bereitet außer dem unangenehmen Kältegefühl keine Schmerzen und hinterläßt auch keine Funktionsstörungen der Gliedmaßen.
Therapie:
s. unter 3.

7. Arterienverschluß, akut

Ein Arterienverschluß erfolgt durch ein Blutgerinnsel oder durch eine sog. arterielle Thrombose. Während die arterielle Embolie vorwiegend bei Herzerkrankungen auftritt, ist die arterielle Thrombose der Folgeschaden einer entzündlichen Gefäßerkrankung oder einer arteriellen Verschlußkrankheit. Betroffen sind fast ausschließlich die Gliedmaßen, meist das Bein, seltener der Unterarm. Es kommt unvermittelt zu einem Kalt- und Blaßwerden eines Gliedabschnittes, wobei Gefühllosigkeit und Störung der Beweglichkeit die Dramatik des akuten Geschehens deutlich machen. Der periphere Puls der betroffenen Gliedmaße ist nicht mehr zu tasten. Die manchmal unerträglichen Schmerzen sind nicht immer vorhanden.
Therapie:
Sofortige ärztliche Hilfe und Klinikeinweisung ist unumgänglich.

Durchfall, akuter Magen-Darm-Katarrh

Es fängt meist mit Übelkeit, Erbrechen, Durchfall und Leibschmerzen an, ein häufiges, meist harmloses Krankheitsbild.
Die meisten dieser Störungen gehen auf einen Virusinfekt zurück, während ein Teil alimentär, durch verdorbene oder unverträgliche Lebensmittel, hervorgerufen wird. Zu Durchfallerkrankungen kommt es häufig in südlichen oder tropischen Ländern, verursacht durch ungewohnte Speisen, klimatische Einflüsse und bakterielle Infektionen. Zuweilen sind diese vorübergehenden Magen-Darm-Störungen von Fieber begleitet.
Kneipp:
Tgl. mehrmals Heublumenauflage auf Leib.
Allgemeine Maßnahmen:
Bei Fieber und starken Beschwerden Bettruhe.
Diät:
1. Tag: Reichlich Kamille-Pfefferminztee über den Tag verteilt, mit Zwieback; Haferschleim; sonst Nahrungskarenz (Fasten). In den folgenden Tagen leichte, reizlose Kost, dem Appetit entsprechend; tgl. 2x geriebener Apfel.
Homöopathie:
Dulcamara D4, tgl. 5x1 Tabl.
Medikamente:
Stündlich 10 Tr. Tormentill-Tinktur, Kohle-Compretten tgl. 3x2. Gegen die Durchfallerkrankung im Süden, auch »Touristenseuche« genannt, wird ein Sulfonamid, Co-trim forte, tgl. 2x1 Tabl., 5 Tage lang, empfohlen. Das Medikament ist rezeptpflichtig.

Ekzematische Erkrankungen

Unter Ekzem verstehen wir Hautveränderungen, die mit Rötung, Nässen, Bläschen-, Knötchen- und Krustenbildung einhergehen können. Wir unterscheiden zwischen akuten und chronischen For-

Ekzematische Erkrankungen

men. Das akute Ekzem ist durch Rötung, Nässen und Bläschenbildung gekennzeichnet, während bei der chronischen Form eine Verhärtung der Haut mit Vergröberung der Hautfältelung im Vordergrund steht. Beide Verlaufsformen sind häufig von einem quälenden Juckreiz begleitet. Die Ursachen eines Ekzems sind mannigfaltig und die Erscheinungsformen so vielgestaltig, daß im Rahmen dieses Buches nur die groben Umrisse skizziert werden können. Wir unterscheiden drei große Gruppen ekzematischer Erscheinungen, wobei mit Nachdruck festgestellt werden muß, daß Mischformen dieser Gruppen nicht nur möglich, sondern häufig sind.

1. Das allergische Ekzem ist als Abwehrvorgang der Haut auf einen Fremdstoff der Außenwelt anzusehen, z. B. Blütenpollen, Hausstaub, bestimmte Nahrungsmittel, Gewürze, Chemikalien, Medikamente usw. Die Zahl der auslösenden Stoffe ist unübersehbar. Aufgabe des Patienten sollte sein, durch Tagebuchaufzeichnungen und genaue Beobachtung dem auslösenden »Allergen« auf die Spur zu kommen. Der Facharzt ist bestrebt, durch den sog. Läppchenhauttest die verursachende Substanz zu ermitteln.

2. Das endogene, anlagebedingte Ekzem ist durch seine lange Vorgeschichte, die bis in das Säuglingsalter zurückreichen kann (Milchschorf), gekennzeichnet. Symmetrische Anordnung der Hauterscheinungen, Zeichen nervös-vegetativer Labilität, lassen mit hoher Wahrscheinlichkeit auf ein endogenes Ekzem schließen. Psychische Einflüsse können ekzematische Schübe auslösen. Häufig sind die Hauterscheinungen von Asthma, Darmstörungen im Sinne eines Reizkolons, Bindehaut- und Nasenschleimhautentzündungen begleitet.

3. Das bakterielle Ekzem. Pilze und Bakterien bevorzugen bei ihrer Ansiedlung Körperhöhlen und Hautfalten: Achselhöhlen, Genitalbereich, Innenseite der Oberschenkel, Hängebrüste, Hängebauch und Haut zwischen den Zehen. Nicht jedes Ekzem in diesem Bereich muß durch Mikroben bedingt sein. Kosmetika, Sprays und Kleidungsstücke können ebenfalls entzündliche Hauterscheinungen mit oft rötlicher Verfärbung und Juckreiz verursachen. Meist handelt es sich um Mischformen.

Therapie:
Ekzematische Hauterscheinungen aller Art und aller Stadien bedürfen fachärztlicher Begutachtung. Hier sollen nur die begleitenden Maßnahmen aus der Naturheilkunde aufgezeigt werden. Allgemeine, ausgleichende Anwendungen, wie unter Abhärtung beschrieben, stabilisieren nicht nur den Kreislauf, sondern auch die umgebende Körperhülle, die Haut. Dabei spielt natürlich die Verträglichkeit eine wichtige Rolle. Gerade auf dem Gebiet der Hauterkrankungen ist die Selbstkontrolle der getroffenen Maßnahmen außerordentlich wichtig. Alles, was die Haut verträgt, kann eingesetzt werden.

Kneipp:
Das akute Ekzem mit Rötung, Schwellung und Blasenbildung reagiert auf feucht-kalte Umschläge günstig. Als Zusätze kommen in Frage: Lehm, Arnika, Kamille und Retterspitz. Die Wickel werden tagsüber angelegt und öfters gewechselt.

Die chronischen Ekzemformen gehören zunächst in das Ressort des Facharztes. Teil- und Ganzbäder mit hautschonenden Zusätzen haben jedoch eine reizmildernde Wirkung. Wöch. 3–4x Wechselarm-, Wechselfuß-, Sitzbad oder ¾-Bad mit kaltem Guß, entsprechend den Hauterscheinungen. Als Badezusatz kommen in Frage: Kleie, Schwefel, Molke, Kamille. Auch die Kräuteröl-Badezusätze sind hautfreundlich, während die herkömmlichen Badeextrakte wegen ihres oft hautreizenden Säureanteils vermieden werden sollten. Sind die Hauterscheinungen nur auf einen umschriebenen Teil des Körpers beschränkt, dann kommen Packungen mit Lehm oder Lehmpflaster oder Quarkumschläge in Betracht, die bei Kneipp in hohem Ansehen standen.

Weitere physikalische Maßnahmen:
Darmbad, Einlauf mit Kamille-Leinsamengemisch (s. S. 220) oder Tee, auch innerlich, laut nachfolgender Verordnung:

Tee:
Brennesselblätter
Stiefmütterchen $\overline{\overline{aa}}$ 20,0
Ehrenpreis
Walnußblätter
Heidekraut
Bohnenschalen
Klettenwurzel $\overline{\overline{aa}}$ ad 100,0
Tgl. 3x1 Tasse; kalt ansetzen, aufkochen, 10 Min. ziehen lassen.

Diät:
Eine spezifische Diät für Hauterkrankungen existiert nicht. Aus meiner Erfahrung und der vieler anderer Ärzte scheinen jedoch zwischen Haut und Magen-Darmkanal enge Verbindungen zu bestehen. Ein chronischer Blähbauch begünstigt zweifellos die Reizbarkeit der Haut. Darum sollte ein Blähbauch unbedingt durch entsprechende Maßnahmen beseitigt werden; s. unter Blähbauch. Im übrigen reizlose, gewürzarme und salzarme Kost. Manchmal helfen Milch- und Brötchentage.

Homöopathie:
Arsenic. alb. D6 bei juckendem, brennendem und nässendem Ekzem. Calcium carbonic. D4 bei trockener, rissiger und schuppender Haut und Haarausfall. Sulfur D6 bei trockenem, chronischem Ekzem mit Juckreiz, besonders nachts, Furunkulose und Akne; jeweils tgl. 3x1 Tabl. Kleine Warzen und warzenähnli-

che Hautveränderungen verschwinden manchmal unter folgender Medikation: Abrotanum θ und Nux vomica D4, jeweils tgl. 3x5 Tr.

Medikamente:
Über den Einsatz von Salben, Cremes, Tinkturen, Schüttelmixturen, insbesondere cortisonhaltigen Präparaten und über die Einnahme von Medikamenten hat der behandelnde Arzt zu entscheiden.

Erbrechen – Übelkeit

Durch Reizung des Brechzentrums im Gehirn kommt es zu einer Entleerung des Magens nach oben. Vorboten sind Schweißausbruch, Übelkeit und Blässe; Begleiterscheinungen sind allgemeines Mißempfinden, Speichelfluß, Schwindel und schneller Puls.

Die Ursachen sind vielseitig und bedürfen immer der Abklärung durch den Arzt, wenn nicht ein offenkundiger Anlaß das Symptom des Erbrechens herbeiführt, wie z. B. übermäßiger Alkoholgenuß, der Verzehr unverträglicher oder verdorbener Speisen oder ein Migräneanfall. Auch die vom Gleichgewichtsorgan ausgelöste Reisekrankheit mit Übelkeit und Erbrechen bedarf keiner weiteren Aufklärung.

Wenn jedoch unmittelbare Gründe für die Abwehrhaltung des Magens nicht erkennbar sind, beginnt die wichtige und mühevolle Abklärungsarbeit des Arztes! Sind es die Nerven mit ihrem seelischen Hintergrund, Organveränderungen im Bereich des Magen-Darmkanals oder Vergiftungserscheinungen, die Übelkeit und Erbrechen bedingen?

Das nervöse Erbrechen bei der Magersucht junger Mädchen zeigt recht dramatisch die innere Abwehrhaltung des jugendlichen Patienten auf. Aber auch subtilere Vorgänge in der Erlebniswelt eines Menschen können das sog. »psychogene Erbrechen« auslösen.

Erbrechen

Ein vereinfachtes Denkmodell für Mediziner zeigt eine Anzahl von Möglichkeiten auf, an die gedacht werden muß, wenn häufiges Erbrechen als Leitsymptom das Krankheitsbild bestimmt:

Erbrechen

am Morgen beim Manne, an Alkoholmißbrauch;

am Morgen bei einer Frau, an Schwangerschaft;

den ganzen Tag im Alter, an Magen- und Zwölffingerdarmgeschwür, an Darmverschluß, an Nierenversagen, an Zuckerkrankheit, an Herzschwäche, an Medikamentenüberdosierung, besonders Digitalis.

Weitere Ursachen, die allerdings in das Ressort des untersuchenden Arztes gehören: Nieren- und Gallenkolik, Bauchfellreizung bei entzündlichen Vorgängen im Bauchraum, z. B. Blinddarmentzündung, Leber- und Pankreaserkrankungen.

Erbrechen ohne erkennbaren Anlaß ist immer ein ernstes Symptom, das ärztliche Hilfe erfordert.

Therapie in Fällen erkennbarer Ursache:

Kneipp:
Tgl. mehrmals Heublumen-Auflage Leib.

Diät:
Fasten oder Breikost, um den Magen-Darmkanal zu entlasten.

Tee:
Am besten Kamille–Pfefferminze, zu gleichen Teilen, tgl. 3x2 Tassen, bei guter Verträglichkeit auch mehr.

Medikamente:
Verordnung durch den Arzt.

Erkältung, s. Bronchitis, Grippe, Fieber

Erschöpfung, s. Müdigkeit und Blutdruck, niedrig

Extrasystolen, s. Herzstolpern

Fieber

Erhöhte Temperatur ist fast immer das Zeichen einer Infektion, einer Invasion von Fremdkeimen in den Körper. Es ist jedoch keineswegs so, daß aggressive Bakterientruppen den wehrlosen Körper unversehens überfallen. Infektionskeime sind ubiquitär, d. h. überall, innerhalb und außerhalb des Körpers. Unser Organismus kommt fast täglich mit pathogenen (krankmachenden) Keimen in Berührung, ohne daß sich eine Infektion im Körper ausbreitet. Infektionskeime und Abwehrkräfte des Organismus stehen gewissermaßen in einem ständigen Gleichgewicht. Wird dieses Gleichgewicht durch einen plötzlichen Überfall krankmachender Keime oder durch eine Minderung der Abwehrkräfte gestört, kommt es zur offenen Feldschlacht zwischen den Bakteriengiften einerseits und den Abwehrkräften andererseits, begleitet von mehr oder weniger hohem Fieber. Fieber ist also das Zeichen natürlicher Abwehrmaßnahmen des Körpers und an und für sich nicht behandlungsbedürftig. Der Arzt wird gerufen, nicht um das Fieber zu bekämpfen, sondern um die Ursache des Fiebers festzustellen. Fiebersenkende Maßnahmen kommen nur dann in Frage, wenn die Körpertemperatur im Darm mehr als 40°C beträgt. Die überschießende Reaktion des Körpers muß gezügelt werden.

Die Abwehrbereitschaft intakt zu halten ist das beste Rezept, um Infektionen zu verhindern. Nicht den Medikamenten, sondern den vorbeugenden, natürlichen Maßnahmen sollte diese Aufgabe übertragen werden (s. Abhärtung).

Kneipp:
Serienwaschung; Schwitzprozeduren durch Körperwickel (Lenden-, Kurz-, Ganzwickel); bei Temperaturen über 38° ableitende Anwendungen: Waden-, Fußwadenwickel, Oberaufschläger.

Allgemeine Maßnahmen:
Bettruhe; reichlich Flüssigkeit: Tee, Zitrone natur, mit Honig gesüßt.

Diät:
Leichte Kost, dem Appetit entsprechend.

Tee:
Lindenblüten
Holunderblüten $\overline{\overline{aa}}$ ad 100,0
Tgl. bis zu 1 l; überbrühen, 10 Min. ziehen lassen.

Homöopathie:
Aconitum D4, alle ½–1 Stunde 1 Tabl.

Beachte:
Ist das Fieber von Hals- und Schluckschmerzen, Husten und Bronchitis, Durchfall und Leibschmerzen begleitet, ist ärztliche Hilfe erforderlich. Bei Fieber und Leibschmerzen muß eine Blinddarmentzündung oder ein anderer entzündlicher Prozeß ausgeschlossen werden. Plötzliche Leibschmerzen bei Frauen im gebärfähigen Alter erfordern wegen der Möglichkeit einer Bauchhöhlenschwangerschaft die Frage nach der letzten Menstruation, wobei die Körpertemperatur erhöht sein kann, aber nicht erhöht sein muß.
Technik des Temperaturmessens: Die Temperatur wird unter der Achsel (axillar) oder im Darm (rektal) gemessen, unter dem Arm 5 Min., im Darm 3 Min. Ein Über- oder Unterschreiten der Meßzeit kann falsche Werte ergeben. Die normale Körpertemperatur beträgt morgens axillar 36,2°, rektal 36,7° und abends axillar 36,7°, rektal 37,2°. Bei Frauen muß darauf geachtet werden, daß in der 2. Hälfte des Menstruationszyklus die Temperatur auch morgens rektal über 37° liegt. Im Normalfall sollte immer axillar gemessen werden; nur bei Säuglingen und kleinen Kindern sowie bei Beschwerden im Bauchraum ist die rektale Messung vorzuziehen. Vorsicht beim Rektalmessen! Es gab schon Thermometerverletzungen im Darmbereich. Vor dem Messen etwas Vaseline

Frauenkrankheiten

oder Hautcreme auf den Quecksilberteil des Thermometers geben.

Fluor, s. Frauenkrankheiten

Frauenkrankheiten

Um es vorwegzunehmen: Alle gynäkologischen Erkrankungen bedürfen fachärztlicher Behandlung. Die Störmöglichkeiten sind so vielfältig, daß eine Diagnosestellung unumgänglich ist. Nicht ohne Grund wurde mit der Vorsorgeuntersuchung eine Möglichkeit geschaffen, die Genitalorgane einer regelmäßigen Kontrolle zu unterziehen. Die Aufmerksamkeit, auf krankheitsanfällige Organe zu achten, wurde damit wesentlich erhöht.
Unter der Rubrik »Frauenkrankheiten« sollen vorwiegend jene Störungen abgehandelt werden, die häufig in die ärztliche Praxis führen, aber auch Kneipp- und Naturheilmaßnahmen zugänglich sind.

1. Fluor

Häufigste Störung im Genitalbereich der Frau ist der Fluor, der Ausfluß. Es ist zu unterscheiden zwischen der harmlosen Absonderung eines glasig-schleimigen, dünnflüssigen Sekrets beim nervös-vegetativen, reizbaren Organismus und dem infektiösen Fluor. Als Ursache des infektiösen Fluors kommen verschiedene Erreger in Frage, der Häufigkeit nach in folgender Reihenfolge: Gardnerella vaginalis, Pilze, meist Candida (Hefe) und Trichomonaden. Bei einer kleinen Anzahl von fluorerkrankten Frauen sind Gonokokken, Herpes-Viren und andere Erreger verantwortlich zu machen. Eine genaue Diagnostik ist in vielen Fällen gar nicht möglich, weil einmal die pathogene Natur einzelner Erreger noch umstritten ist, z. B. Gardnerella vaginalis, zum anderen nachgewiesene Candida-Pilze für den

Frauenkrankheiten

Fluor gar nicht verantwortlich sein müssen. Weiterhin gibt es Reizzustände im Scheidenbereich mit Sekretabsonderung, die mit einer Infektion gar nichts zu tun haben, wie z. B. Einrisse des Gebärmutterhalses oder Verlagerung der Gebärmutter, Polypen und andere Gewebsveränderungen.

Der Östrogenproduktion wird zum Erhalt der physiologischen Scheidenflora eine maßgebliche Rolle zugesprochen. Kontinuierlich abgestoßene Deckzellen der Scheidenschleimhaut enthalten einen wichtigen biologischen Stoff, das Glykogen, das zu Milchsäure abgebaut wird. Dadurch entsteht ein saures Milieu in der Scheide als Grundlage für die normale Bakterienbesiedelung der Schleimhaut. Neben den Laktobazillen finden sich normalerweise eine Vielzahl von Bakterien, unter anderen Streptokokken, Staphylokokken und Coli-Bakterien.

Die Beschaffenheit des Ausflusses erlaubt vielfach eine Klassifizierung nach Erregerart, ohne auf den schwierigen Bakteriennachweis durch Mikroskop bzw. Kultur zurückgreifen zu müssen.

a) Die Hämophilus-Bakterien (Gardnerella vaginalis) verursachen eine Scheidenentzündung mit Absonderung eines übelriechenden, graufarbenen Fluors. Die Übertragung erfolgt gewöhnlich durch sexuellen Kontakt, wobei beim Mann nur selten Symptome auftreten. Die krankmachende Rolle dieser Bakterienstämme wird von manchen Autoren angezweifelt, zumal sie auch bei Frauen ohne Beschwerden gefunden werden.

b) Hefepilze kommen bei 10–20% aller gesunden Frauen vor. Ein Nachweis von Candida kann also keinesfalls mit einer Erkrankung gleichgesetzt werden. Erst wenn eine Überwucherung der Scheidenschleimhaut durch Myzelien (Pilzgeflecht) stattfindet, kommt es zur Entzündung mit Absonderung eines salbenarti-

gen, zähflüssigen Sekrets. Diabetes, mangelnde Immunstoffe, aber auch Ovulationshemmer (Pille) und Antibiotika (Medikamente zur Behandlung von Infektionen) begünstigen das Wachstum eines Pilzrasens.

c) In Körperhöhlen siedeln neben den üblichen Bakterien sog. Geißeltierchen, Trichomonaden. Bei starker Vermehrung in der Vagina kommt es zur Trichomonaden-Kolpitis mit Absonderung eines schleimig-dünnflüssigen Fluors. Die Trichomonaden sollen vorwiegend durch Sexualkontakt übertragen werden, während bei Hefepilzinfektionen dieser Übertragungsmodus ausgeschlossen werden kann.

Die Infektionsvaginitis mit Ausfluß ist grundsätzlich eine Domäne für medikamentöse Behandlung. Die lokalen und oralen Medikamente bestimmt der behandelnde Arzt. Den naturheilkundlichen Maßnahmen kommt allerdings eine unterstützende Funktion zu. Wenn nach den Wechseljahren oder nach Operation mit Erlöschen der Eierstockfunktion der Östrogenspiegel im Blut absinkt, wird die Scheidenschleimhaut dünner und damit die biologische Abwehr gegenüber Fremdkeimen geringer. Eine häufige Folge ist dann vaginaler Fluor, gelegentlich mit Blutabsonderung und Juckreiz. Auch hier wird der medikamentöse Einsatz unter Einbeziehung von Östrogen-Präparaten – lokal und oral – den Vorzug haben.

Kneipp:
Als unterstützende Allgemein- und Lokalbehandlung: Tgl. Oberkörper- oder Unterkörperwaschung; Wechselkniguß oder Wechselfußbad mit Heublumen.

Wöch. 3x Sitzbad mit Zinnkraut, Eichenrinde oder Kamille, anschl. Kniguß. Wenn die Symptomatik der lokalen Erkrankung abgeklungen ist, zur Abhärtung: tgl. Wassertreten in der Badewanne oder Wechselkniguß, bei Neigung zu kalten Füßen Wechselfußbad mit Heublumen.

Diät:
eine gemischte Vollkost.

Tee:
Taubnesselblüten
Schafgarbe
Faulbaumrinde
Brunnenkresse
Anserine
Frauenmantel
Queckenwurzel aa ad 100,0
Tgl. 3x1 Tasse, abends kalt ansetzen, morgens aufkochen, 10 Min. ziehen lassen.

Homöopathie:
Beim Fluor kleiner Mädchen: Calcium carbonicum D6 3x1 Tabl.; bei Fluor mit verlängerten Blutungen und Blutarmut: Ferrum metallic. D4 3x1 Tabl.; bei Fluor mit unregelmäßigen und verlängerten Blutungen: Hydrastis D4 3x15 Tr.; bei übelriechendem Fluor mit Jucken und Brennen im Scheidenbereich: Kreosotum D4 3x15 Tr.; bei wundmachendem Fluor und spärlicher Menstruation, auch bei Senkungsbeschwerden: Lilium tigrinum D2 3x1 Tabl.; bei Fluor mit nervös-vegetativer Empfindlichkeit und Neigung zu Ekzemen: Thuja D6 3x15 Tr.; bei Fluor mit fehlender, zu geringer, schmerzhafter Blutung und Depression: Pulsatilla D4 3x15 Tr.; bei Fluor im Klimakterium mit Depression: Sepia D3 3x1 Tabl.

Beachte:
Die vermeintliche unzureichende Hygiene ist selten Ursache von Ausfluß. Vielfach führen übertriebene Reinigungsmaßnahmen (Scheidenspülungen oder Gebrauch von Sprays) zu immer wiederkehrenden Fluorerkrankungen.

2. Entzündung im äußeren Scheidenbereich
Die Ursachen sind verschieden: teils infektiös, teils allergisch und teils hormonell. Die Beschwerden äußern sich in

Brennen, Mißempfinden und vor allen Dingen Juckreiz.

Kneipp:
Wöch. 3x Sitzbad mit Kleie, Kamille, anschl. Kniceguß.

Diät und Tee:
siehe unter 1.

Homöopathie:
Caladium seguinum D4
Pulsatilla D4
Nux vomica D6
Phosphorus D6
Acid.nitric. D6 aa ad 50,0
Tgl. 3x15 Tr.
Bei Lokalbeschwerden im Klimakterium Sepia D3 3x1 Tabl.; bei Lokalbeschwerden in Verbindung mit Schwitzen und anderen Hauterscheinungen Sulfur D4 3x1 Tabl.

Medikamente:
Die medikamentöse Lokalbehandlung richtet sich nach der Ursache (Trichomonaden, Hefepilze müssen durch Facharzt ausgeschlossen werden) und wird vom behandelnden Arzt oder Facharzt bestimmt.

3. Die schmerzhafte Menstruation
Der Begriff des »Unwohlseins«, ursprünglich auf die Störung des körperlichen und seelischen Wohlbefindens während der Menstruation bezogen, hat sich als Synonym für die Regelblutung eingebürgert. Keineswegs bedeutet für alle Frauen im empfängnisfähigen Alter die Menstruation eine Leidenszeit. Für einen Teil der Frauen unterscheiden sich die blutungsfreien Tage weder in ihrem subjektiven Wohlbefinden noch in ihrer körperlichen Kondition von der Zeit der Menses. Wenn sich jedoch bereits zu Beginn der Menstruation heftige Unterleibsschmerzen einstellen, die sich zu wehenartigen Gebärmutterkoliken steigern können, in das Kreuz und den Leib ausstrahlen, dann wird das »Unwohlsein« zur fast unerträglichen Plage, zum Krankheitsbild der Dysmenorrhöe.

Frauenkrankheiten

Wenn die Frage nach der Ursache dieser periodischen Schmerzattacken, die sogar zur Arbeitsunfähigkeit und Bettruhe zwingen können, diskutiert wird, sind 3 Hauptgruppen zu unterscheiden:

a) Die essentielle, funktionelle Dysmenorrhöe, für die es im Grunde genommen keine plausible Erklärung gibt. Zweifellos hat wieder einmal das vegetative Nervensystem seine allgegenwärtige Hand im Spiel. Neurohormonale Schwankungen führen möglicherweise zu einem erhöhten Spasmus der Uterusmuskulatur und zu einer Verkrampfung der Blutgefäße innerhalb der Gebärmutter.

b) Die anatomisch bedingte, symptomatische Dysmenorrhöe. Um die organische Ursache einer schmerzhaften Regelblutung festzustellen, ist stets eine fachärztliche Untersuchung erforderlich. Auszuschließen sind Verengungen des Gebärmutterhalskanals oder der Scheide, Polypen, Myome und Tumore, die von den Anhangsorganen der Gebärmutter (Adnextumore) ausgehen können. Auch Entzündungen im Bereich der Genitalorgane können die normale Menstruation zu einem unangenehmen Schmerzerlebnis machen.

c) Wenn psychische Ursachen vorliegen, dann weist eine Aussprache mit hoher Wahrscheinlichkeit auf einen Konflikt im sexuellen Bereich hin. Frigidität und schmerzhafte Blutungen sind die häufigsten Kennzeichen einer problematischen Liebesbeziehung oder sogar einer fixierten Abwehrhaltung gegenüber der Sexualität (s. auch sexuelle Störungen).

Zum klassischen Bild der Dysmenorrhöe gehört auch der Mittelschmerz zwischen zwei Zyklen zur Zeit des Eisprunges, der ebenfalls mit allgemeinem Unbehagen einhergehen kann. Wenn im Verlauf der 2. Zyklushälfte zunehmend Beschwerden, Spannungsgefühl im Unterbauch mit Stimmungsschwankungen, Kopfschmerzen und Magen-Darm-Störungen eintreten, dann spricht man von der praemenstruellen Dystonie. Ein labiles Nervensystem und hormonelle Schwankungen, die mit der Ovulation, dem Eisprung, beginnen, werden für diese Befindensstörung verantwortlich gemacht.

In der Behandlung der schmerzhaften Monatsblutung hat der Facharzt das erste Wort. Natürliche Heilmethoden ergänzen jedoch den medikamentösen Einsatz.

Kneipp:

Tgl. Wechselschenkelleibguß; wöch. 2–3x Sitzbad mit Heublumen, Zinnkraut oder Moor, anschl. Kniguß, Schenkel- oder Unterguß; 1–2x Heusack auf Leib oder Kreuz, 2x ansteigendes Fußbad mit Heublumen, ersatzweise Wechselknieguß: nicht während der Menstruation.

Allgemeine Maßnahmen:

Wie unter Abhärtung beschrieben, autogenes Training, eventuell Psychotherapie.

Diät:

Besonders in der 2. Zyklushälfte salzarme Kost.

Tee:

Lavendel
Hopfen
Frauenmantel
Baldrian
Anserine
Taubnessel
Schlüsselblumen blüten $\quad \overline{aa}$ ad 100,0
Tgl. 3x1 Tasse, kalt ansetzen, aufkochen, 10 Min. ziehen lassen.

Homöopathie:

Potentilla ans.	θ
Viburnum opulus	D2
Belladonna	D4
Cimicifuga	D4
Pulsatilla	D4
Colocynthis	D4 $\overline{aa}$ ad 60,0

Tgl. 3x20 Tr.

Medikamente:

Meist kommen Hormonpräparate,

schmerzlindernde und krampflösende Mittel zum Einsatz. Verordnung und weitere Behandlungsmaßnahmen bestimmt der Arzt.

4. Blutungsstörungen

Die meisten Störungen der normalen Regelblutung sind, von der Schwangerschaft und körperlichen Allgemeinerkrankungen abgesehen, funktionelle Fehlsteuerungen im hormonellen Zusammenspiel des weiblichen Organismus. Die Anomalie der Blutung kann sich auf die Häufigkeit, Dauer und Stärke der Blutung beziehen. Wenn der normale Zyklus mit 28 Tagen angesetzt wird – kleine Abweichungen sind im Normbereich –, dann entfallen auf die Zeit der Abstoßung der Gebärmutterschleimhaut, der menstruellen Blutung, 4–5 Tage. Von einer Seltenblutung wird gesprochen, wenn sich die Zwischenräume von Blutung zu Blutung wesentlich vergrößern, während bei Häufigblutungen der Abstand erheblich kleiner wird. Ein Ausbleiben der Menstruation im gebärfähigen Alter wird als Amenorrhöe bezeichnet.

Die Störung der Blutungshäufigkeit hängt mit den Eierstöcken, den Ovarien, zusammen, jenen Organen, die für die generative Funktion verantwortlich sind. Eine Schwäche der beidseitigen Keimdrüsen, eine sog. Ovarialinsuffizienz, kann sowohl ein Zuviel als auch ein Zuwenig an Blutungen auslösen. Bereits bei der Geburt eines Mädchens sind ca. 400.000 Eizellen angelegt, von denen allerdings in der Zeitspanne der Geschlechtsreife nur 380 zur vollen Entwicklung kommen. Die ca. 0,2 mm große Eizelle wandert nach ihrer Reifung in 2–4 Tagen durch die Eileiter in die Gebärmutter und ist dort nur wenige Stunden befruchtbar.

Alle hormonproduzierenden Drüsen des Körpers, die gewissermaßen befehlsübertragende Substanzen austauschen, stehen in einem engen Verhältnis nachbarschaftlicher Zusammenarbeit. Wird eine dieser Drüsen funktionsuntüchtig, sei es, daß sie zu träge, sei es, daß sie zu hektisch arbeitet, dann kann das Zusammenspiel des gesamten Drüsenverbundes nachhaltig gestört werden. Die Keimdrüsen, in diesem Falle die Eierstöcke, erhalten dann von gleich- oder übergeordneten innersekretorischen Drüsen falsche Informationen, die schließlich zur Menstruationsanomalie, wenn nicht sogar zu einer Hemmung der Ovulation mit Ausbleiben der Regelblutung führen. Dieser sekundären Form der Zyklusstörung steht die primäre gegenüber, deren Ursache vorwiegend in einer nervös-vegetativen Fehlsteuerung zu suchen ist.

Neben den Plus- und Minusvarianten in der Häufigkeit sind noch die azyklischen Blutungen zu nennen, die sowohl in der Länge der Menses als auch der blutungsfreien Tage so stark variieren, daß der Eindruck entsteht, als ob die Eierstöcke sich wahllos ihrer Eizellen entledigten. Auch die Blutungen selbst sind erheblichen Schwankungen unterworfen. Es wird zwischen Lang- und Kurzblutungen, zwischen Stark- und Schwachblutungen unterschieden. Unter Hypermenorrhöe versteht man Blutungen, die gleichzeitig zu lang und zu stark sind. Metrorrhagien sind pausenlose Dauerblutungen, die zu hochgradiger Blutarmut führen, ja sogar eine vitale Bedrohung darstellen können. Die einzelnen Blutungsanomalien:

a) Vielblutung – Polymenorrhöe
Häufige Blutungen sind Ausdruck einer Funktionsschwäche der Eierstöcke. Zu Beginn und im Ausklang der ovariellen Tätigkeit in der Pubertät und im Klimax (Wechseljahre), aber auch nach Geburten, schweren Krankheiten und Überfunktion der Schilddrüse wird die Polymenorrhöe am häufigsten beobachtet.

Frauenkrankheiten

b) Die Wenigblutung – Oligomenorrhöe

Wenn die Menses nur alle 5 bis 6 Wochen auftritt, liegt eine Tempo-Störung vor, die primär eine Eigenart des Organismus sein kann, also keinen Krankheitswert besitzt. Häufiger dürfte jedoch die Ursache ebenfalls in einer Insuffizienz (Schwäche) der Eierstöcke liegen. Die seltene Periode kann dann normal, verlängert, verstärkt, am häufigsten jedoch zu kurz und zu schwach sein.

c) Azyklische Blutungen

Unregelmäßige Blutungen treten fast ausschließlich zu Beginn der Geschlechtsreife und im Klimakterium auf, bis schließlich mit dem Erlöschen der Eierstockfunktion die Periode ganz ausbleibt.

d) Die lange Blutung – Menorrhagie

Wenn eine Blutung länger als 1 Woche dauert, wird das Normalmaß der Regelblutung überschritten. Die Ursachen können psychisch, hormonell und exogen sein, aber auch mit anatomischen Veränderungen der Genitalorgane zusammenhängen. Seelische Erschütterungen, Aufregungen und Streß verstärken oft die Blutung, können sie aber auch zum Stillstand bringen, eine vorzeitige Menstruation auslösen oder das vollkommene Versiegen der Menses erzwingen. Auch klimatische Einflüsse, Milieuwechsel sowie Allgemeinerkrankungen mit hohem Fieber und Schilddrüsenüberfunktion beeinflussen den hormonellen Regelkreis. Besonderer Erwähnung bedürfen die organischen Veränderungen und Entzündungen der Gebärmutter mit Anhangsorganen. Bei jeder verlängerten Blutung ist fachärztliche Untersuchung notwendig, um Polypen, Myome, Erosionen (Gewebsveränderungen am Muttermund), Verlagerung, Verwachsungen und ganz besonders den Beginn eines bösartigen Tumors auszuschließen.

e) Die Kurz- oder Schwachblutung – Hypomenorrhöe

Die Kurz- und Schwachblutung dauert weniger als 2 Tage. Die Mehrzahl dieses Blutungstyps ist einer funktionellen Eigenart der jeweiligen Gebärmutter zuzuschreiben. Die praemenstruelle Blutzufuhr liegt weit unter der Norm, während nach Eintreten der schwachen Blutung eine vermehrte Kontraktion (Zusammenziehen) der Gebärmuttermuskulatur für eine baldige Blutstillung sorgt. Nur in 10% der Fälle liegt eine ovarielle Insuffizienz mit kleiner, derber Gebärmutter vor, die gleichzeitig eine schmerzhafte Blutung verursacht.

f) Zuviel- und Zulangblutung – Dauerblutung – Metrorrhagie

Als ernsthaftes Krankheitsbild muß die Dauerblutung angesehen werden, die keinen blutungsfreien Zwischenraum mehr erkennen läßt. Ärztliche Hilfe ist in jedem Falle notwendig, weil es nicht darum geht, eine lokale Ursache auszuschließen, sondern weil der Blutverlust allein schon zur Gefährdung von Gesundheit und Leben führen kann. Die häufigste Ursache ist wiederum eine hormonelle Dysfunktion. Von den organischen Veränderungen sind das Myom und der unvollständige Abortus mit Zurückbleiben von Placentaresten (frühzeitiger Fruchtabgang mit Verbleiben von Resten des Mutterkuchens in der Gebärmutter) zu erwähnen.

Zwischen der Pubertät und dem 20. Lebensjahr sowie im Beginn der Wechseljahre, wenn sich der Zyklus noch nicht stabilisiert hat bzw. in die Ruhepause eintritt, kommt es unter dem Einfluß der wichtigsten Steuerungsdrüse des Gehirns, der Hypophyse, zur sog. Follikelpersistenz. Das Follikelbläschen im Eierstock, in dem sich das Ei befindet, öffnet sich nicht, um der Eizelle die Wanderung in die Gebärmutter zu gestatten. Dadurch kommt es zu einer Überproduktion von Follikelhormonen,

Frauenkrankheiten

die sich auf die Gebärmutterschleimhaut mit übermächtigem Wachstum und vermehrt zystischer Drüsenbildung auswirkt. Das Blutungsstadium dieser relativ häufigen Regelstörung beginnt nach einer mehrwöchigen Amenorrhöe und dauert einige Wochen.

g) Ausbleiben der Blutung – Amenorrhöe

Wir unterscheiden zwischen einer physiologischen und einer pathologischen Amenorrhöe. Vor Eintreten der ersten Menstruation, der Menarche, und nach Aufhören der Blutung im Postklimakterium, während der Schwangerschaft und Stillzeit treten im Normalfall keine Blutungen auf. Jeder andere Blutungsausfall im gebärfähigen Alter muß als pathologisch bezeichnet werden. Wir unterscheiden zwischen einer primären und sekundären Amenorrhöe. Ist die erste Menstruation bis zum 18. Lebensjahr noch nicht eingetreten, liegt fast immer eine organische Störung oder ein Chromosomendefekt (fehlerhafte Erbinformation) vor. Ärztliche Untersuchung ist unbedingt notwendig. Von einer sekundären Amenorrhöe wird gesprochen, wenn eine Periode meist nach einer Wenigblutung ganz ausbleibt. Bevor auslösende Bedingungen diskutiert werden, muß natürlich eine Schwangerschaft ausgeschlossen werden. Auch kann das Ausbleiben der Periode psychisch bedingt sein. Bei der Magersucht junger Mädchen wehrt sich der ganze Organismus gegen das Erwachsenwerden. Ein innerer Widerstand verhindert durch Nahrungsverweigerung die weitere körperliche Entwicklung zur Frau. Damit wird auch der tiefere Sinn des Ausbleibens der Menstruation verständlich. Eine Scheinschwangerschaft mit allen Zeichen einer echten Gravidität ist gar nicht so selten. Schreck- und Schockereignisse können ebenfalls zum Stillstand der ovariellen Tätigkeit führen. Das Aufhören der Menstruation bei Unter-

ernährung und Fettsucht weist wieder in Richtung einer übergeordneten hormonellen Fehlsteuerung.

Therapie:

Die hormonelle Behandlung ist wie bei allen Blutungsstörungen vorrangig, sollte jedoch gleichzeitig durch psychische Betreuung unterstützt werden. Bei den Zuvielblutungen besonders im Klimakterium ist unbedingt fachärztliche Beratung notwendig, da durch Vornahme einer Ausschabung das Krankheitsbild abgeklärt werden muß. Die Methoden der Naturheilkunde haben eine begleitende Funktion.

Kneipp:

Bei allen zu häufigen und zu starken Blutungen kommen zur Stabilisierung des Kreislaufes und zur Einregulierung des hormonellen, vegetativen Zusammenspiels nur Anwendungen am Oberkörper in Frage.

Tgl. Oberkörperwaschung, Wechselarmguß und Wechselarmbad mit Fichte.

Bei der Amenorrhöe und den Zuwenigblutungen sind an menstruationsfreien Tagen die Kneippanwendungen mit Erfolg einzusetzen.

Tgl. Wechselkniguß oder Wechselfußbad mit Heublumen und Wechselarmguß oder Wechselarmbad mit Heublumen.

Wöch. 2x Sitzbad mit Haferstroh, anschl. Knie-, Schenkel- oder Unterguß; 2x Heusack auf Leib oder Unterbauch.

Allgemeine Maßnahmen:

Bei Zuvielblutungen ist Ruhe der beste Heilfaktor, sonst gelten die Maßnahmen wie unter Abhärtung beschrieben.

Diät:

Vitaminreiche, fleisch- und salzarme Kost.

Tee:

Bei Zuvielblutungen:

Schafgarbe
Hirtentäschel
Anserine $\qquad \overline{\overline{aa}}\ 20,0$
Baldrian

Furunkel

Frauenmantel
Hopfen aa ad 100,0
Tgl. 3x1 Tasse, kalt ansetzen, aufkochen, 10 Min. ziehen lassen.

Homöopathie:
Bei Zuviel- und Zuhäufigblutungen
Thlaspi Bursa pastoris θ
Millefolium θ
Erigeron canadensis D2
Hydrastis D4
Hamamelis D3
Belladonna D4 aa ad 60,0
Tgl. 3x25 Tr.
Bei Amenorrhöe (ausbleibender Blutung)
Pulsatilla D4
Tgl. 3x20 Tr.

Medikamente:
Nach Verordnung des behandelnden Arztes.

Furunkel

Unter Furunkel verstehen wir eine mehr oder weniger große, deutlich abgegrenzte Eiterung der Haut mit kegelförmiger Zuspitzung. Er entwickelt sich aus einer Haarbalgentzündung, die an jeder beliebigen Körperstelle, aber besonders im Gesicht, am Nacken, Gesäß und in der Gürtelzone auftreten kann.

Kneipp:
Im Anfangsstadium ist ein Versuch mit Lehmpflaster, um den entzündlichen Prozeß zu verteilen, angezeigt. Im fortgeschrittenen Stadium ist der Einschmelzungsprozeß zu beschleunigen: Feuchtwarme Umschläge mit Heublumen, Leinsamen, Foenum graecum (s. S. 219).

Tee:
Blutreinigend:
Zinnkraut
Hagebutten
Wacholder
Birkenblätter
Attichwurzel
Schafgarbe

Stiefmütterchen
Brennesselblätter
Holunderblätter
Holunderblüten aa ad 100,0
Tgl. 3x1 Tasse, kalt ansetzen, aufkochen, 10 Min. ziehen lassen.

Homöopathie:
Echinacea D2
Arnica D3
Hepar sulfuris D8 aa ad 30,0
Tgl. 3x15 Tr. vor dem Essen.
Calcium sulfuricum D3
Tgl. 3x1 Tabl. nach dem Essen.

Medikamente:
Verband mit 20%iger Ichthyolsalbe.

Beachte:
Furunkel nie ausdrücken. Zur Verhinderung weiterer Herde ist die Umgebung des Furunkels gut mit Alkohol und Sepso-Tinktur mindestens 1x tgl. zu desinfizieren.
Gesichtsfurunkel gehören wegen der Gefahr eines thrombotischen Prozesses (Blutpfropfbildung) im Kopfbereich in ärztliche Behandlung. – Blutzuckerbestimmung zum Ausschluß eines Diabetes!

Vorbeugende Behandlung:
Körperliche Umstimmung mit Tee und Homöopathie wie beschrieben; Vitamin-B-Komplex und Eigenblutbehandlung (durch Arzt).

Fußbeschwerden

Das Fußgewölbe gehört zu den Körperteilen, denen die Natur die größte Last aufbürdete. Beim Stehen und Gehen, beim Laufen und Springen verteilt sich das Körpergewicht über die Fußfläche auf die Fußgelenke. Verständlich, daß Funktionsstörungen und Fußbeschwerden zum Alltag des behandelnden Arztes gehören. Deformierungen des Fußes mit Dehnung des Band- und Muskelapparates führen zu Senk-, Knick-, Spreiz- und Plattfuß, unabhängig von Alter und Geschlecht. Schmerzen treten fast aus-

Gallenblasenerkrankungen

schließlich nach längerer Belastung, nach längerem Stehen und Gehen auf. Eine häufige Belastungsdeformierung, meist in höherem Alter, ist der »Hallux valgus«, die Abknickung der Großzehe nach der Kleinzehenseite zu. Die Zweitzehe wird dadurch zwischen Groß- und Drittzehe eingeklammert und nach unten gedrückt. Das Endglied verbiegt sich, bis schließlich die Zweitzehe einem kleinen Hammer nicht unähnlich ist. Diese Hammerzehe und der unförmige Ballen am Großzehengrundgelenk sind dann natürlich, besonders in engem Schuhwerk, einer dauernden Druckbelastung ausgesetzt. Lokalschmerzen mit Wundsein, Hornhaut- und Blasenbildung sind dann unvermeidliche Folgen.

Therapie:
Die Korrektur des Fußbettes durch Versorgung mit Schuheinlagen hat Priorität vor allen anderen Maßnahmen. Zuständig ist der Arzt, der Orthopäde oder das orthopädische Fachgeschäft.
Der Hallux valgus mit Hammerzehe kann auf operativem Wege korrigiert werden. Wird dieser Eingriff abgelehnt, dann sind orthopädische Maßnahmen unerläßlich, wenn die Dauerqual eines kranken Fußes vermieden werden soll.

Kneipp:
wirkt unterstützend; tgl. Wechselkniegguß, Wechselfußbad mit Heublumen oder Wassertreten; im Fußbad Kreisen beider Füße; wenn schmerzhafte Schwellungen auftreten: Fußwadenwikkel mit Essigwasser, Lehmpflaster oder Quarkwickel beider Füße; bei jeder Gelegenheit barfußgehen, besonders im Sand oder auf weichem Wiesengrund; Tautreten; möglichst häufig Sandalen tragen.

Allgemeine Maßnahmen:
Tgl. Fußgymnastik (s. S. 212). Bürsten der Füße, gelegentlich Schwimmen.

Beachte:
Fachärztliche Stellungnahme sollte bei allen Fußbeschwerden erfolgen, um eine

spezielle Erkrankung, z. B. Fersensporn, Sehnenscheiden- und Schleimbeutelentzündung, Achillessehnenerkrankungen, Thrombose und Arthrose auszuschließen.

Gallenblasen- und Gallenwegserkrankungen

1. Gallensteine
Nicht jeder Gallensteinträger hat Beschwerden. Bei dünnen Bauchdecken ist zuweilen bei der Palpation (Abtastung) des Leibes durch den Arzt eine Steingallenblase zu tasten. Der erfahrene Arzt wird diese Entdeckung klugerweise unterschlagen, um zu verhindern, daß ein unwissender Gesunder zu einem wissenden Kranken wird. In Mitteleuropa haben ca. 20% aller Erwachsenen Gallensteine. Nur bei einem Drittel der Fälle, wahrscheinlich sogar weniger, kommt es zu behandlungsbedürftigen Störungen. Die Klagen sind unbestimmt: Druckgefühl im rechten Oberbauch, Völlegefühl und Übelkeit, Unverträglichkeit von fetten, schweren und umfangreichen Mahlzeiten. Der klassische Beweis für ein Gallensteinleiden ist jedoch die Gallenkolik: unerträgliche, meist nächtlich einsetzende Schmerzen im rechten Oberbauch mit Ausstrahlung unter den rechten Rippenbogen, das rechte Schulterblatt oder den rechten Arm. Übelkeit und Erbrechen sind häufige Begleitsymptome.
Die erste Maßnahme: Arzt rufen!
Kneipp:
Heusack auf Lebergegend.
Allgemeine Maßnahmen:
Bettruhe.
Tee:
Anserine
Kamille
Pfefferminze $\overline{aa}$ ad 100,0
Tgl. 3x2 Tassen und mehr; überbrühen, 10 Min. ziehen lassen.
Die Frage einer Operation stellt sich nur

Gallenblasenerkrankungen

dann, wenn immer wiederkehrende, nachhaltige Beschwerden auftreten. Der zufällige Nachweis von Gallensteinen bei einer Routineuntersuchung ist keine Indikation für eine Operation.

Für die chronische Steingallenblase, die nur gelegentlich Beschwerden macht, treffen alle Behandlungsmaßnahmen zu, die unter chronischer Gallenblasenentzündung angegeben sind.

Beachte:
Temperatur messen, um infektiöse Prozesse auszuschließen.

2. Gallenblasenentzündung

Die Gallenblasenentzündung ist fast immer Folge einer Abflußbehinderung durch Steine. Es fehlt der Reinigungseffekt der fließenden Galle, so daß Bakterien, meist vom Zwölffingerdarm aufsteigend, in den Gallenausführungsgang, die Gallenblase und die Gallenwege zur Leber eindringen können. Im akuten Stadium ähnelt das Krankheitsbild einer echten Gallensteinkolik, jedoch mit einem eindrucksvollen Unterschied. Schüttelfrost, hohes Fieber und schlechtes Allgemeinbefinden lassen erkennen, daß sich im Innenraum der Gallenblase ein hochentzündlicher, infektiöser Prozeß abspielt. Bei der akuten Gallenblasenentzündung handelt es sich um ein schweres Krankheitsbild, das unbedingt ärztlicher Behandlung bedarf. Bis zum Eintreffen des Arztes:

Kneipp:
Heublumenauflage auf Lebergegend; wenn warm als unangenehm empfunden wird, ist ein Versuch mit kühler Auflage angebracht.

Tee: s. **1.**

Das akute Stadium geht häufig in die chronische Form der Gallenblasenentzündung über. Die Beschwerden: Druckgefühl und Spannen im rechten Oberbauch, Appetitmangel, morgendliche Übelkeit, Unverträglichkeit fetter Speisen und Blähzustände.

Kneipp:
Tgl. Wechselknie-, Wechselschenkel- oder Wechselschenkelleibguß.
Wöch. 2x Heusack auf Leber und 2x Sitzbad mit Heublumen, anschl. Schenkelleibguß temperiert (s. auch unter Abhärtung).

Diät:
Knappe, fettarme Kost, Einschränkung von Süßigkeiten. Salat, Obst und Rohkost in kleinen Mengen. 5–6 kleine Mahlzeiten am Tage. Aus Erfahrung unverträgliche Speisen vermeiden.

Tee:
Anserine
Schöllkraut
Löwenzahn
Pfefferminze
Tausendgüldenkraut
Wermut
Kümmel
Fenchel $\overline{aa}$ ad 100,0
Tgl. 3x1 Tasse; kalt ansetzen, aufkochen, 10 Min. ziehen lassen.

Homöopathie:
Bei Steingallenblase:
Chelidonium D4
Berberis D3 $\overline{aa}$ ad 20,0
Tgl. 3x25 Tr.
Bei chronischer Gallenblasenentzündung:
Taraxum D1
Carduus marianus D2
Echinacea D3
Belladonna D4 $\overline{aa}$ ad 40,0
Tgl. 3x20 Tr.

Medikamente:
nach Verordnung des Arztes.
Meiden oder Einschränken: Nikotin, Bohnenkaffee, Alkohol, Medikamente, insbesondere Schlaf- und Beruhigungsmittel.

Beachte:
Bei immer wiederkehrenden Entzündungen wird sich eine Operation mit Entfernung der Gallenblase nicht umgehen lassen.

Gelenkrheumatismus

3. Reizgallenblase

Es handelt sich um ein Oberbauch-Syndrom auf der rechten Seite mit ähnlichen Beschwerden wie bei der chronischen Gallenblasenentzündung, nur mit dem Unterschied, daß sich selbst bei ausgefeilter Diagnostik kein organisch faßbarer Befund erheben läßt. Als Ursache müssen wie bei vielen ähnlichen Beschwerden im Bauchraum nervös-vegetative Fehlsteuerungen angenommen werden. Der dabei häufig vorhandene Blähbauch mag das Seine zum Beschwerdekomplex beitragen.

Therapie:
Wie bei chronischer Gallenblasenentzündung.

4. Zustand nach Gallenblasenoperation

Nicht jede Gallenblasenoperation ist erfolgreich. Oft bleiben Beschwerden nach der Operation unverändert.
Der rechte Oberbauch ist der Wetterwinkel des Leibes. Dort unter dem Rippenbogen liegen viele störanfällige Organe: der Magenausgang, der Zwölffingerdarm, die Leber, die Gallenblase mit ihren Zu- und Ausführungsgängen, der rechte Bauchspeicheldrüsenanteil und die rechte Biegung des Dickdarmes.
Es ist nur zu verständlich, daß chronische Beschwerden im rechten Oberbauch, die von einem der genannten Organe herrühren, unter Umständen sogar nervös bedingt sind und auf eine steingefüllte Gallenblase bezogen werden. Erst wenn der Operationserfolg ausbleibt, wird klar, daß die Steingallenblase nicht die Ursache war.

Gastritis, s. Magenschleimhautentzündung

Gelenkrheumatismus, (s. auch Muskelrheumatismus)
Der Gelenkrheumatismus (Polyarthritis) ist im Gegensatz zur Arthrose, dem Gelenkverschleiß, keine isolierte Erkrankung der Gelenke, sondern eine Erkrankung des gesamten Organismus. Vorzugsweise mitbetroffen sind häufig das Herz, die Gefäße, manchmal auch die Haut und die Augen. Die Erkrankung verläuft in Schüben, wobei die Gelenke einem Destruktionsprozeß anheimfallen und sich deformieren. Betroffen sind besonders die Fingergrundgelenke, die Hand- und Fußgelenke. Aber auch die großen Gelenke wie Knie-, Schulter- und Hüftgelenke bleiben von dem chronisch entzündlichen Prozeß nicht verschont. Eine Sonderform des Gelenkrheumatismus stellt der Morbus Bechterew dar. Hier spielen sich die chronisch entzündlich-deformierenden Gelenkprozesse vorwiegend an der Wirbelsäule ab.
Die Ursache dieser heimtückischen Erkrankung lag lange Zeit im dunkeln. Heute wissen wir, daß primär bestimmte Bakterien, die Streptokokken, meist über den Nasen-Rachenraum in den Organismus eindringen und das Körpergewebe zu Gegenmaßnahmen herausfordern. Das Schlachtfeld dieser allergischen Auseinandersetzung sind in erster Linie die Gelenke, zuweilen auch das Herz, das Gefäßsystem, die Haut und andere Organe.
Die chronische Polyarthritis ist ein Leiden, das in Schüben verläuft. Hochentzündliche Phasen wechseln mit ruhenden Perioden. Auch wenn scheinbar ein Stillstand im Krankheitsbild eingetreten ist, kann es plötzlich und unerwartet zu einem akuten Rückfall mit schmerzhaften Gelenkschwellungen kommen.
Wenn auch auf die medikamentöse Behandlung des Gelenkrheumatismus nicht verzichtet werden kann – Antirheumatika und Cortison sind in den meisten Fällen nicht zu umgehen –, so ist auch die Übungs- und physikalische Behandlung von größter Wichtigkeit.
In der physikalischen Therapie müssen wir zwischen dem akuten Schub und

Gelenkrheumatismus

dem ruhenden Intervall streng unterscheiden. Grundsätzlich dürfen im entzündlichen Stadium nur kleine und kühlende Maßnahmen angewandt werden, während im ruhenden Stadium mit mehr Aktivität, mit warmen Bädern, großen Güssen und warmen Auflagen behandelt werden kann.

Akutes Stadium
Kneipp:
Tgl. Ober- oder Unterkörperwaschung, 2x Lehmpflaster kalt bis temperiert, Wickel mit Essigwasser oder Arnika auf die betroffenen Gelenke. Bei guter Verträglichkeit auch gelegentlich ein temperierter Wechselknie- oder Wechselarmguß, 33°/24°.

Allgemeine Maßnahmen:
Viel liegen; Luft-, aber keine Sonnenbäder; Gymnastik; leichtes Trockenbürsten; Blutegelbehandlung eines oder mehrerer betroffener Gelenke; Entbindung von belastenden Pflichten.

Es existiert keine ausgesprochene Heildiät für Gelenkrheuma. Die Kost soll vitamin- und mineralreich sein; keine Innereien, salzarm.

Tee:
Zinnkraut
Hagebutten
Wacholderbeeren
Brennesselblätter
Birkenblätter
Teufelskralle
Geißbart
Hauhechel $\overline{aa}$ ad 100,0
Tgl. 3x1 Tasse; kalt ansetzen, aufkochen, 10 Min. ziehen lassen.

Homöopathie:
Acidum benzoicum e resina	D2
Dulcamara	D4
Ledum	D2
Byronia	D4 $\overline{aa}$ ad 40,0

Tgl. 3x20 Tr.
oder
Acidum benzoicum e resina	D2

Phytolacca	D4
Spiraea ulmaria	D2
Colchicum	D4 $\overline{aa}$ ad 40,0

Tgl. 3x20 Tr.

Beachte:
Auch akut entzündliche Gelenke können im Sinne einer Dauergymnastik vorsichtig bewegt werden, z. B. ist Stricken bei entzündlichen Hand- und Fingergelenken eine ausgezeichnete Übung. Die Schmerzschwelle sollte allerdings bei Gymnastik und Übungsbehandlung nur in erträglichen Grenzen überschritten werden.

Intervallstadium
Kneipp:
Tgl. Wechselknie-, Wechselschenkel-, Wechselunter- oder Wechselarmguß, ersatzweise auch Wechselfuß- bzw. Wechselarmbad mit Heublumen.
Wöch. 2x ¾-Bad mit Heublumen oder Wacholder oder Farnwurzel, anschl. temperierter Abguß, Bettruhe.

Allgemeine Maßnahmen:
Gymnastik und Trockenbürsten sind auch im chronischen Stadium von größter Wichtigkeit. Das Leiden wird durch eine mäßige Belastung der Gelenke auf keinen Fall verschlechtert. Täglich mindestens 2x 5–10 Min. Gymnastik nach Anweisung des Arztes oder Heiltherapeuten; 2x Trockenbürsten ca. 2 Min., ganz besonders der betroffenen Gelenke; gelegentlich Schwimmen in nicht zu kaltem Wasser, ca. 28–32°.

Medikamente:
Der Arzt hat zu entscheiden, welche Medikamente in Frage kommen. Die Goldbehandlung als Basistherapie leistet in vielen Fällen Ausgezeichnetes.

Beachte:
Strenge physikalische Maßnahmen sollten wegen der Gefahr eines Aufflakkerns des entzündlichen Prozesses vermieden werden, z. B. Sauna, Unterwassermassagen, Sonnenbestrahlung, Blitzgüsse und ähnliches.

Gelenkverschleiß, s. Arthrose

Gewichtsverlust – Untergewicht

Die Frage, was einfacher ist, bei Übergewicht abzunehmen oder bei Untergewicht zuzunehmen, hört sich recht einfach an. Die meisten werden antworten: »Natürlich nimmt man leichter zu als ab.« Das Gegenteil ist der Fall! Die Mühen der Ärzte sind oft verzweifelt, ein konstantes Untergewicht um nur ein oder zwei Kilogramm zu vermehren. Dabei muß allerdings festgestellt werden, daß ein individuelles Leichtgewicht bei sonst guter Gesundheit keiner Gewichtszunahme bedarf.

Unmotivierte Gewichtsverminderungen allerdings sollten immer als Alarmsignal gewertet werden, denn der menschliche Körper hat die Tendenz, an seinem individuellen Gewicht festzuhalten. Die Gründe für einen Gewichtsverlust ohne erkennbaren Grund können verschieden sein. Schilddrüsenüberfunktion, Magen-Darm-Störungen, Streß, Änderung der Ernährungsgewohnheiten, seelische Erschütterung, Depression und andere Erkrankungen mindern häufig das Körpergewicht. Auf keinen Fall darf die Tatsache verdrängt werden, daß der chronische Gewichtsverlust obligates Begleitsymptom einer beginnenden bösartigen Erkrankung, des Krebses, sein kann, aber nicht sein muß. Da die Früherkennung die Heilungschancen um ein Vielfaches erhöht, muß jeder nicht erklärbare Gewichtsverlust sofort zum Arzt führen.

Kneipp und allgemeine Maßnahmen:
s. unter Abhärtung

Diät:
Eine schmackhafte, vitaminreiche Kost; häufig kleine Mahlzeiten.

Homöopathie:
Chinin. arsenicosum D4, tgl. 3x1 Tabl.

Medikamente:
Tct. Amara 3x20 Tr. vor dem Essen;
Pepsinwein nach Gebrauchsanweisung; Vitamin B12 als Injektionen.

Gicht

Die Gicht ist eine Stoffwechselerkrankung, bei der sich zuviel Harnsäure im Blut und in bestimmten Körperteilen ansammelt. Die Harnsäure ist ein Produkt des normalen Purinstoffwechsels. Typisch für die Gicht sind plötzliche, sehr schmerzhafte Gelenkschwellungen, fast ausschließlich der kleinen Gelenke, meist der Zehengrundgelenke, besonders der Großzehe. Diese akuten Schmerzattacken pflegen in unregelmäßigen Zeitabständen immer wieder aufzutreten.

Kneipp:
Tgl. kalte Umschläge mit Lehm oder Quark auf die betroffenen Gelenke; außerdem Wechselarmbad bzw. Wechselfußbad mit Haferstroh, Heublumen oder Zinnkraut. Im Intervallstadium Anwendungen s. unter Abhärtung.

Diät:
Eine leichte Kost ohne Innereien, keine Wurst, wenig Fleisch, keine Fleisch- und Fischkonserven, keine Krusten- und Schalentiere, keine Hülsenfrüchte; Spargel, Spinat und Blumenkohl nur selten; reichlich Flüssigkeit. Bei strengen Fastenkuren können Gichtanfälle ausgelöst werden, Gewicht also bis zum Normalgewicht langsam vermindern.

Tee:
Zinnkraut
Hagebutten
Wacholder
Birkenblätter
Brennesselblätter $\overline{aa}$ ad 100,0
Tgl. 3x1 Tasse; kalt ansetzen, aufkochen, 10 Min. ziehen lassen.

Homöopathie:
Rhododendron   D2
Ledum   D2
Colchicum   D4 $\overline{aa}$ ad 30,0
Tgl. 3x20 Tr.

61

Grippe

Medikamente:
Verordnung durch Arzt; Verbände mit Ichthyolsalbe 10%ig auf die betroffenen Gelenke.

Grippe, siehe auch Fieber

Was wir als Grippe bezeichnen, pflegt meist ein fieberhafter Infekt zu sein, der durch banale Viren bei Resistenzminderung des Organismus hervorgerufen wird. Die echte Virusgrippe, die seuchenartig über den ganzen Erdball wandert, unterscheidet sich im Verlauf und im Schweregrad wesentlich von der unspezifischen Grippeinfektion. Im Jahre 1918 forderte allein in Deutschland eine weltweite Grippewelle, die spanische Influenza, viele Opfer. Die vorbeugende Grippeimpfung, die spätestens im September verabreicht werden soll, schützt gegen diese sich im Laufe der Jahrzehnte wandelnde Grippeinfektion. Da die Grippeimpfung mit Nebenwirkungen und allergischen Reaktionen behaftet sein kann, sollte eine strenge Impfauslese erfolgen. Gesunde Menschen, die sich abhärtenden Maßnahmen unterziehen, benötigen im allgemeinen keine Grippeimpfung.

Kneipp:
Siehe Abhärtung

Allgemeine Maßnahmen:
Siehe Abhärtung

Diät:
Gemischte Normalkost, keine Exzesse in Nikotin und Alkohol.

Tee:
Wermut
Salbei
Ehrenpreis
Lindenblüten
Holunderblüten $\quad$ $\overline{\overline{aa}}$ ad 100,0
Tgl. 3x1 Tasse; überbrühen, 10 Min. ziehen lassen.

Homöopathie:
Baptisia $\quad$ D4
Belladonna $\quad$ D4
Camphora $\quad$ D3
Aconitum $\quad$ D4 $\quad$ $\overline{\overline{aa}}$ ad 40,0
Tgl. 4x15 Tr.
Bei Grippehusten:
Bryonia $\quad$ D4
Tgl. 3x1 Tabl.
Bei Grippe mit Magenbeschwerden:
Eupatorium perfoliatum D2 tgl 3x15 Tr.
Bei Grippe mit Kopfschmerzen:
Gelsemium D4 tgl. 3x1 Tabl.
Bei Grippe mit Bronchitis und Asthma:
Tartarus emeticus D4 tgl. 3x1 Tabl.

Medikamente:
Bei Gefährdung in Grippezeiten Echinacea (Sonnenhut) in seinen verschiedenen Zubereitungsformen als Vorbeugemittel.

Gürtelrose – Herpes zoster

Die Gürtelrose gehört ihrer Entstehung und Verlaufsform nach zu den großen Merkwürdigkeiten in der Medizin. Der Organismus beherbergt gewissermaßen einen Virus, der sich in seiner ursprünglichen Form, im Kindesalter, als relativ harmlose Windpockeninfektion äußert. Im Erwachsenenalter interessieren sich diese heimtückischen Mikroorganismen zunächst nicht für die Haut, sondern für das Zentralnervensystem. Befallen werden vorzugsweise nur Nervenknoten entlang des Rückenmarks. Im Ausbreitungsgebiet der dazugehörigen Hauptnerven entwickelt sich ein meist zusammenfließender Bläschenausschlag, der sich bandförmig nur auf eine Körperhälfte beschränkt. Der Hautausschlag kann zwar kleine Narben und Hautverfärbungen hinterlassen, stellt jedoch nicht das Hauptproblem dieser Erkrankung dar. Es sind die unerträglichen Schmerzen, die das Krankheitsbild oft begleiten. Manchmal eilt der Schmerz den Hauteruptionen voraus. In der Regel jedoch stellen sich die Schmerzattacken in der Abheilphase des Hautausschlags ein und reichen oft Monate über das zuweilen dramatisch akute Krankheitsgeschehen hinaus. Im Verlauf der Erkrankung gibt es erhebliche graduelle Unterschiede, vom harmlosen »Zoster ambulatorius« angefangen, der sich schmerzlos in ein paar Bläschen äußert, bis zum »Zoster oticus und ophthalmicus«, der Gehör und Augenlicht gefährdet.

Therapie:
Das ausgeprägte Krankheitsbild gehört in die Hände des Arztes. Er wird entscheiden, inwieweit Schmerzmittel und Vitamine eingesetzt werden müssen. Lokal wird mit Pinselungen, Salben und Puder behandelt.

Kneipp:
Quarkwickel auf die erkrankten Partien können zwar das Krankheitsbild nicht abkürzen, wirken aber zweifellos lindernd auf die Schmerzanfälle und reinigen die flüssigkeitsabsondernden Bläschengruppen. Auch das Auflegen von Kohlblättern wirkt in ähnlicher Weise beruhigend und schmerzdämpfend (s. S. 219).

Tee:

Bittersüß	20,0
Boretschkraut	40,0
Seifenkraut	40,0

Tgl. 3x1 Tasse; überbrühen, 10 Min. ziehen lassen.

Homöopathie:

Mezereum	D4	
Anacardium	D4	
Arsenicum album	D4	
Cantharis	D4	a̅a̅ ad 40,0

Tgl. 3x15 Tr.

Beachte:
Schwere Erkrankungen mit ausgedehnter Bläschenbildung oder starker Schmerzhaftigkeit erfordern stationäre Aufnahme zur Infusionsbehandlung mit einem Virostaticum (Virushemmer).

Haarausfall

Wir unterscheiden zwischen dem generalisierten und dem fleckförmigen Haarausfall. Beim generalisierten Haarausfall, der in jedem Alter auftreten kann, sollten Diabetes, Mineralmangel oder andere Erkrankungen ausgeschlossen werden. Auch Abführmittelmißbrauch kann durch Verluste wichtiger Aufbausalze zu Haarausfall und zu Nagelveränderungen führen.

Kneipp:
Tgl. 2x die Kopfhaut und den Nacken mit Brennesselhaarwasser einmassieren.

Allgemeine Maßnahmen:
Wöch. 1x Kopfpackung mit Rizinusöl und anschließender Haarwäsche.

Diät:
Kalkhaltige Nahrungsmittel, Salate, Rohkost, Milchprodukte.

Tee:

Zinnkraut	
Hagebutten	
Wacholder	
Fenchel	
Kümmel	
Anis	a̅a̅ ad 100,0

Tgl. 3x1 Tasse; kalt ansetzen, aufkochen, 10 Min. ziehen lassen.

Homöopathie:
Silicea D3, Graphites D4, tgl. 3x1 Tabl. vor bzw. nach dem Essen; Thuja D6, tgl. 3x15 Tr. zwischen den Mahlzeiten.

Medikamente:
Heilerde, Kieselerde, tgl. 3x1 Messerspitze.

Beachte:
Die familiär bedingte vorzeitige Glatzenbildung bei Männern ist keine Krankheit, sondern eine Erbvariante. Die eben beschriebene Behandlung kann nicht schaden, Wunder sind jedoch nicht zu erwarten.

Der fleckförmige Haarausfall gehört in ärztliche Behandlung.

Hämorrhoiden

Halsentzündung, s. Mandelentzündung

Hämatom, s. Bluterguß

Hämmorrhoiden

1. Blutende Hämorrhoiden

Bei mehr als 60% aller Erwachsenen finden sich bei exakter Untersuchung Hämorrhoiden, die allerings in den seltensten Fällen Beschwerden machen. Es handelt sich um lokale Erweiterungen von Blutgefäßen im inneren Afterbereich. Aber nicht alles, was am Darmausgang unangenehme Gefühle hervorruft, dürfen wir als Hämorrhoiden bezeichnen. Kleine Einrisse, manchmal auch Geschwüre können ein drückendes Wundgefühl und ziehende Schmerzen auslösen. Hefepilze finden am Darmausgang und Umgebung optimale Lebensbedingungen und verursachen oft Ekzeme und lästigen Juckreiz.
Nicht der Schmerz ist typisches Kennzeichen erweiterter Venenknoten am Enddarmbereich, sondern die immer wiederkehrende Blutung, manchmal hell-, manchmal dunkelrot, häufig am entleerten Stuhl oder am Papier haftend. In seltenen Fällen kompliziert eine chronische Entzündung oder ein Analekzem das Leiden. Die Folge sind brennende, drückende, stechende Schmerzen und Jucken am Darmausgang. Ständiges Kratzen kann zu Wundsein führen.

Therapie:
Das Auftreten immer wiederkehrender Blutungen ist eine Indikation zur Verödung, nicht zur Operation. Diese Behandlung kann ambulant durchgeführt werden, ist relativ schmerz- und komplikationslos. Bei Rückfällen ist eine Wiederholung der Behandlung ohne weiteres möglich.

Kneipp:
Tgl. Anwendungen s. unter Abhärtung. Wöch. 2x Wechselsitzbad 35°, auch Sitzbad 35°, anschl. Knie-, Schenkel- oder Wechselschenkelleibguß. 3x Lehmpflaster oder Topfenpflaster am Darmausgang, handflächengroß.

Allgemeine Maßnahmen:
Tgl. 3–4x Schließmuskelübung: Schließmuskel 50x zusammenziehen und erschlaffen lassen im Zeittakt von 2 Sekunden, kann auch im Sitz- oder Wannenbad durchgeführt werden.

Diät:
Antiblähdiät (s. unter Blähbauch), Süßigkeiten einschränken, Speisen mild würzen, salzarm.
Verboten: Alkohol, Bohnenkaffee, Abführmittel, Chemotherapeutika bei einfachen fieberhaften Infektionen.

Tee:
Kastanienblätter
Beifuß
Heidelbeerblätter
Nelkenwurz $\overline{aa}$ ad 100,0
Tgl. 3x1 Tasse; abends kalt ansetzen, morgens aufkochen, 10 Min. ziehen lassen.

Homöopathie:
Aesculus D1
Carduus marianus D2
Aloe D3
Acid. nitric. D6 $\overline{aa}$ ad 40,0
Tgl. 3x20 Tr.
Bei Hämorrhoidalblutungen:
Calcium stibiato sulf. D4
Tgl. 3x1 Tabl.
Bei Hämorrhoiden mit Obstipation:
Collinsonia canadensis D2
Tgl. 3x15 Tr.
Bei Hämorrhoiden mit Darmverkrampfungen:
Nux vomica D4
Tgl. 3x1 Tab.

Medikamente:
Vor und nach dem Stuhlgang ein erbsengroßes Stück Salbe im Sinne einer Dauerbehandlung an den Darmausgang anbringen: Heparin-Salbe, Salbe mit Aescin (aus Roßkastanie).

Beachte:
Der Dauergebrauch von Salben und

Zäpfchen, die Cortison enthalten, ist abzulehnen, weil die Gefahr einer Hautverdünnung, von Infektionen, Eiterungen und Abszeßbildung heraufbeschworen wird.

Das häufige Auftreten von Blutbeimengungen im Stuhl, besonders im höheren Alter, erfordert eine Spiegelung des Dickdarmes, eine Röntgenuntersuchung höher gelegener Darmabschnitte und vielleicht sogar eine Endoskopie, um Tumorbildungen und Krebs auszuschließen.

2. Enddarmbeschwerden ohne Blutung

Kleine Einrisse, Rhagaden genannt, oder bakterielle Infektionen verursachen häufig Juckreiz, Brennen, Stiche und Mißempfindungen am Darmausgang.

Therapie:
Lokalbehandlung mit Salben (s. Hämorrhoiden), außerdem tgl. eine Salbe gegen Pilz- und Bakterienbefall. In vielen Fällen verschwinden mit dieser Behandlung die Beschwerden.

Kneipp, Diät und Tee:
s. Hämorrhoiden

Homöopathie:

Acid. nitric.	D4
Tgl. 3x10 Tr.	
Sulfur	D4
Tgl. 3x1 Tabl.	

3. Die Analthrombose

Die Analthrombose ist als Komplikation des Hämorrhoidalleidens aufzufassen. Sie überrascht den Betroffenen durch ihre stürmische Entwicklung. Am Darmausgang findet sich unversehens ein erbsen- bis kirschgroßer Knoten, bläulich verfärbt. Übliche Begleiterscheinungen sind Stechen und ziehende Schmerzen. Als Ursache kommen meist Durchfall, Ernährungsfehler oder Verkühlungen in Frage.

Therapie:
Die Behandlungsmethode der Wahl ist die Stichinzision in den ersten 2 Tagen durch den Arzt, ein harmloser, kaum schmerzender Eingriff. Ist jedoch diese Zeit verstrichen, dann muß versucht werden, durch konservative Behandlung den lokalen Entzündungsprozeß auszuheilen.

Kneipp:
In den ersten Tagen mehrmals tgl. Lehmpflaster lokal; ab dem 3. Tag 1–2x tgl. Sitzbad mit Eichenrinde im Wechsel mit Kamille, anschl. Schenkel- oder Unterguß.

Allgemeine Maßnahmen:
Nachts Mullvorlage mit einer Heparin-Salbe. Diese Salbenbehandlung kann bis zur Schrumpfung des Knotens fortgeführt werden.

Diät, Tee und Homöopathie:
s. unter Hämorrhoiden.

Beachte:
In manchen Fällen bleibt am After ein kleines Hautläppchen zurück.

Für alle Enddarmerkrankungen gilt eine sorgfältige Enddarmtoilette: Reinigung mit warmem Wasser nach dem Stuhlgang und Verwendung eines weichen Toilettenpapiers.

Halsentzündung, s. Mandelentzündung

Harnweginfekt

Die hier zur Diskussion stehende Infektion der Harnwege bezieht sich infolge anatomischer Gegebenheiten nur auf das weibliche Geschlecht. Normalerweise sind die Harnwege vom Blasenschließmuskel bis zu den Nieren bakterienfrei. Die ausführende Harnröhre ist dagegen mit Bakterien besiedelt. Die Frau verfügt über eine nur sehr kurze Harnröhre, so daß im Gegensatz zum Mann dem Eindringen von Keimen keine natürlichen Schranken gesetzt sind. Trotzdem verhindern die natürlichen Abwehrkräfte der Schleimhaut, die Spülwirkung des Harnstrahls und die

Harnweginfekt

saure Reaktion des Urins die Entwicklung einer Blaseninfektion. Im Nachteil ist die Frau jedoch durch verschiedene physiologische Vorgänge:

1. Bei der Menstruation vermehren sich unter Binden Bakterien im Bereich der äußeren Harnröhrenöffnung. Aus diesem Grund sollten Tampons bevorzugt werden.

2. Infektionen der Scheide mit Ausfluß begünstigen ebenfalls das Eindringen von Bakterien in die Harnröhre.

3. Die unmittelbare Nachbarschaft des Darmausganges zur Scheide bzw. zur äußeren Harnröhrenöffnung ermöglicht die Übertragung von Darmbakterien. Es finden sich häufig bei Blaseninfektionen die darmeigenen Coli-Bazillen. Eine sorgfältige Genitalhygiene, besonders nach dem Stuhlgang und vor dem Verkehr, verringert die Infektionsmöglichkeit. Wischrichtung stets von vorne nach hinten. Intimsprays und Desinfektionsmittel schädigen Haut und Schleimhaut und begünstigen dadurch die Bakterienbesiedelung.

4. Beim Geschlechtsverkehr werden, unvermeidbar, von der Harnröhre aus Keime in die Blase einmassiert. Unter normalen Verhältnissen und bei guter Abwehrlage des Organismus werden diese Bakterien eliminiert, bevor sie Gelegenheit finden, sich in der Blasenschleimhaut einzunisten. Darum sollte auf eine regelmäßige Blasenentleerung »danach« geachtet werden. Überhaupt ist reichliches Trinken zur Reinigung und Spülung der Harnwege immer nützlich.

Beschwerden treten nur im akuten Stadium auf. Meist bestehen unangenehmer Harndrang sowie Brennen und Schmerzen beim Wasserlassen. Erhöhte Körpertemperatur ist keine Seltenheit. Im chronischen Stadium sind so gut wie keine Beschwerden da. Die meisten Frauen sind überrascht, wenn aufgrund einer Routineuntersuchung ein Harnweginfekt festgestellt wird.

Therapie:
In den meisten Krankheitsfällen gelingt es durch eine kurze Behandlung mittels Antibiotika oder Sulfonamiden, den Harnweginfekt zu beseitigen. Der behandelnde Arzt wird anhand einer Harnkultur mit Keimbestimmung und Austestung des geeigneten Medikamentes die notwendige Verordnung treffen.

Physikalische Maßnahmen:
haben eine unterstützende Wirkung, können jedoch das Medikament nicht ersetzen.

Kneipp:
Zum Erhalt und zur Unterstützung der Abwehrkräfte alle Anwendungen wie unter Abhärtung beschrieben. Beim Vorliegen einer akuten Harnweginfektion wöch. 3x Sitzbad mit Zinnkraut oder Haferstroh, anschl. Knie-, Schenkel- oder Unterguß oder auch Wechselsitzbad mit Heublumen.

Diät:
Vitaminreiche, gemischte, salzarme Kost.

Tee:
Goldrute
Heidekraut
Hauhechelwurzel
Wacholderbeeren
Thymian
Bärentraubenblätter $\overline{aa}$ ad 100,0
Tgl. 3x3 Tasse; kalt ansetzen, überbrühen, 10 Min. ziehen lassen.

Homöopathie:

Solidago	θ
Belladonna	D4
Cantharis	D4
Dulcamara	D4
Terebinthina	D3 $\overline{aa}$ ad 50,0

Tgl. 3x20 Tr.
Tee und Homöopathie ersetzen nicht die medikamentöse Behandlung. Der Tee dient zur Spülung, die Homöopathie zur biologischen Unterstützung der medika-

mentösen Behandlung und zur Vorbeugung gegen einen Rückfall.

Medikamente:

Nach Verordnung des Arztes.

Beachte:

Auch wenn ein Harnweginfekt, der durch eine Harnuntersuchung nachgewiesen wurde, keine Beschwerden macht, sollte eine medikamentöse Behandlung durchgeführt werden. Bakterien im Harnwegsystem mögen jahrelang harmlose Insassen sein. Bricht jedoch das Abwehrsystem bei einer Resistenzminderung zusammen, dann besteht die Gefahr des hochfieberhaften Harnweginfektes, abgesehen von der Gefahr einer Infektionsausweitung auf Nierenbecken und Niere.

Dennoch gibt es chronische Harnweginfekte, denen mit den wirksamsten Medikamenten nicht beizukommen ist. In solchen Fällen wird sich der Arzt zu einer Langzeitbehandlung entschließen, um die Infektion in Grenzen zu halten. Im übrigen spielen Erkältungen, die vermeintlich zu Blasenentzündungen führen, eine untergeordnete Rolle; Unterkühlungen können die normale Abwehrkraft gegen Infektionskrankheiten herabsetzen, die eigentlichen Verursacher der Infektion sind jedoch immer Bakterien.

Hautkrankheiten, s. ekzematische Erkrankungen

Herpes simplex, s. Bläschenausschlag

Herpes zoster, s. Gürtelrose

Heiserkeit

Erkältungen und Infektionen der oberen Luftwege können sich auf verschiedene Teilorgane schlagen: die Mandeln, die Nase, die Nasennebenhöhlen, den Rachen und schließlich auch auf den Kehlkopf. Wenn der Kehlkopf, das stimmbildende Organ, in den entzündlichen Prozeß mit einbezogen wird, dann muß sich auch die Stimme verändern. Sie wird belegt, heiser oder versagt sogar bis zur vollkommenen Tonlosigkeit. So beeindruckend diese plötzliche Sprachlosigkeit ist, so harmlos ist bei normalem Krankheitsverlauf der Verlust der Stimme. Schon nach einigen Tagen stellt sich die Stimme wieder ein, wenn die Schwellung der Schleimhäute im Kehlkopf- und Stimmbandbereich wieder zurückgeht. Gleichzeitig verschwinden die begleitenden Symptome wie Hustenreiz und Kratzen im Hals.

Kneipp:

Tgl. 2x Lehmpflaster Hals oder Halswikkel mit Essigwasser; 2x Wechselfußbad oder Wechselarmbad mit Thymian. Von heißen Dämpfen ist in diesem Stadium abzusehen, um die Schwellung der Schleimhäute nicht zu verstärken. Wenn sich die Stimme wieder einstellt, kann auch 1x tgl. Kopfdampf mit Kamille-Salbei hinzugenommen werden.

Allgemeine Maßnahmen:

Aerosol-Inhalationen mit Inhalat II, s. S. 221.

Tee:

Salbei
Isländisch Moos
Schlüsselblume
Benediktenkraut
Anserine
Spitzwegerich
Fenchel $\overline{aa}$ ad 100,0
Tgl. 3x1 Tasse; überbrühen, 10 Min. ziehen lassen.

Homöopathie:

Ammonium carbonicum D3
Spongia   D3
Jodum   D4 $\overline{aa}$ ad 30,0
Tgl. 3x20 Tr.

Medikamente:

Emser Pastillen

Herzbeschwerden

Beachte:
Wenn innerhalb von 3 Tagen keine Besserung eintritt, ist ein Besuch beim Facharzt notwendig.

Herzbeschwerden

Alle Mißempfindungen im linken Brustraum, Schmerzen, Verkrampfungen, Stiche und Druck, werden unwillkürlich auf das Herz bezogen, dem sinnfälligen Organ für Liebe, Gefühl, Wohlwollen und »Herzlichkeit«. Das Mißverständnis der Herzsprache ist für viele Menschen eine Dauerbelastung, weil sie nicht wissen, nicht wissen können, wie krank oder wie gesund das Zentralorgan ihres Körpers ist. Selbst für den Arzt ist die Entscheidung, ob ein schmerzverursachendes Herzleiden vorliegt oder ob es sich um ein relativ harmloses, nervösfunktionelles Geschehen handelt, nicht immer einfach. Das EKG, die Herzstromkurve, und Röntgenbild sind zur Abklärung keine sicheren Kronzeugen.
Die beklagten Beschwerden bedürfen einer subtilen Beobachtung und Auswertung durch den Arzt, um zu einem sicheren Urteil zu gelangen, denn der Patient soll und muß erfahren, wie es um seinen Gesundheitszustand bestellt ist.
Im medizinischen Sprachgebrauch wird die organische Gefäßverengung am Herzen als »Angina pectoris« und die damit zusammenhängende Schmerzattacke als »Angina-pectoris-Anfall« bezeichnet, während der nervöse Schmerz als Dyscardie, Mißempfindung in der Herzgegend, benannt ist. Im folgenden sollen nun die Symptome beider Herzschmerzqualitäten gegenübergestellt werden.

Angina pectoris
a) Heftige, bohrende, anfallsartige Herzschmerzen in der Brustbeingegend, ausstrahlend in den linken Arm, den Hals, das linke Schulterblatt und den linken Oberbauch.

b) Der Schmerz ist abhängig von äußeren Umständen: körperliche Belastung wie Treppensteigen, schnelles Gehen, Einatmen von kalter Luft und starke Aufregungen.
c) Der Schmerz ist nur von kurzer Dauer, meist nicht länger als 20 Minuten; in Ruhe lassen die Beschwerden nach.
d) Bestimmte Medikamente, Nitro-Präparate, lassen die Beschwerden verschwinden oder bessern sie zumindest.
e) Die Anfälle vermehren sich im höheren Alter jenseits der Sechzig-Jahres-Grenze.
f) Atemnot bei Anstrengung weist gleichzeitig auf eine Herzschwäche hin.

Dyscardie
a) Der Patient klagt über Druck- und Spannungsgefühl in der Herzgegend, seitwärts im Brustbereich, handflächengroß, manchmal auch ausstrahlend in den linken Arm.
b) Der Schmerz ist nicht bewegungsabhängig. Sportliche Betätigung wie Spazierengehen und Schwimmen pflegt sogar die Beschwerden zu bessern.
c) Das dumpfe Druckgefühl kann Stunden, ja sogar Tage andauern; dann kommen wieder Perioden vollkommener Beschwerdefreiheit.
d) Es wird über eine lange Krankheitsvorgeschichte berichtet; meist erinnert sich der Patient, das Herz schon immer gespürt zu haben.
f) Es besteht keine Atemnot bei Anstrengungen.
g) Der Herzschmerz ist unter den subjektiven Beschwerden kein Einzelgänger. Es findet sich ein buntes Mosaik verschiedener Symptome. Schlafstörungen, ängstliche Spannung und Depressionen bestimmen die psychische Grundhaltung. Aber auch Beschwerden und Mißempfindungen in den verschiedenen Körperregionen können unangenehme Weggefährten sein.
In manchen Fällen ist die Unterschei-

Herzbeschwerden

dung zwischen einer echten Angina pectoris und einer nervösen Dyscardie äußerst schwierig, zumal sich ja beide Krankheitsbilder nicht ausschließen, Überschneidungen vom nervösen Herz zur organischen Herzkranzgefäßverengung häufig sind. Letztlich kann darüber nur die Angiographie, die Darstellung der Herzkranzgefäße im Röntgenbild nach Eingabe eines Kontrastmittels – via Venenkatheter –, Auskunft geben.
Schließlich erweist sich jener Arzt als Meister seines Faches, der über alle technischen Finessen hinaus den Mensch als Leidensträger im psychosomatischen Sinn erkennt und einfühlend zur richtigen Diagnose gelangt.

Therapie bei Angina pectoris:
Das Ziel des behandelnden Arztes ist das Erreichen von Beschwerdefreiheit durch optimale medikamentöse Einstellung. Verordnet werden Nitro-Präparate, Beta-Blocker und Calzium-Antagonisten.
Eine unterstützende Kneippbehandlung wird für eine bessere Durchblutung der Herzkranzgefäße sorgen.
Kneipp:
Tgl. vormittags Wechselarmguß, nachmittags Wechselarmbad mit Melisse, Thymian oder Baldrian, von 34° bis 38° ansteigend, beim Guß Temperaturwahl von 38°/26°.
Wöch. 2x Halb- oder ¾-Bad mit Baldrian oder Melisse, 35–36°, anschl. Knie-, Schenkel-, Unter- oder Abguß, temperiert nach Verträglichkeit.
Allgemeine Maßnahmen:
Tgl. Spaziergänge, zeitliche Begrenzung entsprechend dem Wohlbefinden empfehlenswert; Gymnastik; Atemübungen; Trockenbürsten besonders im oberen Arm- und Nackenbereich.
Bei allen körperlichen Belastungen soll kein Herzschmerz auftreten.
Diät:
Fett- und süßigkeitsarm; nur Diätwurst,

keine Innereien, keine blähenden Speisen; Normalgewicht erstreben.
Tee:
unterstützend:
Thymian
Raute
Weißdorn
Melisse
Rosmarin
Kümmel
Fenchel
Löwenzahn
Baldrian
Hopfen / $\overline{aa}$ ad 100,0
Tgl. 3x1 Tasse; abends kalt ansetzen, morgens aufkochen, 10 Min. ziehen lassen.
Homöopathie:
Arnica D3 tgl. 3x15 Tr. und Cactus D2 tgl. 3x1 Tabl. vor bzw. nach dem Essen, auch:

Ammi visagna	θ
Crataegus	θ
Glonoinum	D4
Aurum	D8 $\overline{aa}$ ad 40,0

Tgl. 3x15 Tr.
Unbedingt meiden: Nikotin; Alkohol in mäßigen Mengen erlaubt; keine übermäßige körperliche Anstrengung.

Therapie bei nervösen Herzbeschwerden, Stenocardien oder Dyscardie:
Kneipp und allgemeine Maßnahmen
wie unter Abhärtung; Oberkörperanwendungen bevorzugen.
Ausgedehnte Spaziergänge, Sport, Schwimmen und Atemübungen wirken sich auf das Wohlbefinden günstig aus.
Diät:
Blähungsarme, leichte Kost, Normalgewicht erstreben.
Tee:
Weißdorn
Raute
Rosmarin
Melisse
Hopfen
Baldrian $\overline{aa}$ ad 100,0

Herzinfarkt

Tgl. 3x1 Tasse; kalt ansetzen, aufkochen, 10 Min. ziehen lassen.

Homöopathie:

Spigelia	D4 tgl 3x1Tabl.;
Cactus	D3 tgl. 3x1 Tabl.,
auch Crataegus	θ tgl. 3x20 Tr.

Medikamente:

Magnesium; vorwiegend pflanzliche Präparate laut ärztlicher Verordnung. Über den Einsatz von Sedativa (Beruhigungsmittel) entscheidet der Arzt.

Beachte:

Nicht nur nervös-vegetative Vorgänge in der linken Brustseite täuschen eine Angina pectoris vor. Der Magen und die Wirbelsäule wirken mit ihren Störfeldern ebenfalls in den Herzbereich hinein. Auch der nervöse Luftschlucker klagt immer wieder über Störungen im linken Oberbauch, die auf das Herz bezogen werden. Ein Magengeschwür kann ebenfalls mit seinen Schmerzattacken einen Angina-pectoris-Anfall vortäuschen.

Herzinfarkt

Das Herz, das symbolträchtigste Organ des menschlichen Körpers, dem die Dichter den Platz für Liebe und Leid zuwiesen, ist in Wahrheit ein geduldiges, unermüdlich arbeitendes Organ. Ungefähr 100.000mal in 24 Stunden zieht sich der faustgroße Hohlmuskel in der linken Brustkörperseite zusammen und pumpt die in allen Teilen des Körpers notwendige Nährflüssigkeit, das Blut. Eine Ruhepause ist dem treusorgenden Arbeiter nicht gegönnt. Das Aufhören des Herzschlages ist mit dem Tode des Individuums identisch.

Das neben dem Gehirn wichtigste Zentralorgan des menschlichen Körpers ist natürlich, wenn es seine phantastische Leistung ein Leben lang bewältigen soll, auf beste Versorgung und einwandfreie Wartung angewiesen. Damit unser Lebensmotor störungsfrei arbeitet, bedarf er nicht nur aufmerksamer Pflege, sondern verdient auch die Vermeidung aller Schädlichkeiten. Dabei müssen wir zwischen den schicksalhaften Risikofaktoren wie Zuckerkrankheit, hoher Blutdruck und Arterienverkalkung auf der einen Seite und den willkürlichen Belastungen wie Nikotin, Alkohol, Übergewicht und Streß streng unterscheiden. »Ordnung ist das halbe Leben«, und das gilt ganz besonders für das Herz. Es fühlt sich am wohlsten, wenn die großen und kleinen Lebensrhythmen in harmonischen Bahnen ablaufen. Der Erholfunktion des Schlafes fällt natürlich für die Regeneration unserer Leitorgane, das Gehirn und das Herz, eine ganz besondere Bedeutung zu. Ausreichender Schlaf und regelmäßige Schlafzeiten nehmen in der Rangordnung der Herzfürsorge den ersten Platz ein. Diese Erholzeiten durch eine behutsame Schlafpflege sind um so wichtiger, je mehr dem Organismus geistige und körperliche Belastungen zugemutet werden. Daß natürlich ein übermäßiger Arbeitsdruck mit schonungslosem Einsatz auf der einen Seite und unzureichenden Erholphasen auf der anderen Seite Nerven und Herz auf die Dauer schädigt, ist heutzutage medizinische Gewißheit. Das Endergebnis ist häufig der Zusammenbruch des Herzens, der sog. Herz- oder Myokardinfarkt. Aber nicht nur die viel zitierte »Streßsituation«, wie sie eben geschildert wurde, auch psychischer Druck in Konfliktsituationen, Ehe- und Berufskrisen, stellen nicht zu unterschätzende Schadensfaktoren für das sensible Herzkranzgefäßsystem dar. Vor 50 Jahren noch war der Herzinfarkt eine medizinische Rarität, während heute dagegen der akute Verschluß eines ernährenden Herzkranzgefäßes, der Herzinfarkt, zu den häufigsten Notfallsituationen eines diensthabenden Arztes gehört. Die Häufigkeit dieser stets lebensbedrohenden Erkrankung hat ihren

Herzinfarkt

Gipfel um das 55. Lebensjahr. Diese statistisch ermittelte Zahl schließt jedoch nicht aus, daß bereits jüngere Jahrgänge, von 40 Jahren und nur wenig darüber, das Opfer eines Koronarinfarktes werden können. Bemerkenswert ist die Tatsache, daß Frauen erst jenseits der Wechseljahre gefährdet sind, was einer Schutzfunktion der Eierstockhormone, den Östrogenen, zugeschrieben wird.

Das Wort »Infarkt« bedeutet »verstopft«. Ein Gefäß des Herzens verengt sich und wird schließlich schlagartig durch ein Blutgerinnsel verschlossen, vom Blutkreislauf abgeschnitten. Die Folge ist der Untergang von Herzgewebszellen kleineren oder größeren Ausmaßes, je nach der Größe des Gefäßes. Der Herzinfarkt, das akute Ereignis, ist keine schleichende Erkrankung, wenn schon auch »stumme Infarkte« aus der Herzstromkurve, dem EKG, herausgelesen werden. Typisch ist ein plötzlicher, messerscharfer Schmerz in der linken Brustseite, der länger als 30 Min. anhält und der in den linken Arm, die linke Schulter und den Hals ausstrahlen kann. Gar nicht so selten werden die Schmerzen in die Magengegend projiziert. Das Vernichtungsgefühl mit Todesangst und quälender Unruhe zeigt die Schwere des Krankheitsbildes an. Wenn der Puls als Zeichen des abfallenden Blutdruckes schnell und kaum noch tastbar ist und sich die Körperhaut naß anfühlt, dann weisen diese Schockzeichen auf höchste Lebensgefahr hin. Sofortige ärztliche Hilfe ist unumgänglich. Eile ist geboten, denn 40% aller Herzinfarkterkrankungen verlaufen tödlich, 70% davon in den ersten 4 Stunden nach dem schwerwiegenden Ereignis.

Therapie:

Der Verhinderung eines Herzinfarktes gehört unsere ganze Mühe; deshalb sollen zuerst alle Vorbeugemaßnahmen besprochen werden. Wie schon angedeutet, kommt es nur in ganz seltenen Fällen, ohne irgendwelche Vorboten, zu einem stummen Herzinfarkt. In der Regel geht dem Herzinfarkt eine sog. »koronare Herzerkrankung« voraus, die mit einer Vielzahl von Beschwerden den Infarktgefährdeten alarmieren sollte. Dem Ausschluß der Risikofaktoren – Diabetes, hoher Blutdruck, Cholesterin- und Harnsäurevermehrung im Blut – gebührt unsere Aufmerksamkeit, bevor die gesundheitsschädlichen Faktoren, die in einer fehlerhaften Lebensführung liegen, ausgeschaltet werden. Der Herzinfarkt ist kein unabwendbares Naturereignis; die Gesundheit verlangt ihre Opfergaben.

Ein Lebensgenuß in vollen Zügen befriedigt vielleicht alle Wünsche, verlangt dafür aber einen Tribut in gesundheitlicher Münze.

1. Rauchen in jeder Form schädigt das Herzkranzsystem. Nikotin ist ein spezifisches Gefäßgift.

2. Alkoholische Getränke in Maßen schaden nicht. Alkohol in großen Mengen schädigt oder vernichtet die Gewebszellen, vorzugsweise der Leber, der Bauchspeicheldrüse, des Gehirns, der Nerven und des Herzens (s. auch Leberzirrhose unter Lebererkrankungen).

3. Psychohygiene heißt Lebensordnung nach der Richtschnur des Gewissens. Konflikte belasten nicht nur die Seele, sondern auch das Herz. Dem Gefühl mehr Raum geben heißt das Herz beruhigen. Ein Verzicht auf Geld und vermeintliche Ehre schadet dem Herzen sicher nicht, wenn dabei nicht unverzichtbare Positionen geopfert werden müssen.

4. Das Übergewicht allein steht dem Herzmuskel nicht feindlich gegenüber. Übergewicht heißt jedoch ein Mehr an Cholesterin, Fett, Harnsäure, vielleicht sogar Zucker im Blut. Die ernährende Blutflüssigkeit, die ständig durch die

Herzinfarkt

Adern fließt, ist beim Übergewichtigen zweifellos in ihrer Qualität herabgesetzt. Das dickflüssige Blut, um es auf einen einfachen Nenner zu bringen, setzt mehr Schlackenstoffe ab, verengt und verhärtet das Gefäßrohr, bis es schließlich seine Aufgabe als ernährender Zufluß nicht mehr erfüllen kann – für das Herz ein verhängnisvolles Ergebnis.

In Gefahr gerät der Herzmuskel besonders dann, wenn sich mehrere Schadensfaktoren summieren: z. B. Diabetes, hoher Blutdruck und Nikotin; oder Gicht, Alkohol und Alltagsstreß.

Kneipp und Allgemeinmaßnahmen:
Die Vorsorge entspricht den Anwendungen und Maßnahmen wie unter Herzbeschwerden (Angina pectoris) und Abhärtung beschrieben. Atemübungen unter Anleitung einer Fachkraft und autogenem Training kommen eine besondere Entspannungsfunktion für Herz, Lungen und Zwerchfell zu. Eine vorrangige Präventivmaßnahme (Vorsorge) gegen Angina pectoris und drohenden Herzinfarkt ist natürlich eine Kneippkur von 4 Wochen mit Freistellung von jeder beruflichen Verpflichtung und Entfernung aus dem häuslichen Milieu.

Diät, Tee und Homöopathie:
s. Herzbeschwerden (Angina pectoris)

Medikamente:
Verordnung durch den behandelnden Arzt; ärztliche Führung zur diagnostischen Überwachung (Blutdruck, EKG usw.) ist unerläßlich.

Therapie bei akutem Herzanfall mit Verdacht auf Herzinfarkt:
Sofort Arzt verständigen! In der Zwischenzeit kann ein Versuch mit heißen Umschlägen auf Herzgegend, heißen Arm- oder heißen Wadenwickeln gemacht werden.

Die Länge des Krankenhausaufenthaltes bei einem Herzinfarkt hängt ganz von der Schwere des Krankheitsbildes

ab. Ein kleiner Herzinfarkt erlaubt schon nach 3–4 Wochen das Anschlußheilverfahren in einem Rehabilitationszentrum, während ein schwerer, ausgedehnter Herzinfarkt oder ein zweiter und dritter Infarkt einen längeren Krankenhausaufenthalt von 4–8 Wochen erfordern. In jedem Falle sollte das Anschlußheilverfahren in Anspruch genommen werden. In der Rehabilitationsklinik wird der Patient genauestens instruiert, was er in Zukunft zu tun hat, wie er sich verhalten soll, um einen weiteren Infarkt zu verhindern. Namhafte Herzspezialisten treten dafür ein, daß jeder Infarktpatient einer Koronarangiographie zugeführt werden sollte, um keinesfalls die Möglichkeit einer Bypass-Operation zu versäumen. Die Koronarangiographie ist die Darstellung der Herzkranzgefäße durch Herzkatheter, Kontrastmittel und Röntgen, während durch eine Bypass-Operation ein verödetes Herzkranzgefäß durch ein Transplantat ersetzt wird.

Therapie des Herzinfarktes nach Entlassung aus dem Krankenhaus und der Rehabilitationsklinik:
Schon während des Anschlußheilverfahrens nach einem Herzinfarkt wird die Belastbarkeit des Kreislaufs und Herzens überprüft, um aufgrund der gesammelten Daten die Kneippmaßnahmen und die Übungsbehandlung festzulegen. Anhand subjektiver Beschwerden und klinischer Daten wird die Herzkranzgefäßenge in 4 Stadien eingeteilt:
Stadium I: Bei überdurchschnittlicher Alltagsbelastung treten keinerlei Herzbeschwerden auf: keine Atemnot, keine Herzschmerzen, keine Unregelmäßigkeiten des Herzens, kein überschnelles Herz.
Stadium II: Ein, mehrere oder alle der genannten Symptome treten bei überdurchschnittlicher Alltagsbelastung auf.
Stadium III: Normale körperliche All-

Herzinfarkt

tagsbelastung, wie zum Beispiel Treppensteigen oder schnelles Gehen, ruft eine, mehrere oder alle der genannten Beschwerden hervor.

Stadium IV: Bereits in Ruhestand kommt es zum Auftreten von Atemnot, Herzschmerzen, Unregelmäßigkeit des Herzens oder Herzklopfen.

Kneipp im Stadium I:

Tgl. Wechselarmguß und Wechselarmbad oder Wechselfußbad mit Melisse oder Thymian.

Wöch. 2x ¾-Bad oder Sitzbad mit Fichtennadel, anschl. Schenkel- oder temperierter Abguß.

Allgemeine Maßnahmen:

Alle Maßnahmen wie unter Abhärtung beschrieben; über sportliche Betätigung entscheidet der Arzt; Schwimmen löst häufig eine oder mehrere der genannten Testbeschwerden aus; Schwimmen also nur, wenn es beschwerdefrei vertragen wird; besonders wertvoll sind Atemübungen und autogenes Training.

Kneipp im Stadium II:

Tgl. Oberkörper- oder Unterkörperwaschung; Wechselarmguß oder Wechselarmbad mit Melisse oder Thymian; abends Wechselfußbad mit Baldrian oder Wassertreten in der Badewanne.

Wöch. 2x Vollguß warm, anschl. Knie- oder Schenkelguß kalt; 1x Halbbad 35° mit Melisse, anschl. Schenkelguß kalt.

Allgemeine Maßnahmen:

Wie in Stadium I; alle Tätigkeiten (Sport, Gymnastik, schnelles Gehen), die Beschwerden auslösen, müssen reduziert oder weggelassen werden.

Kneipp im Stadium III:

Tgl. Oberkörper- oder Unterkörperwaschung; Wechselarmguß oder Wechselarmbad mit Melisse oder Thymian; abends Wechselfußbad mit Baldrian.

Wöch. 1x Sitzbad mit Rosmarin, anschl. Knieguß.

Allgemeine Maßnahmen:

Tgl. 2x Trockenbürsten; nur leichte Gymnastik im Liegen; kleine Spaziergänge; kein Sport; autogenes Training und Atemübungen sind bevorzugt in den Tagesablauf einzubauen.

Kneipp im Stadium IV:

Tgl. Oberkörper- oder Unterkörperwaschung; Wechselknieguß oder Wechselfußbad mit Melisse oder Thymian; Wechselarmguß.

Allgemeine Maßnahmen:

Kleine Teilbürstungen, besonders im linken Schulter-, Arm- und Nackenbereich; Atemübungen und autogenes Training.

Diät in allen Stadien:

Auf einige Ernährungsgrundsätze wurde bereits hingewiesen. Die Gewichtsverminderung beim Übergewichtigen steht im Vordergrund der Ernährung. Häufige kleine Mahlzeiten, niemals den Magen überladen; naturbelassene Produkte sollten bevorzugt werden; Konserven haben in der Küche des Herzpatienten nichts zu suchen; Konfekt, Süßigkeiten und stark gesalzene Lebensmittel müssen gemieden werden; nur Diätwurst und Magerkäse; Obst und Salate nie in großen Mengen verzehren; die Grundsätze der Antibläh-Diät haben auch für den Herzpatienten Gültigkeit (s. unter Blähbauch).

Tee und Homöopathie:

s. unter Herzbeschwerden (Angina pectoris)

Medikamente:

Über den Einsatz der notwendigen Medikamente entscheidet der Arzt. Es stehen eine große Anzahl wirksamer Mittel zur Verfügung. In Konfliktsituationen sollte psychotherapeutische Führung erfolgen.

Herzklopfen

Herzklopfen

Die Herzfrequenz, die Anzahl der Herzschläge pro Minute, liegt normalerweise zwischen 60 und 80. Wenn die Herzfrequenz höher wird, zwischen 90 und 100 Schlägen beträgt, dann wird das Herz als unangenehm schnell empfunden. Der Betroffene spricht von Herzklopfen.

Eine Beschleunigung des Herzens ist normal bei sportlicher Betätigung. Bis 120 Schläge sind besonders beim weniger Trainierten nichts Außergewöhnliches. Um das Herz nicht zu überfordern, sollte deswegen bei Beginn einer sportlichen Betätigung keine zu große Leistung dem Herzen abverlangt werden.

Auch situationsbedingtes Herzklopfen gehört in den Normbereich normaler Lebensvorgänge. Z. B. kann Angst in den verschiedensten Variationen zu einem schnellen Herz, zum Herzklopfen führen.

Das übereilige Herz, von dem hier die Rede sein soll, schlägt nicht vorübergehend, sondern permanent schnell. Es erhält vom Nervensystem zuviel Impulse. Wir sprechen vom hypermotorischen oder auch hyperkinetischen Herzsyndrom. Der Blutdruck kann, muß aber nicht, gleichzeitig erhöht sein.

Beim hyperkinetischen Herzsyndrom, dem nervösen Dauerherzklopfen, hat sich im letzten Jahrzehnt eine chemische Substanz so hervorragend bewährt, daß sie vor jedem anderen Medikament, auch vor pflanzlichen und homöopathischen Mitteln, den Vorrang genießt. In diese Stoffgruppe gehören die sog. Beta-Blocker, die den erhöhten Blutdruck senken und die Herzfrequenz erniedrigen. Dieser Reizblocker wirkt zuverlässig. Seine Vorteile überwiegen die Nachteile der Nebenwirkungen. Diese gute Wirkung schließt jedoch nicht aus, daß auch biologische Maßnahmen zu Worte kommen.

Kneipp:
Leichte Anwendungen! Tgl. Wechselarmguß oder Wechselarmbad mit Baldrian, 35°.
Wöch. 2x ¾-Bad mit Baldrian, 35°, anschl. Abguß, s. auch Abhärtung.

Allgemeine Maßnahmen:
Konsequenter Aufbau eines körperlichen Trainings mit Gymnastik und Spaziergängen.

Diät:
Normale, gemischte Kost.

Tee:
Baldrian
Hopfen
Melisse
Rosmarin
Raute
Ginster $\qquad \overline{aa}$ ad 100,0
Tgl. 3 Tassen; überbrühen, 10 Min. ziehen lassen.

Homöopathie:
Lycopus virginicus   D2
Chininum arsenicosum   D4
Aconitum   D6 $\overline{aa}$ ad 30,0
Tgl. 3x15 Tr.
Herzklopfen bei Schilddrüsenüberfunktion:
Adonis vernalis   D4
Tgl. 3x15 Tr.

Beachte:
Ärztliche Untersuchung zum Ausschluß eines Herzschadens ist notwendig.

Herzrasen

Während das schnelle Herz zwischen einer Frequenz von 80 bis 100 Schlägen pro Min. zu liegen pflegt, ist das Herzrasen mit 120 bis 180 Schlägen pro Min. immer ein anfallartiges Geschehen. Die Ursache ist ähnlich wie beim Herzstolpern, der Extrasystolie, vorwiegend nervös. Die Länge eines Anfalls kann von wenigen Minuten bis zu Stunden und in seltenen Fällen bis zu Tagen dauern. Im Anfall sind ärztliche Hilfsmaßnahmen unbedingt notwendig. Es besteht zwar

Herzschwäche

keine akute Lebensgefahr, der Leidenszustand ist jedoch beunruhigend und angstauslösend.

Kneipp:
Im Anfall, bis Arzt eintrifft: kalte Auflagen auf Herz, Fußwadenwickel, kaltes Armbad von 30 Sek., Wassertreten in der Badewanne 60 Sek.

Allgemeine Maßnahmen:
Trinken eines gekühlten, kohlesäurehaltigen Getränkes. Intervallbehandlung wie bei Extrasystolie bzw. Herzklopfen.

Herzschrittmacher

Träger eines Herzschrittmachers sollten neben der medikamentösen Führung niemals vergessen, daß auch ihr Herz für leichte physikalische Maßnahmen und körperliches Training dankbar ist.
Es gelten die gleichen Behandlungsvorschläge wie bei der Herzschwäche, allerdings sollte auf das Wechselarmbad verzichtet werden. Sportliche Betätigungen, die mit Erschütterung oder heftigen Bewegungen des Oberkörpers einhergehen, sollten vermieden werden. Schwimmen ist erlaubt, Badetemperatur um 35°.

Herzschwäche

Wir müssen deutlich trennen zwischen dem Gefühl des schwachen Herzens und einem echten Nachlassen der Herzkraft. Leistungsschwäche, schnelle Ermüdbarkeit, Neigung zu Schwindel sind keine typischen Zeichen eines kraftlosen Herzens.
Die Leistungsschwäche des Herzens macht vor allen Dingen keine Schmerzen, wenn nicht gleichzeitig eine Angina pectoris besteht. Das klassische Symptom bei Nachlassen der Herzkraft ist stets die Atemnot bei Anstrengungen. Wenn nach einer Infektionskrankheit, nach einem langen Krankenlager oder

im höheren Alter plötzlich Atembeschwerden und Luftnot auftreten, dann ist immer die Frage nach der Leistungskraft des Herzens zu stellen. Leider ergibt das EKG, die Herzstromkurve, nicht immer ein klares Bild über die Herzkraft. Auch andere technische Apparaturen lassen uns zuweilen im Stich, wenn es darum geht, ein echtes Bild über die Kraftreserven des Herzens zu erhalten. Das genaue Hinhören des Arztes, das Erfragen ganz spezifischer Beschwerden und die körperliche Untersuchung mit regelmäßigen Blutdruck-Kontrollen führen schließlich zu einer Erfahrungsdiagnose.
Atemnot, Herzklopfen bei Anstrengungen, Nachlassen der allgemeinen Leistungsfähigkeit, nächtliches Wasserlassen, das Bedürfnis, im Bett hoch zu liegen, Anschwellen eines oder beider Beine, vermehrt Schlafstörungen und Spannungsgefühl im Leib sind Hinweise, noch keine Beweise, für eine beginnende oder schon bestehende Herzschwäche.
Eine echte Herzinsuffizienz wird zur Gewißheit, wenn
1. die genannten Symptome in der Mehrzahl vorhanden sind,
2. sich keines der Symptome durch eine andere Krankheit oder durch nervöse Störungen erklären läßt,
3. der Beginn der Symptome zeitlich fixiert ist, z. B. »seit einem halben Jahr verspüre ich mehr Atemnot«,
4. die Beschwerden im höheren Alter, nach einer Krankheit oder Operation auftreten,
5. die Beschwerden mit typischen Angina-pectoris-Anfällen einhergehen,
6. Herzentlastende und die Herzkraft hebende Medikamente eine deutliche Besserung erbringen.
Therapie:
Die Behandlung einer echten Herzinsuffizienz ist ohne Digitalis (roter Fingerhut) oder Strophantin (Strophantussa-

75

Herzschwäche

men) problematisch, wenn die Lebensqualität verbessert und das Leben verlängert werden soll. Während Strophantin nur in bestimmten Fällen, meist für den akuten Notfall, in Frage kommt, stehen uns als Langzeittherapeutika eine Vielzahl wirksamer Digitaliskörper zur Verfügung. Das Schlagwort vom Herzgift »Digitalis« verliert seine Bedeutung, wenn Nebenwirkungen und Dosierung vom Arzt gewissenhaft überwacht werden. Kaum ein Medikament unserer modernen Medizin bestimmte so segensreich die Herztherapie wie die Glycoside des roten Fingerhutes. Neben dieser medikamentösen Therapie haben im unterstützenden Sinn die Kneipp- und physikalischen Maßnahmen ihre Berechtigung.

Kneipp:

Tgl. leichte Anwendungen: Oberkörper-, Unterkörperwaschung, Wechselarm-, Wechselknieguß, statt dessen auch Wechselarm- bzw. Wechselfußbad mit Melisse oder Thymian.
Wöch. 2x Auflage auf Herz, 2x Fußwadenwickel, 1x Lendenwickel, 1–2x ¾-Bad mit Rosmarin, anschl. Unterguß, bei niedrigem Blutdruck; 1–2x ¾-Bad mit Melisse, anschl. Unterguß, bei normalem Blutdruck; 1–2x ¾-Bad mit Baldrian, anschl. Unterguß, bei hohem Blutdruck.

Allgemeine Maßnahmen:

Leichte Gymnastik, Trockenbürsten, besonders Arme, Rücken, Brustbereich, 2x tgl. Spazierengehen, ca. 20 Min. Wöch. 1–2x Schwimmen, wenn keine Atemnot auftritt. Leichte sportliche Betätigung.

Diät:

Übergewicht verhindern, leicht verdauliche, salzarme Kost, keine blähenden Speisen, Magen-Darm-Kanal nicht mit Salat und Rohkost überladen. 2x wöch. Milchtage, fettarm und wenig Süßigkeiten.

Tee:

Rosmarin
Birkenblätter
Weißdorn
Raute
Ginster
Thymian
Melisse $\overline{aa}$ ad 100,0
Tgl. 3x1 Tasse; überbrühen, 10 Min. ziehen lassen.

Homöopathie:

Crataegus	θ	
Oleander	D2	
Apocynum	D2	
Adonis vernalis	D2	
Cactus	D2	
Convallaria	D2	$\overline{aa}$ ad 60,0

Tgl. 3x15 Tr.

Medikamente:

Digitaliskörper, wasserausscheidende und blutdrucksenkende Mittel nach Verordnung des Arztes.

Beachte:

Kein Nikotin, Alkohol in vernünftigen Mengen, auf Risikofaktoren achten: Diabetes, hoher Blutdruck, Übergewicht, erhöhte Fettwerte im Blut.

Herzstolpern

Die häufigsten Herzrhythmusstörungen in jedem Lebensalter sind die Extrasystolen, unregelmäßige Herzschläge. Während das Herzstolpern den einen in höchstem Maße beunruhigt, der die eigenwilligen Schläge des Herzens als Überschlagen oder Rumpeln im Brustkorb verspürt, nimmt der andere die Unterbrechung der regelmäßigen Schlagfolge überhaupt nicht wahr. Keinesfalls erlaubt die Feststellung von Extrasystolie den Rückschluß, daß eine Herzerkrankung vorliegt. Dabei mag die statistische Erhebung beruhigen, daß prozentual mehr Herzgesunde von dieser harmlosen Unregelmäßigkeit belästigt werden als Herzkranke. Ebensowenig darf das Herzstolpern allein dem

Zufall zugeschrieben werden. Es ist Aufgabe der Diagnostik herauszufinden, ob sich das Nervensystem wieder einmal an einem Organ zu schaffen macht, das durch seine Schlagfolge die innere Ruhe des Menschen widerspiegelt. Emotionen und Affekte bemächtigen sich häufig über die Leitungsbahnen der Nerven des Herzens und veranlassen es zu aufgeregten Sprüngen.

Kneipp:
Die kleinen und kalten Anwendungen sind zu bevorzugen. Tgl. kaltes Armbad, Wassertreten und kalter Kniguß, bei Kälteempfindlichkeit Wechselarm- und Wechselkniguß oder Wechselarm-, Wechselfußbad mit Baldrian oder Fichtennadel.
Wöch. 2x ¾-Bad, 35–36°, anschl. Unterguß; 2x Halbbad kalt 20 Sek. bei guter Verträglichkeit.

Allgemeine Maßnahmen:
s. unter Abhärtung

Diät:
Gemischte Normalkost, salz-, fett- und süßigkeitsarm.

Tee:

Ginster	40,0
Weißdorn	
Raute	
Baldrian	
Hopfen	
Melisse	
Thymian	
Rosmarin	aa ad 100,0

Tgl. 3x1 Tasse; überbrühen, 10 Min. ziehen lassen.

Homöopathie:

Spartium scoparium	D2	20,0
Lycopus virginicus	D2	10,0
Convallaria	D2	10,0
Valeriana	D2	10,0

Tgl. 3x20 Tr.

Medikamente:
Nach Maßgabe des Arztes.

Heuschnupfen

Der Heuschnupfen ist eine allergische Überempfindlichkeitsreaktion, die sich in Form entzündlicher Vorgänge an den Schleimhäuten der Nase und den Augenbindehäuten abspielt. Auslösende Ursache sind während der Baum- und Gräserblüte Blütenstaub und Blütenpollen. Die Erscheinungen sind außerordentlich unangenehm und lästig: Brennen und Tränen der Augen sowie Absonderung eines dünnflüssigen Sekrets aus der Nase.
Das Beste ist die rechtzeitige Desensibilisierung mit entsprechenden Seren durch den Facharzt. Zur Überbrückung der saisonalen Leidenszeit läßt sich oft Cortison nicht umgehen.

Kneipp:
In der Anfallszeit lindern ableitende Anwendungen: Wechselkniguß, Wechselfußbad mit Kamille (Kaltanteil verstärken), Wassertreten und kaltes Armbad.

Tee:

Brennesselkraut	
Lindenblüten	aa ad 100,0

Tgl. 3x1 Tasse; überbrühen, 10 Min. ziehen lassen.

Homöopathie:

Sinapis alba	D3	
Galphimia	D4	
Urtica	D2	
Apis	D4	
Rhus toxicoden dron	D4	aa ad 50,0

Tgl. 3x20 Tr.

Medikamente:
auf ärztliche Verordnung. Desensibilisierung spätestens in den Wintermonaten.

Hexenschuß – Lumbago

1. Akut
Der Hexenschuß, die plötzliche Steife und Unbeweglichkeit im Kreuz, ist die häufigste Lokalisationsform des akuten Muskelrheumatismus. Betroffen sind

Hexenschuß

die langen Rückenstrecker und andere Muskelgruppen im unteren Rückenbereich, dem Lendengebiet. Die Diagnose ist auch dem Nicht-Fachmann geläufig. »Gestern war ich noch gesund und beweglich, heute kann ich mich nicht mehr bücken.« Meistens ging eine Überanstrengung, eine Verkühlung des Kreuzes oder eine abrupte Bewegung voraus.

Kneipp:
Je nach Schwere des Krankheitsbildes 1–2x tgl. Heusack ins Kreuz, bis sich die Beweglichkeit gebessert hat; die ersten beiden Tage und dann jeden zweiten Tag ein ¾-Bad mit Heublumen oder Wacholder, anschl. Ganzwaschung. Als altes Hausmittel wird auch das Vollbad mit folgendem Zusatz empfohlen: Absud aus 2 kg Farnwurzel, ½ kg Heublumen und ½ kg Wacholderkraut. Ersatzweise kann auch auf die entsprechenden Extrakte ausgewichen werden. Im akuten Stadium sollte auf den vielfach praktizierten Blitzguß verzichtet werden. Im Laufe der weiteren Besserung kann dann tgl. 2x ein Wechselschenkelkreuzguß, warm-kalt-warm, 37°–26°–36°, gegeben werden.

Allgemeine Maßnahmen:
Bei sehr starker Schmerzhaftigkeit Bettruhe. Sobald jedoch die Schmerzen nachlassen, können vorsichtige Spaziergänge unternommen werden.

Diät:
Leichte Kost, reichlich Flüssigkeit.

Tee:
Birkenblätter
Geißbart
Hauhechel
Johanniskraut
Wacholderbeeren
Hagebutten
Zinnkraut $\overline{aa}$ ad 100,0
Tgl. 3x1 Tasse; abends kalt ansetzen, morgens aufkochen, 10 Min. ziehen lassen.

Medikamente:
Im hochakuten Stadium sind Antirheumatika, unter Umständen auch Cortison, verabreicht als Spritze oder Zäpfchen, eine wesentliche Hilfe. Verordnung nur durch den Arzt.

2. Chronischer Hexenschuß, s. auch Kreuzschmerzen

Wenn Steifigkeit und Schmerz des akuten Hexenschusses nicht innerhalb von 2 Wochen verschwinden, wenn ein dumpfer Druck im Kreuz oder ein Bewegungsschmerz zurückbleibt, dann vollzieht sich häufig der Übergang in ein chronisches Stadium. Ursache ist meist eine »verrückte«, verschmälerte oder gar zermürbte Bandscheibe. Ein Bandscheibenschaden kann, muß aber keineswegs Kreuzschmerzen oder immer wiederkehrende Hexenschußattacken verursachen. Wie unter »Kreuzschmerzen« erwähnt, finden sich auf einer Röntgenaufnahme oft erhebliche Veränderungen an Bandscheibe und Wirbelsäule ohne wesentliche Schmerzäußerungen des Betroffenen, während ein anderer trotz einwandfreiem Befund über heftige Kreuzschmerzen klagt.

3. Hexenschuß mit Ischias

Ein Hexenschuß mit ausstrahlenden Schmerzen in das linke oder rechte Bein weist auf eine Bandscheibenbeteiligung hin. Ärztliche Hilfe, manchmal sogar klinische Behandlung, ist erforderlich.

Kneipp:
Als flankierende Maßnahmen kommen die unter akutem Hexenschuß beschriebenen Verordnungen in Frage.

Allgemeine Maßnahmen:
Lagerung im Stufenbett; Matratzenteile werden unter die Unterschenkel gelegt, daß sich bei Rückenlage die Unterschenkel in einem rechten Winkel zu den Oberschenkeln befinden. – Später tgl. Spezialgymnastik (s. S. 214) zur Verhinderung eines Rückfalles.

Diät:
Keine Innereien, wenig Fleisch; Saft-, Obst- oder Reistage wöch. 2–3x.
Tee:
s. Hexenschuß akut
Homöopathie:

Gnaphalium	D2	
Ammonium carb.	D3	
Colocynthis	D4	
Nux vomica	D4	
Rhus toxicod.	D4	$\overline{aa}$ ad 50,0

Tgl. 3x20 Tr.

Husten, s. Bronchitis und Rachenkatarrh

Hypertonie, s. Blutdruck – erhöht

Hypotonie, s. Blutdruck – erniedrigt

Infektion, fieberhaft, s. Grippe

Insektenstich

In unseren Breitengraden handelt es sich fast ausschließlich um Bienen-, Wespen- und Mückenstich, die zu unangenehmen Begleiterscheinungen führen. Um den Stichkanal bildet sich eine deutlich abgegrenzte Rötung und Schwellung, während der Stich selbst einen brennenden Schmerz hervorzurufen pflegt. Im normalen Verlaufsfall sind diese unangenehmen Sommerzwischenfälle Bagatellbelästigungen. Ärztlicher Beistand ist nicht notwendig.
Nur in extrem seltenen Fällen kommt es zur allergischen Reaktion, zu Unverträglichkeitserscheinungen. Die Auswirkungen sind dann dramatisch. Mit Abfallen des Blutdrucks trübt sich das Bewußtsein ein, eine fahle Blässe überzieht das Gesicht, kalter Schweiß bedeckt die Körperoberfläche, Hände und Füße werden kalt, der frequente Puls ist kaum noch zu tasten. Ein Weiten der Pupillen zeigt höchste Lebensgefahr an. Der allergische Kreislaufschock auf un-

Insektenstich

verträgliche Fremdstoffe gehört zu den bedrohlichsten Krankheitsbildern der Notfallmedizin.
Bei den ersten Schockanzeichen ist nicht nur der Notarzt zu verständigen, sondern sofort – auch ohne ärztliche Anweisung – der Notarztwagen zu bestellen. Minuten können über das Leben des vom Tode Bedrohten entscheiden. Diese anaphylaktische Schockreaktion, wie sie in der Fachsprache genannt wird, richtet sich nicht nur gegen Insektengifte, auch Medikamente, Narkotika und Bakterien können bei allergischer Bereitschaft diesen verhängnisvollen Mechanismus in Gang setzen. In der Sensationspresse wird hin und wieder von einem allergischen Kreislaufschock als Folge eines Insektenstiches berichtet. Die Folge davon ist, daß besorgte Eltern meist ihre Kinder in panischer Angst zum Notarzt bringen, weil sich nach einem Bienenstich eine leichte Schwellung einstellte. Sie mögen bedenken, daß eine allergische Schockreaktion zu den größten Seltenheiten gehört. Die ersten Schockzeichen treten nicht erst Stunden nach dem Einstich, sondern schon nach kurzer Zeit, innerhalb 20 Minuten auf.
Therapie:
Die erste Maßnahme sollte auf Beseitigung des injizierten Giftes zielen: Entfernung des Stachels und Ausspülen des Stichkanals mit Wasser. Auch ein Aussaugen der Stichverletzung sollte fürs erste ausreichen.
Kneipp:
Nach Entfernung des Giftes feuchtkalte Umschläge mit Lehmwasser oder auch Lehmpflaster. Die Umschläge können so lange wiederholt werden, bis die Schwellung zurückgeht.
Allgemeine Maßnahmen:
Wenn kein Lehm zur Hand ist, helfen auch Umschläge mit einfachem Wasser oder Auflagen mit alkoholischen Lösungen, z.B. Kölnisch Wasser, Weinbrand

Ischias

oder Obstschnaps, jeweils 1/3 der alkoholischen Flüssigkeit und 2/3 Wasser. Auch diese Umschläge sollen häufig gewechselt werden.

Medikamente:
Soweit notwendig, nach Verordnung durch den Arzt.

Ischias – Ischialgie

Unter dem Begriff Ischias verstehen wir verschiedene Schmerzzustände, die im Gesäß, Ober- und Unterschenkel oder im ganzen Bein geäußert werden.

1. Myalgie des Gesäßes, s. auch Rheumatismus

Der Muskelrheumatismus sucht sich mit Vorliebe kompakte Muskelgruppen, zum Beispiel die Gesäßmuskulatur aus, die sich wegen ihres Umfanges auch für die intramuskuläre (i. m.) Injektion eignet. Der Schmerz ist lokalbezogen und wird vom Patienten, um sich in seinen Worten auszudrücken, ins Kreuz, den Rücken, die Hüfte, das Gesäß, die Oberschenkel und gar nicht so selten in die Nieren verlegt. Der Schmerz strahlt nie ins ganze Bein aus, ist im Gegensatz zum Hexenschuß nur bedingt bewegungsabhängig und verstärkt sich durch Druck. Die Ursachen sind die gleichen wie beim Rheumatismus, wobei jedoch wirbelsäulenbedingte Zusammenhänge stets in Betracht zu ziehen sind. Zumindest finden sich Veränderungen im unteren Wirbelsäulenbereich, die ähnlich arthrotischen Gelenken als Verschleißerscheinungen zu betrachten sind und an der Wirbelsäule als Spondylarthrose bezeichnet werden. Die Beschwerden sind relativ harmlos und verändern sich oft in ihrer Intensität und Lokalisation von einem Tag zum anderen.

Kneipp:
Wärme bringt schnelle Linderung: Heusack, Heublumenauflage, ¾-Bad oder Sitzbad mit Heublumen, Wacholder

oder Haferstroh, 37–38°, anschl. Ganzwaschungen oder temperierter Abguß.

Allgemeine Maßnahmen:
Heizkissen, Wärmeflasche auf die schmerzende Stelle, Teilmassagen, vorsichtige Gymnastik, Sauna, Schwimmen im warmen Wasser nicht unter 29°.

Diät und Tee:
s. Muskelrheumatismus

Homöopathie:

Bryonia	D4	
Aconitum	D4	
Rhus toxicod.	D4	a̅a̅ ad 30,0

Tgl. 3x15 Tr.

Medikamente:
s. Muskelrheumatismus

2. Ischias, s. auch Nervenentzündung

Der bereits genannte Nervenstrang, der Ischias-Nerv, der im Umfang übergroße und längste periphere Nerv des menschlichen Körpers, kann sich im entzündlichen Stadium in heftig ziehenden, oft anfallsartigen Schmerzen im ganzen Bein äußern. Schmerzen und Funktionsausfälle der Gliedmaßen zwingen den Patienten auf das Krankenlager, dessen Dauer zunächst nicht absehbar ist. Im Gegensatz zur Neuralgie und zum Muskelrheumatismus, die sich in erträglichen und beeinflußbaren Grenzen halten, trotzt der entzündete Hauptnerv des Beines oft allen therapeutischen Maßnahmen, bis sich schließlich nach Wochen die lästigen Schmerzen langsam verlieren.

Kneipp:
Es gelten die Erfahrungen, die bereits bei Nervenentzündungen gemacht wurden. Ob warm oder kalt, Heusack oder Beinwickel entscheidet die subjektive Verträglichkeit.
Tgl. Wadenwickel, Fußwaden- oder Beinwickel temperiert mit Essigwasser oder Heusack auf die schmerzempfindliche Stelle. Eventuell auch warmer Beinwickel mit Heublumen; Wechselknie- oder Wechselschenkelguß. Bei Käl-

Ischias

teempfindlichkeit den Guß warm-kalt-warm wählen.

Wöch. 2x ¾-Bad mit Heublumen oder Wacholder, anschl. Ganzwaschung oder temperierter Abguß.

Allgemeine Maßnahmen:
Bettruhe; tgl. leichtes Trockenbürsten; Belastung des Beines der zunehmenden Besserung anpassen, das gleiche gilt für die Gymnastik.

Diät:
Fleischarme Kost, keine Innereien, keine Wurst, wenig Süßigkeiten.

Tee:
Bohnenschalen
Mariendistelkraut
Mädelsüß
Zinnkraut
Birkenblätter
Brennesselblätter $\overline{aa}$ ad 100,0
Tgl. 3x1 Tasse; kalt ansetzen, aufkochen, 10 Min. ziehen lassen.

Homöopathie:
Gnaphalium   D2
Rhus toxicod.   D4
Colocynthis   D4 $\overline{aa}$ ad 30,0
Tgl. 3x20 Tr.
Ammonium carb.   D3
Tgl. 3x1 Tabl.

Medikamente:
Nach ärztlicher Verordnung.

3. Lumbaler Bandscheibenvorfall mit Ischialgie, s. auch Hexenschuß mit Ischias

Im Gegensatz zur klassischen Ischias, deren Ursache von verschiedenen Faktoren bestimmt wird, weisen hier die Beschwerden und die spätere Diagnostik eindeutig auf einen Schwerpunkt der Wirbelsäule, die Bandscheibe, hin. Eine anlagebedingte Bindegewebsschwäche führt zu einem Prolaps, zu einem Vorfall jenes Teils der Wirbelsäule, der mit kleinen Polstern zwischen den einzelnen Wirbelkörpern das tragende Gerüst des ganzen Körpers, die Wirbelsäule, abfedert. Vorausgegangen ist eine meist vorzeitige degenerative Zermürbung dieses elastischen Stoßdämpfers, der Bandscheibe. Eine abrupte Drehbewegung und das schnelle Aufheben einer schweren Last, besonders in Bückstellung, sind die typischen Auslöser des oft schlagartig beginnenden Krankheitsbildes. Als weitere charakteristische Zeichen für den lumbalen Bandscheibenvorfall gelten:

1. Husten, Niesen und Pressen verstärken durch Druckerhöhung im Wirbelsäulenkanal die Beschwerden.

2. Die Schmerzqualität ist messerstichartig, von äußerster Heftigkeit, an- und abschwellend im Gegensatz zum mehr oder weniger ziehendem Dauerschmerz der entzündlichen Ischias.

3. Die Wirbelsäule ist blockiert, ein Bücken ist nicht möglich.

4. Ein Anheben des Beines im Liegen über einen bestimmten Punkt hinaus verursacht heftige Schmerzen.

Von großer Wichtigkeit für die weitere Behandlung ist das Ausmaß der Nervenschädigung, die durch Druck auf benachbarte Nervenstränge hervorgerufen wird. Eine Störung der Blasen- und Mastdarmtätigkeit, eine sog. Kaudallähmung, macht natürlich einen sofortigen operativen Eingriff notwendig. Zur Abklärung des Krankheitsbildes ist immer die Anwesenheit eines Arztes notwendig, der anhand der Nervenausfälle feststellt, ob stationäre Behandlung mit neurologischer Begutachtung notwendig ist.

Therapie:
In den meisten Fällen ist ein operativer Eingriff zur Beseitigung des lädierten Bandscheibenanteils nicht notwendig. Die konservativen Maßnahmen reichen aus, um die entzündliche Schwellung und damit die Beschwerden zu beseitigen. Führendes Behandlungsprinzip ist natürlich schmerzfreie Lagerung im Bett, eventuell sogar Stufenlagerung, s. auch Hexenschuß.

Juckreiz

Kneipp:

Der Spielraum für physikalische Maßnahmen ist natürlich beschränkt. Ein Versuch, mittels Wärmezufuhr durch Heusack Linderung herbeizuführen, ist angebracht. Im übrigen entscheidet der Arzt über die Behandlungsmöglichkeiten.

Allgemeine Maßnahmen:

Nach Abklingen der akuten Erscheinungen gelten die Behandlungsempfehlungen wie für Kreuzschmerzen bzw. Ischias unter 1. Im Sinne einer Langzeittherapie kommen Massagen, Chiropraktik, Schwimmen, Heilgymnastik und vorsichtige Belastung durch Spaziergänge und Sport eine besondere Bedeutung zu.

Juckreiz

Juckreiz ist keine Krankheit, sondern ein Symptom. Die Ursache des Juckreizes sollte ärztlicherseits abgeklärt werden. Fast immer treten in Verbindung mit Juckreiz Hauterscheinungen auf, umgekehrt werden die meisten Hauterscheinungen und Ekzeme von Juckreiz begleitet. Pruritus, wie die Mediziner den Juckreiz nennen, ist aber nicht stets gleichbedeutend mit Hauterkrankung. Viele interne Störungen kündigen sich durch einen quälenden Juckreiz an. Um nur einige Krankheiten zu nennen: Diabetes, Blut-, Nieren- und Lebererkrankungen, Gicht, hoher Blutdruck und Tumore. Juckreiz ist also nicht nur ein behandlungsbedürftiges Symptom, sondern gleichzeitig eine Aufforderung an den behandelnden Arzt, nach der Ursache zu fahnden. Juckreiz kann den Betroffenen bis zur Schlaflosigkeit peinigen. Kratzen ist nur eine unzulängliche Eigenhilfe. Die zahlreichen Salbengemische, ganz besonders die cortisonhaltigen, sind ebenfalls keine Dauerlösung. Aus der Naturheilkunde bieten sich lohnende Maßnahmen an.

Kneipp:

Güsse auf die betroffenen Körperteile; die lindernde Temperatur muß selbst herausgefunden werden. Meist wirkt ein starker Wechsel günstig: gut warm und so kalt wie möglich. In anderen Fällen mögen kleine Temperaturdifferenzen eine bessere Wirkung haben: z. B. Wechselguß 34°–24°. Der Wechsel kann statt dem üblichen 2x öfters vollzogen werden.

Auch die Bäder richten sich in ihrer Temperatur nach der Verträglichkeit; als Zusatz kommen Weizenkleie, Milch-Molke, Kamille und Malve (Blüten- oder Blätterabsud) in Anwendung. Der abschließende kalte Guß wirkt lindernd; Wickel und Umschläge ebenfalls auf die betroffenen Körperteile: kühlende Wickel ohne wärmendes Zwischentuch mit Wasser oder Lehmwasser.

Diät:

Reizlose, gewürzarme, salzarme Kost; auf Nahrungsmittel achten, die gegebenenfalls einen allergischen Juckreiz auslösen können, z. B. bestimmte Obst- und Gemüsesorten.

Tee:

Zinnkraut
Hagebutten
Wacholder
Birkenblätter
Schafgarbe
Stiefmütterchen
Brennesselblätter
Holunderblätter
Holunderblüten $\overline{aa}$ ad 100,0

Tgl. 3x1 Tasse, abends kalt ansetzen, morgens aufkochen, 10 Min. ziehen lassen.

Homöopathie:

Antimon crudum   D4
Dolichos pruriens   D4
Sulfur   D4

Je tgl. 3x1 Tabl. (können zusammen eingenommen werden).

Medikamente:

Verordnung von juckreizstillenden Sal-

Kinderkrankheiten

ben und antiallergischen Medikamenten durch den Arzt.

Beachte:
Gerade beim Juckreiz ist der Dauergebrauch von cortisonhaltigen Salben abzulehnen. Gegen die Verwendung über einen kurzen Zeitraum ist nichts einzuwenden, z. B. juckende Schwellung nach Insektenstich. Bei trockener Haut, oft altersbedingt, die ebenfalls Juckreiz verursachen kann, wirken bereits einfache Fettsalben günstig.

Sonderformen des Juckreizes
1. Juckreiz am After, s. Hämorrhoiden

2. Juckreiz im äußeren Scheidenbereich
a) bei Ausfluß, s. unter Frauenkrankheiten
b) Nach Erlöschen der Ovarialfunktion im oder nach dem Klimakterium. Die Veränderungen der Haut und Schleimhäute, die sich mit dem Versiegen des Östrogenstromes jenseits der Wechseljahre einstellen, können zu einem qualvollen Juckreiz führen.

3. Psychosomatischer Juckreiz
Ausdruckshilfe für seelische Disharmonie sind nicht nur die inneren Organe des menschlichen Körpers. Die Haut, das kommunikative Außenorgan des Körpers, reagiert auf Reize der Umwelt, aber auch die innere Erlebniswelt sendet Impulse in die äußeren Regionen. Denken wir nur an die Blässe des Gesichts bei Schreck und Angst oder an die Schamröte. Der Juckreiz ist ebenfalls ein vielseitiger Schausteller ungelebter Gefühle und ungestillter Bedürfnisse. Jedes Gebiet des Körpers kann heimgesucht werden. Besonders betroffen sind jedoch die Kopfhaut, die Gürtellinie und die Beine.

Kneipp:
Beruhigend wirken Vollbäder bzw. Sitzbäder, 33/34°, mit Kleie oder Kamille, anschl. Unterguß; weiterhin kühlende

Auflagen mit Lehmwasser oder Kamille, kalt oder temperiert.

Diät und Tee:
s. Juckreiz

Homöopathie:
Psychosomatischer Juckreiz: s. Juckreiz
Pruritus im Analbereich:

Aesculus	D2
Capsicum	D3
Graphites	D8 $\overline{aa}$ ad 30,0

Tgl. 3x15 Tr.
Pruritus im Scheidenbereich:

Caladium seguinum D2	
Staphisagria	D4 $\overline{aa}$ ad 20,0

Tgl. 3x15 Tr.

Medikamente:
s. unter Juckreiz; beim Juckreiz der äußeren Scheide kommen auch östrogenhaltige Präparate in Frage, Verordnung durch den Arzt.

Keuchhusten, s. Kinderkrankheiten

Kinderkrankheiten

Die häufigsten Erkrankungen im Kindesalter sind Infektionskrankheiten, deren verursachende Erreger über den Mund und Nasen-Rachenraum in den Körper einwandern und dann die typischen Symptome hervorrufen. Schnupfen, Husten und Hautausschläge kennzeichnen den Abwehrkampf, den der kindliche Organismus gegenüber den eingewanderten Fremdkeimen, Bakterien und Viren, zu führen hat. Masern, Röteln, Windpocken, Keuchhusten, Mandelentzündung, Bronchitis mit und ohne Lungenbeteiligung sowie der fieberhafte Magen-Darm-Katarrh sind die häufigsten ansteckenden Krankheiten.

Masern
Die Masern sind eine Virusinfektion, die in den ersten vier Monaten des Säuglingsalters nicht aufzutreten pflegt, weil sich im Blutstrom des Kindes noch die von der Mutter übertragenen spezifi-

Kinderkrankheiten

schen Antikörper befinden. Das Anfangsstadium dieser Erkrankung ist so typisch, daß sich das spätere Rätselraten erübrigt, ob der 3–5 Tage nach Beginn der Erkrankung auftretende Ausschlag am Körper den Masern, Röteln oder gar einem Scharlach zuzuordnen ist.

Unverkennbares Zeichen ist eine Rötung der Augenbindehäute, eine Conjunctivitis, die sich den üblichen katarrhalischen Erscheinungen der oberen Luftwege, wie sie bei Schnupfen, Bronchitis und Grippe aufzutreten pflegen, hinzugesellt. Dieses Vorstadium dauert 3–5 Tage. Erst dann setzt hohes Fieber ein, wobei sich ein klein- bis grobfleckiger, rosarot-violetter Ausschlag von dem Gebiet hinter den Ohren über das Gesicht und den Hals und über den ganzen Körper ausbreitet. Nach 3–4 Tagen klingen Fieber und Ausschlag ab, während die Haut nach kleieförmiger Schuppung ihr früheres Aussehen wiedergewinnt. Die begleitenden katarrhalischen Erscheinungen der oberen Luftwege führen in seltenen Fällen zu einer Mittelohr-, Kehlkopf- oder Lungenentzündung. Bei normalem Krankheitsverlauf heilt jedoch dieser Virusinfekt, der eine bleibende Immunität auf Lebenszeit hinterläßt, ohne Komplikationen ab.

Kneipp:

Im beginnenden katarrhalischen Stadium 2x tgl. Heublumenhalswickel und 2x tgl. Heublumenoberaufschläger oder 1x tgl. Salz- oder Heublumenhemd; nach Entwicklung des Ausschlages Serienwaschung; bei hoher Temperatur 3x tgl. Wadenwickel oder Fußwadenwickel mit Essigwasser; bei starker Bronchitis 1x tgl. Brustwickel mit Essigwasser.

Allgemeine Maßnahmen:

Bettruhe; für frische Luft sorgen; Zimmer nur auf Wunsch des Kindes verdunkeln; Isolierung von anderen Kindern.

Diät:

Leichte Krankenkost; breiförmige Nahrung; das Kind nicht zur Nahrungsaufnahme zwingen; Fasten ist für den Heilverlauf kein Nachteil; jedoch reichlich Flüssigkeit; Tee nach Wunsch des Kindes; Zitrone natur mit Honig gesüßt.

Tee:

Thymian
Lindenblüten
Holunderblüten $\overline{aa}$ ad 100,0
Tgl. ca. 1 l über den Tag verteilt; überbrühen, 10 Min. ziehen lassen.

Homöopathie:

Aconitum D4 stündlich 1 Tabl., jedoch nur während des Tages, bis das Fieber abgeklungen ist.

Medikamente:

Impfung im Sinne einer aktiven Immunisierung ab 3. Lebensmonat möglich.

Scharlach

Während die Masernerkrankung ihre Vorboten über die Augenbindehaut aussendet, klagt das scharlachkranke Kind zu Beginn der Infektion über heftige Halsschmerzen. Verständlicherweise denken die Eltern zunächst an eine häufige Erkrankung im Kindesalter, an die Angina, die eitrige Mandelentzündung. Bereits am 2. Krankheitstage läßt eine diffuse Rötung der Körperhaut, vom Hals abwärts wandernd, die heute nur noch seltene Infektionskrankheit des Kindes erkennen. Hohes Fieber mit Kopf- und Schluckschmerzen begleitet das Krankheitsbild. Typisches Merkmal ist die Zunge mit ihrer scharlachroten Farbe. Das Exanthem, der Ausschlag, blaßt bereits nach 2 Tagen ab, während das Fieber nach etwa 8 Tagen langsam verschwindet. Im Gegensatz zu den vergleichsweise harmlosen Masern ist Scharlach eine heimtückische Erkrankung, die ein allergisches Geschehen in Gang setzen kann, das Herz, Gelenke und Nieren in Mitleidenschaft zieht.

Kneipp:

Im entzündlichen Vorstadium tgl. 3x Lehmpflaster Hals, sonst wie bei Masern.

Kinderkrankheiten

Allgemeine Maßnahmen:
Bettruhe.
Diät:
siehe Masern; wegen der Halsschmerzen auch Speiseeis erlaubt.
Tee:
s. Masern
Homöopathie:
Belladonna   D4
Tgl. 6x1 Tabl. bis zur Entfieberung.
Medikamente:
Ärztlicher Beistand ist notwendig, die aktive Schutzimpfung ist umstritten.

Röteln

Die eigenartige Verfärbung der Körperhaut gab der Krankheit den Namen: die Röteln. Vom Gesicht aus breiten sich kleine, rosarote Fleckchen über den ganzen Körper aus und verschwinden nach 2–3 Tagen. Entscheidungshilfe, ob Masern oder Röteln, sind druckschmerzhafte Knoten, entzündete Lymphdrüsen, im Nackenbereich. So harmlos diese mit nur geringem Fieber einhergehende Infektion für das heranwachsende Kind ist, für das Baby im Mutterleib ist sie von äußerster Gefährlichkeit. Mißbildungen wie Herzfehler, Zahndefekte und Taubheit sind häufig auf eine Rötelnerkrankung der Mutter in den ersten drei Schwangerschaftsmonaten zurückzuführen.

Kneipp:
Gelegentliche Ganzwaschungen mildern den Juckreiz, den der Hautausschlag verursacht.
Allgemeine Maßnahmen:
Bettruhe ist nicht erforderlich. Das Kind sollte natürlich zu Hause bleiben und den Kontakt mit anderen Kindern meiden.
Tee:
wie bei Masern.
Homöopathie:
Ferrum phosphoricum D4
Tgl. 3x1 Tabl.
Beachte:
In der Schwangerschaftsvorsorge, der

sich jede Schwangere unterziehen sollte, wird auch die Immunitätslage gegenüber Röteln überprüft. Über eine notwendige Röteln-Prophylaxe entscheidet der behandelnde Arzt.

Keuchhusten

Der Keuchhusten, auch Stickhusten genannt, ist eine in hohem Grade ansteckende Infektionskrankheit, die schon im Säuglingsalter auftreten kann. Die Krankheitshäufigkeit liegt mit ca. 80% im Vorschulalter der Kinder. Die Bakterien besiedeln die Schleimhäute der Atemwege und rufen Erscheinungen hervor, wie wir sie von der akuten Bronchitis her kennen. Die krampfartigen Hustenanfälle mit keuchendem Einziehen der Luft sind so typisch, daß ein Verkennen des Krankheitsbildes gar nicht möglich ist. Während des Anfalles verfärbt sich das Gesicht blau, die Kinder scheinen an einem zähen Schleim zu ersticken, der nach Beendigung des Anfalles herausgewürgt wird. Die Krankheit, die sich oft über 2–3 Monate mit nur geringen Temperaturerhöhungen hinzieht, verläuft in 3 verschiedenen Stadien: dem katarrhalischen, dem Krampf- und schließlich dem Lösungsstadium. Als Komplikation dieses unangenehmen, die Befindlichkeit des Kindes außerordentlich störenden Krankheitsbildes sind die Lungenentzündung und die chronische Bronchitis zu bezeichnen.

Kneipp:
Tgl. 2–3x Ganzwaschungen mit Essigwasser; je 1x tgl. Wechselkniguß bzw. Wechselfußbad mit Thymian; bei größeren Kindern tgl. 1x Brustwickel temperiert mit Essigwasser und 3x wöch. Kopfdampf mit Kamille-Salbei.
Allgemeine Maßnahmen:
Während des Fiebers Bettruhe; Spülungen des Mundes mit Kamillentee; Atemübungen.

Kinderkrankheiten

Diät:
Vitaminreiche Kost; mäßig gewürzte Speisen; Ernährung nach Appetit des Kindes; reichlich frisches Obst und Gemüsesäfte.

Tee:
Veilchenwurzel
Süßholz
Fenchel
Thymian $\overline{aa}$ ad 100,0
Tgl. 3x1 Tasse; abends kalt ansetzen, morgens aufkochen, 10 Min. ziehen lassen.

Homöopathie:
Drosera D2
Ipecacuanha D4
Mephitis putorius D4 $\overline{aa}$ ad 30,0
Tgl. 3x20 Tr.

Medikamente:
Nach Angabe des Arztes.

Mumps – Ziegenpeter
Mumps ist zwar auch eine Infektionskrankheit im Schulalter des Kindes, befällt aber auch hin und wieder erwachsene Personen. Die Erkrankung breitet sich oft seuchenartig in Krankenhäusern und Internatsschulen aus. Unter den Krankheitszeichen einer fieberhaften Grippe kommt es zu einer Schwellung unterhalb des Ohres, meist einseitig. Die virusinfizierte Ohrspeicheldrüse hebt durch ihre Schwellung das Ohrläppchen ab, ein sicheres Krankheitszeichen für die epidemische Parotitis, den Mumps. Ungefähr nach einer Woche geht die Drüsenschwellung zurück, die leicht erhöhten Temperaturen pendeln sich wieder auf Normalwerte ein. Das Mumpsvirus befällt auch gerne andere drüsige Organe. So ist z. B. bei Jungen eine Entzündung der Hoden, die zu späterer Unfruchtbarkeit führen kann, möglich.

Kneipp:
Im Stadium der Drüsenschwellung mehrmals tgl. Quarkumschlag oder Lehmpflaster temperiert auf die betrof-

fene Ohrspeicheldrüse; auch Halswickel mit Heublumen oder Kamille; bei Fieber über 38° ableitende Anwendungen wie Wadenwickel oder Fußwadenwickel mit Essigwasser.

Allgemeine Maßnahmen:
Bettruhe bis zur Entfieberung; zur Verminderung der Hautspannung die betroffene Halsseite mit Olivenöl einreiben.

Diät und Tee:
wie bei Masern.

Homöopathie:
Plumbum aceticum D6 tgl 6x1 Tabl.

Krämpfe im Kindesalter
Im Rahmen dieses Buches sollen nur die einmalig auftretenden Gelegenheitskrämpfe in der Reihenfolge ihrer Häufigkeit besprochen werden.
1. Bis zum 3. Lebensjahr, selten später, können akute Infektionskrankheiten von Krampfzuständen begleitet sein. Auslösender Faktor ist das Fieber, das offenbar über die Reizung bestimmter Hirnzentren krampfartige Entladungen über die Körpermuskulatur hervorruft. Die Augen werden verdreht, der Kopf beugt sich nach hinten, Finger und Zehen werden eingekrümmt, die Gesichtsmuskulatur verkrampft sich maskenhaft, das Bewußtsein ist zumindest eingetrübt. Das Krampfstadium kann kurzfristig, nur Sekunden, dauern, sich aber auch in Abständen über einen längeren Zeitraum hinziehen.
2. Akute Stoffwechselstörungen wie zum Beispiel Blutzuckerabfall oder Kalziummangel können zu einer erhöhten Krampfbereitschaft bestimmter Muskelgruppen, vorzugsweise im Gesicht, führen.
3. Wenn größere Kinder, vorwiegend weiblichen Geschlechts, ohne erkennbare Ursache theatralisch anmutende Krampfzustände produzieren, muß auch an den hysterischen Krampf gedacht werden.

Bei jedem Krampfanfall im kindlichen Alter ist unbedingt ärztliche Hilfe zur Abklärung der Diagnose notwendig. Keinesfalls sollte man sich mit einer bagatellisierenden Erklärung zufriedengeben. Hinter jedem Krampfanfall kann sich ein ernsthaftes Leiden verbergen.

Therapie:
Die Behandlung des Grundleidens steht im Vordergrund; unbedingt Arzt verständigen.

Windpocken

Windpocken, auch Wasserpocken oder Schafblattern genannt, gehören zu den harmlosen Virusinfektionen im Kindesalter. Bläschen verteilen sich schuppenweise über den ganzen Körper und greifen sogar auf die Mundschleimhaut und die behaarte Körperhaut über. Bei leichtem Fieber besteht nur geringes Krankheitsgefühl. Die Hauterscheinungen heilen ohne Narbenbildung ab. Auch der Windpockenvirus verfügt über eine besondere Eigenart. Die Virusforscher behaupten, daß er mit dem Erreger der Gürtelrose (s. unter Gürtelrose) identisch sei. Eine Gürtelrose im späteren Lebensalter setzt also eine kindliche Windpockeninfektion voraus. Die medizinische Wissenschaft nimmt an, daß sich die Erreger latent im Körper aufhalten und zu irgendeinem Zeitpunkt im Leben das unangenehme Krankheitsbild des Herpes zoster, der Gürtelrose, provozieren.

Kneipp:
Nach Abklingen des Hautausschlages jeden 2. Tag ¾-Bad mit Kleie, anschl. Knieguß.

Allgemeine Maßnahmen:
Bettruhe und Isolierung, bis Bläschenausschlag abgeheilt ist.

Diät:
Die Ernährung richtet sich nach dem Wunsch des Kindes. Bei Bläschenausschlag im Mund vorwiegend breiförmige Ernährung; reichlich Flüssigkeit.

Tee:
Salbei
Kamille
Holunderblüten
Lindenblüten $\overline{aa}$ ad 100,0
Tgl. 3x1 Tasse; überbrühen, 10 Min. ziehen lassen.

Homöopathie:
Aconitum   D4
Sulfur   D4
Tartarus emeticus   D4
Ferrum phosph.   D8 $\overline{aa}$ ad 40,0
Tgl. 5x10 Tr.

Klimakterium, s. Wechseljahre

Knochenschwund, s. Osteoporose

Knochenhautentzündung

Über- und Fehlbelastungen bestimmter Muskelgruppen können zu einer Entzündung an gelenknahen Knochenteilen führen. In Mitleidenschaft gezogen sind besonders das Ellenbogen- und Schultergelenk, seltener betroffen der Rollhügel am Oberschenkel, das Schambein, das Handgelenk und das Schulterblatt. Charakteristisch ist ein umschriebener, fast punktförmiger Schmerz, der nur bei bestimmten Bewegungen aufzutreten pflegt. Diese Schmerzen können außerordentlich hartnäckig sein, über Monate jeder Behandlung trotzen. Für den Periost (Knochenhaut)schmerz am Ellenbogen hat sich der Begriff »Tennisellenbogen« eingebürgert, auch wenn kein Tennisspiel vorausgegangen ist. Dieser typische Belastungsschmerz an der Außen- oder Innenseite des Ellenbogens wurde bei Tennisspielern, die möglicherweise zu verkrampft den Ball behandelten, zuerst beschrieben. Aber nicht nur Tennisspiel, auch andere Sportarten und andere ungewohnte Tätigkeiten können diese unangenehme lokale Entzündung der Knochenhaut, meist an der Stelle eines Muskel-Seh-

Knochenhautentzündungen

nenansatzes, hervorrufen. Das Schultergelenk, das empfindlichste Gelenk des ganzen Körpers, wird gleichfalls häufig, besonders in seinem vorderen Bereich, von diesem lokalen Entzündungsschmerz heimgesucht.

Typisch für diese lokale Erkrankung des Knochens sind der Bewegungsschmerz und die ausgeprägte Druckempfindlichkeit.

Kneipp:
Tgl. 1–2x über einen längeren Zeitraum Lehmpflaster, besonders am Ellenbogen, Hand- und Schultergelenk; Wechselguß und Wechselbad mit Heublumen oder Haferstroh an den betroffenen Gelenken.
Wöch. 3x Heusack an Hüft-, Schultergelenk oder Schulterblatt; 2x Vollbad mit Heublumen oder Haferstroh, anschl. Abguß.

Allgemeine Maßnahmen:
Trockenbürsten des ganzen Körpers, ganz besonders der betroffenen Gelenke; Gymnastik mit Lockerungsübungen; Spaziergänge ohne Tragen einer Tasche, eines Stockes oder Schirmes. Arme sollen beim Spazierengehen frei pendeln.

Diät:
Eiweißarm, keine Innereien.

Tee:
Zinnkraut
Hagebutten
Wacholder
Birkenblätter
Bohnenschalen $\overline{aa}$ ad 100,0
Tgl. 3x1 Tasse, abends kalt ansetzen, morgens aufkochen, 10 Min. ziehen lassen.

Homöopathie:
Arnica   D3
Symphytum   D2
Tgl. 3x1 Tabl. jeweils vor und nach dem Essen.

Beachte:
Wenn in hartnäckigen Fällen die natürlichen Mittel versagen, muß ärztliche Behandlung erfolgen. Es kommen in Frage: absolute Ruhigstellung, Injektionsbehandlung, in ganz seltenen Fällen Operation.

Kopfschmerzen, s. auch Migräne

Keine körperliche Beschwerde hat so viele Varianten, wechselt so häufig ihr Erscheinungsbild wie gerade der Kopfschmerz. Durch ihn wird das körperliche Wohlbefinden in jedem Lebensalter am häufigsten gestört. Die Schmerzqualität reicht vom dumpfen Druck über der Schädeldecke bis zum Reißen in einer Gesichtshälfte, vom bohrenden Schmerz in der Stirngegend bis zur zentnerschweren Last in Nacken und Hinterkopf. In blumenreicher Sprache werden die Schmerzen des Kopfes, in dessen knöcherner Umhüllung das Wunderwerk unseres Gehirns ruht, beschrieben. Die Ursachen sind vielfältig, angefangen vom Arzneimittelmißbrauch, dem Alkoholkater über die Wetterfühligkeit zum nervösen Kopfschmerz als Ausweichmechanismus in mißlichen Lebenslagen und zur Depression. Auch Sehstörungen, Blutdruckveränderungen, Leber- und Nierenerkrankungen können Kopfschmerzen hervorrufen. Die organischen Veränderungen durch raumverengende Prozesse innerhalb der Schädelhöhle können bei unseren Betrachtungen außer acht gelassen werden, weil sie nur einen verschwindend kleinen Anteil aller Kopfschmerzen ausmachen. Kopfschmerzpatienten wissen meist selbst am besten, daß ihre Beschwerden einen Ich-bezogenen, nervösen Hintergrund haben.

Kneipp:
Tgl. Wechselkniguß oder Wechselschenkelguß oder kaltes Armbad, Wechselfußbad oder Wechselarmbad mit Melisse oder Thymian; Wasser- und Tautreten; Barfußgehen.
Wöch. 2–3x, aber auch im Bedarfsfalle Wadenwickel oder Fußwadenwickel;

Krampfadern

1–2x Halbbad oder ¾-Bad 34°–35° mit Melisse oder Thymian, anschl. Abguß.

Allgemeine Maßnahmen:
Regulierung der Lebensweise, autogenes Training, sportliche Betätigung, s. auch Abhärtung.

Diät:
Reizlose, salzarme Kost.

Tee:
Melisse
Lavendel
Thymian
Rosmarin
Baldrian
Hopfen
Pfefferminze $\overline{aa}$ ad 100,0
Tgl. 3x1 Tasse, kalt ansetzen, aufkochen, 10 Min. ziehen lassen.

Homöopathie:
Bei Kopfschmerz vom Nacken zum Kopf ziehend: Gelsemium D4, tgl. 3x15 Tr.; bei Migräne-Kopfschmerz: Ammi visagna D2, tgl. 3x15 Tr.; bei Kopfschmerzen mit Magen-Darm-Beschwerdenu: Nux vomica D4, tgl. 3x1 Tabl.; bei Kopfschmerzen und Frauenleiden: Cimicifuga D4, tgl. 3x1 Tabl.; bei Kopfschmerzen und heißem Kopf: Apis D4, tgl. 3x1 Tabl.; bei Kopfschmerzen im Alter: Barium carbonicum D4, tgl. 3x1 Tabl.; Kopfschmerzen bei Kindern: Calcium phosph. D4, tgl. 3x1 Tabl.; bei Trigeminus-Neuralgie: Iris versicolor D2, tgl. 3x1 Tabl.; bei morgendlichen Kopfschmerzen: Nux vomica D4, tgl. 3x 1 Tabl.; beim Schläfenkopfschmerz: Spigelia D4, tgl. 3x1 Tabl.

Medikamente:
Nach Verordnung des Arztes.

Beachte:
Kopfschmerztabletten verursachen im Dauergebrauch ihrerseits wiederum Kopfschmerzen. Der Kopfschmerz wird gewissermaßen mit den Tabletten mitgeliefert. Wir sprechen vom medikamentösen Kopfschmerz. Phenacetin, ein häufiger Bestandteil der Kopfschmerztablette, kann bei hoher und langer Dosierung einen Nierenschaden hervorrufen: Phenacetin-Niere! Kopfschmerztabletten sollten nur in Ausnahmefällen eingenommen werden, niemals im Dauergebrauch. Kopfschmerzen im Anschluß an einen Schnupfen oder Infekt der oberen Luftwege sollten zum HNO-Arzt führen, um eine Nasennebenhöhlenvereiterung auszuschließen. Plötzlich auftretende Kopfschmerzen oder langsam zunehmende Kopfschmerzen bei früherer Beschwerdefreiheit machen die Hilfe des Nervenarztes erforderlich.
Nahrungsmittel, Getränke und Genußmittel, die aus persönlicher Erfahrung Kopfschmerzen auslösen, sollten streng vermieden werden.
Kopfschmerzauslösende Medikamente erfordern eine Rücksprache mit dem Arzt.

Krämpfe im Kindesalter, s. Kinderkrankheiten

Krampfadern – Varizen, s. auch Venenerkrankungen

Unter Krampfadern werden Erweiterungen jener Venen verstanden, die sichtbar unter der Haut an Unter- und Oberschenkeln das Blut zum Herzen führen. Am gesunden Bein sind diese Blutgefäße fest in das umgebende Gewebe eingebettet, so daß sie mit dem bloßen Auge nicht zu sehen sind. Bei angeborener Bindegewebsschwäche, unter der Frauen mehr als Männer zu leiden haben, weiten sich die zarten Gefäße zu schlauchähnlichen Gebilden wechselnden Kalibers aus. Sie erscheinen im Liegen als bläuliche Schlangenlinien, die sich beim Stehen prall füllen und zweifellos manch wohlgeformtem Bein die Kontur verderben. Solange der Rückfluß dieser oberflächlichen Venen, einschließlich der tiefen Venen, intakt bleibt, stellt die Varicosis mehr ein kosmetisches Übel als ein echtes Leiden

Krampfadern

dar. Wenn auch ein Teil der Patienten über Müdigkeit in den Beinen und Kreuzschmerzen, besonders nach langem Stehen klagt, so darf nicht übersehen werden, daß die Ausweitung der Beinvenen in der Regel keine Beschwerden verursacht, ja nicht einmal zu Stauungen in den Beinen führen muß. Häufig finden sich in Gesellschaft einer Varicosis Fußdeformitäten oder arthrotische Gelenkveränderungen, so daß es sorgfältiger Überlegung bedarf, welchem Grundleiden die beklagten Beschwerden zuzuordnen sind. Daß jedoch Schwangerschaft, Stehberufe und Übergewicht eine zusätzliche Belastung für das Venensystem der Beine darstellen, steht außer Frage. In der Behandlung von Krampfadern wird der zuständige Arzt immer wieder mit der Frage konfrontiert: Venenverödung, Operation oder konservative Behandlung? Bevor in der Wahl der Operationen Entscheidungen fallen, muß sich der Patient bewußt sein, daß auf konservativem Wege die Funktion der Beinvenen zwar gebessert werden kann, die erweiterten Blutgefäße aber nicht mehr verengt, geschweige beseitigt werden können. Steht der kosmetische Erfolg im Vordergrund, dann muß verödet oder operiert werden. Über das jeweilige Vorgehen entscheidet der Venenspezialist. Ein Großteil von Patienten scheut jedoch den Eingriff oder die Verödung, einmal, weil keine Beschwerden vorhanden sind, zum anderen, weil das Aussehen der Beine für die Betroffenen unerheblich ist. Schließlich gibt es noch eine Gruppe von Beinleidenden, deren Venensystem durch entzündliche Prozesse funktionsuntüchtig wurde. Wenn nämlich der Rückfluß des Blutes durch tiefe Venen nicht gesichert ist, kann keine Verödung der Oberflächenvenen vorgenommen werden. Auch beim Diabetiker, in der Schwangerschaft und im hohen Alter verbietet sich die Verödung von Krampfadern. In der konservativen Therapie bieten sich aus der Naturheilkunde eine Anzahl von Möglichkeiten an.

Kneipp:
Tgl. Wassertreten in der Badewanne oder kaltes Fußbad oder kalter Kniegguß, auch Wechselknie-, Wechselschenkel-, Wechselschenkelkreuz-, Wechselschenkelleib-, Unter- und Wechselarmguß. Wöch. 2–3x Waden-, Fußwaden- oder Beinwickel mit Retterspitz, Essigwasser oder Lehmwasser, auch Lehmpflaster für Unterschenkel oder Beine (die großen Lehmpflaster sind zu Hause schwer durchzuführen, sie eignen sich mehr im Kurgebrauch); 2x ¾-Bad mit Zinnkraut oder Eichenrinde, 34°, anschl. Unterguß.

Allgemeine Maßnahmen:
Bewegung ist für die gefüllte Vene die beste Therapie. Beim Fernsehen sind die Beine hoch zu lagern. Spaziergänge, Schwimmen und Venengymnastik (s. S. 213) sind zu empfehlen; Sauna schadet nicht. Blutegelbehandlung kann mit einiger Geschicklichkeit selbst durchgeführt werden (s. S. 217). Bei starken Venengeflechten empfiehlt sich das Tragen eines Kompressionsverbandes, s. unter Venenentzündung. Korrektur des Fußbettes durch Arzt oder Orthopäden mittels Einlagen sollte erfolgen.

Diät:
Normalgewicht erstreben, salzarme Kost.

Tee:
Mariendistelkraut
Steinkleekraut
Zinnkraut
Kastanienblätter $\overline{\overline{aa}}$ ad 100,0
Tgl. 3x1 Tasse, kalt ansetzen, aufkochen, 10 Min. ziehen lassen.

Homöopathie:
Lycopodium   D3, 3x1 Tabl.
Hamamelis   D3, 3x15 Tr.
Tgl. über den Tag verteilt.

Medikamente:
Nach Angabe des Arztes.

Beachte:
Durch eine kleine Verletzung, eine kleine Schrunde – manchmal genügt schon eine Hautverdünnung über einem prall gefüllten Krampfaderknoten – kann es zu einer Blutung kommen. Aus einer kleinen Öffnung schießt das dunkelrote Blut in einem dünnen Strahl. So bedrohlich zunächst dieser Zwischenfall aussieht, so harmlos ist dieser venöse Aderbruch. Ein Druckverband genügt, um diese Blutung zu stillen. Nach wenigen Tagen ist diese kleine Wunde verheilt. Vorsorglich empfiehlt sich in Zukunft das Tragen von Kompressionsstrümpfen nach ärztlicher Verordnung (s. S. 217).

Kreislaufstörungen, s. Blutdruck, Durchblutungsstörungen und vegetative Dystonie

Kreuzschmerzen, s. auch Hexenschuß

Kreuzschmerzen quälen, behindern und schmälern die Lebensfreude. Diese Schmerzen werden im unteren Teil des Rückens, im Bereich der Lendenwirbelsäule verspürt. Oft treten die Beschwerden nach langem Sitzen, einer ungeschickten Bewegung, einer Verkühlung nach Schwitzen, nach Ruhen auf einer ungewohnten Lagerstätte, meist aber ohne erkennbare Ursache auf. Falsche Sitzhaltung, Fehlbelastung durch Fußleiden, Knie- und Hüftgelenksveränderungen können ebenfalls einen chronischen Kreuzschmerz bedingen. Die Ursachen sind so vielfältig wie die Erscheinungen und ihre Verlaufsform. Mit zunehmendem Alter wird der Kreuzschmerz häufiger. Damit erkennen wir das eigentliche »Kreuz« des Kreuzschmerzes, die Wirbelsäule. Die Lendenwirbelsäule ist der Teil des Tragegerüstes des Körpers, der von Kindheit an im Laufe der Jahre am meisten belastet

wird. Dort finden sich meist die eindrucksvollsten Veränderungen und Abnutzungserscheinungen, durch das Röntgenbild nachweisbar. Der Zusammenhang zwischen Kreuzschmerz und Wirbelsäulenschaden ist keineswegs zwingend. Oft finden sich massive Veränderungen an Wirbelkörper und Bandscheibe bei nur geringfügigen Schmerzen, während dagegen erhebliche Kreuzschmerzen den erwarteten schweren Befund vermissen lassen. Wie ist diese Diskrepanz zu verstehen? Der seelische Hintergrund hat auch hier ein maßgebliches Mitspracherecht. Nervöse Spannungszustände entladen sich nicht immer in temperamentvoller Gestik, wortreichen Diskussionen oder sportlicher Betätigung. Die Rückenmuskulatur vom Nacken bis zum Gesäß ist ein beliebter Abladeplatz unverarbeiteter Emotionen. Der chronische Kreuzschmerz weist also nicht immer in Richtung einer lädierten Wirbelsäule.

Die Analyse des jeweiligen Seelenzustandes führt oft zur treffenden Diagnose. Besonders der Kreuzschmerz beim weiblichen Geschlecht in jüngeren Jahren hat mit der Wirbelsäule wenig, mit der Psyche und der menschlichen Umgebung viel zu tun. Dabei darf jedoch nicht vergessen werden, daß gynäkologische Leiden, Menstruationsstörungen, Verlagerung der Gebärmutter und Entzündungen im Genitalbereich Kreuzschmerzen auslösen können. Wie bei vielen gesundheitlichen Störungen steht auch hier der Arzt vor einem Entscheidungsdilemma. Meist sind die Grenzen zwischen organischer Ursache und psychischer Bedingtheit fließend und nicht klar zu erkennen.

Kneipp:
Tgl. Wechselschenkel-Kreuzguß ˋ37°–24°–36°.
Wöch. 2x Heusack, 2x ¾-Bad mit Heublumen oder Wacholder, anschl. temperierter Knie-, Schenkel-, Unterguß oder

Kreuzschmerzen

Abgießung oder auch 2x Sitzbad mit Heublumen, anschl. Knieguß.

Allgemeine Maßnahmen:

Tgl. Spezialgymnastik (s. S. 214), Trokkenbürsten besonders des Rückens, Spaziergänge, Sport, Schwimmen in einer Wassertemperatur nach individueller Verträglichkeit; Teilmassagen und Ganzmassagen.

Diät:

fleischarme Kost, nur Diätwurst, keine Innereien, wenig Süßigkeiten.

Tee:

Zinnkraut
Hagebutten
Birkenblätter
Wacholderbeeren
Johannisbeerblätter
Arnikablüten   aa ad 100,0
Tgl. 3x1 Tasse, kalt ansetzen, aufkochen, 10 Min. ziehen lassen.

Homöopathie:

Kal. carbonicum   D3
Rhus toxicodendron   D4
Tartarus emeticus   D4   aa ad 30,0
Tgl. 3x15 Tr.

Beachte:

Schweres Tragen, Stauchungen und Erschütterungen der Wirbelsäule sollten vermieden werden. Es muß darauf geachtet werden, daß die Wirbelsäule, besonders bei Gymnastik, durch Überstreckung oder extreme Drehbewegung nicht überlastet wird. Beim Ein- oder Aussteigen in oder aus dem Auto ist auf folgenden Bewegungsablauf zu achten: 1. Türe öffnen, 2. sich von außen auf den Autositz setzen, 3. durch eine Drehbewegung im Sitzen beide Beine in das Innere des Autos heben. Beim Aussteigen ist der Bewegungsablauf umgekehrt.

Kropf (s. auch Schilddrüsenerkrankungen)

Unter Kropf verstehen wir eine sichtbare Vergrößerung der Schilddrüse von wechselndem Ausmaß. Eine kaum merkliche Volumenzunahme, wie sie häufig in der Schwangerschaft, der Pubertät und während der Menstruation zu beobachten ist, weist auf die enge Verbindung sämtlicher Hormondrüsen hin. Mächtige, bis faustgroße Kröpfe werden nicht nur in den Alpenländern, sondern in fast allen Gebirgsgegenden der Welt registriert. Bereits 1952 schätzte man die Zahl der Kropfträger der Erde auf rund 200 Millionen. Mangelnde Jodversorgung des Organismus wird für diese Erkrankung verantwortlich gemacht. Während der Gletscherschmelze sei die jodtragende Humusschicht weggeschwemmt worden, behaupten die Geologen! Diese Theorie führt das regionale Kropfwachstum auf einen Jodmangel des Trinkwassers und des Bodens zurück.

Während die Über- und die Unterfunktion der Schilddrüse mit einer deutlichen Symptomatik einhergeht, macht der Kropf, wenn er nicht gerade durch Wachstum nach innen auf die Luftröhre drückt, keine Beschwerden. Allerdings sollte die hormonelle Stoffwechsellage überprüft werden.

Therapie:

Die medikamentöse Behandlung mit Jod bzw. Schilddrüsenhormonen sollte möglichst früh einsetzen. Die Einstellung und Überwachung der Medikation durch den Arzt ist unbedingt notwendig. Bei Verdrängungserscheinungen oder Knotenbildung ist operative Behandlung angezeigt.

Diät:

Eiweißreiche Kost, Milch, Quark und Käse.

Tee und Homöopathie:

s. Schilddrüsenunterfunktion

Lebererkrankungen

1. Infektiöse Leberentzündung, infektiöse Gelbsucht

Die Virusinfektion der Leber kündigt sich bereits zwei Wochen vor Auftreten einer Gelbsucht mit leichtem Fieber, allgemeiner Müdigkeit, Kopfschmerzen, Gelenk- und Muskelbeschwerden an. Dazu kommen Appetitlosigkeit, Übelkeit mit Erbrechen, Widerwillen gegen Fett, Durchfall und dumpfer Druck unter dem rechten Rippenbogen. Klar wird die Diagnose selbst dem Laien, wenn sich der Urin dunkelrot, der Stuhl hell, die Haut und das Weiß der Augen gelb färben.

Die akute Virushepatitis, wie sie im medizinischen Sprachgebrauch genannt wird, ist weltweit verbreitet und befällt gleichmäßig beide Geschlechter unter Bevorzugung des jugendlichen Alters. Die Übertragung des Virusinfektes erfolgt vorwiegend auf dem Blutwege. So wurde in früheren Jahren nach Bluttransfusionen bei unmittelbarer Übertragung vom Spender zum Patienten das Auftreten dieser Erkrankung besonders häufig beobachtet.

Kneipp:
Tgl. 1x Heusack auf Leib/Leber, 1x Heublumenlendenwickel oder 2x Heublumen-Auflage auf Leib/Leber. Nach Abklingen der Gelbfärbung (2–5 Wochen) sind kleine Kneippanwendungen möglich: tgl. Teilwaschung; Wechselarm- und Wechselkniereguß, auch Wechselfuß- bzw. Wechselarmbad mit Heublumen.

Diät:
in allen Stadien: leichte Nahrung wie Haferschleim, Reisbrei, Kartoffelpüree, Kräutertee mit Zwieback, Honig, keine Butter. Nach Abklingen der Gelbfärbung bestimmt der Appetit die Nahrungsaufnahme. Grundsätzlich kann nach der Vorschrift der Antiblähdiät verfahren werden.

Tee, *akutes Stadium:*
Mariendistelkraut
Pfefferminze   aa ad 100,0
Tgl. 3x1 Tasse, überbrühen, 10 Min. ziehen lassen.

Tee, *in der Rekonvaleszenz:*
Gelbwurzel
Pfefferminze
Kamille
Löwenzahn   aa ad 100,0
Tgl. 3x1 Tasse, kalt ansetzen, aufkochen, 10 Min. ziehen lassen.

Homöopathie:
im akuten Stadium und in der Rekonvaleszenz:
Chionanthus virginica   D2
Carduus marianus   D2   aa ad 20,0
Tgl. 3x25 Tr.

Beachte:
40% aller infektiösen Lebererkrankungen werden durch den Hepatitis-B-Erreger hervorgerufen. Die Hepatitis B ist die wichtigste Berufskrankheit im Gesundheitsdienst. Eine Übertragung ist durch ansteckendes Material: virushaltige Spritzen, Nadeln, aber auch durch ansteckendes Blut, wenn eine winzige Hautverletzung vorliegt, möglich.

Durch die aktive Immunisierung gegen Hepatitis B wird ein Impfschutz erreicht, der nach 5 Jahren durch Wiederimpfung einer Auffrischung bedarf.

2. Die chronische Form der Leberentzündung

Sie ist nach Ursache und Beginn nicht genau abzugrenzen. Manchmal entwickelt sich aus einer akuten Hepatitis die chronische Form. Zuweilen sind Drogen mit im Spiel; häufig verursachen jedoch Alkohol, Diabetes und lebertoxische Medikamente chronische Leberentzündungen.

Wir unterscheiden zwischen einem milden Verlauf mit unbestimmten Symptomen wie Müdigkeit, Leistungsschwäche, Verdauungsstörungen, Appetitmangel, Blähzuständen, Durchfall und Verstop-

Lebererkrankungen

fung sowie einer gewebszerstörenden, fortschreitenden Form.

Diese chronisch aggressive Form ist von gelegentlicher Gelbfärbung der Haut, depressiven Verstimmungszuständen und erheblichen Schwankungen im Allgemeinbefinden begleitet. Sie hat die Neigung, in die Leberzirrhose, eine Verhärtung des Organs, überzugehen.

Kneipp:
Tgl. Wechselschenkelleib-, Wechselschenkelkreuzguß. Wöch. 2x ¾-Bad mit Heublumen, anschl. Unterguß oder 2x Sitzbad mit Heublumen, anschl. Schenkelleibguß, am besten 1x ¾-Bad und 1x Sitzbad; gelegentlich auch Wechselfußbad mit Heublumen oder Wechselarmguß; 2–3x Auflage mit Heublumen, Heusack oder Lendenwickel mit Salz.

Allgemeine Maßnahmen:
Wenn kein akuter Schub in der chronischen Verlaufsform das Wohlbefinden erheblich schmälert, sind Spaziergänge, Trockenbürsten, Gymnastik und leichte sportliche Aktivitäten erlaubt.

Diät:
Öfters kleine Mahlzeiten, Magen nicht überladen; Antiblähkost. Jeden 2. Tag 100 g Quark oder Sauermilch als Vor- oder Zwischenmahlzeit. Die frühere Empfehlung, Quark in großen Mengen zu verzehren, wurde inzwischen revidiert. Die Auswahl der Nahrung richtet sich nach Appetit und Bekömmlichkeit.

Tee:
s. unter akuter Leberentzündung in der Rekonvaleszenz

Homöopathie:
Carduus marianus θ
Taraxacum D1
Chelidonium D4 $\overline{aa}$ ad 30,0
Tgl. 3x20 Tr.

Medikamente:
Die Zufuhr von Vitaminen, besonders der B-Gruppe, ist unter Experten umstritten. Sicher ist es kein Fehler, wenn Vitamin A und E gegeben und gelegentlich Vitamin-B-Komplex injiziert wird.

Die vielen Lebertherapeutika, die angeboten werden, sind in ihrer Wirksamkeit vielen Fachkollegen fragwürdig. Aus persönlicher Erfahrung weiß ich zu berichten, daß durch Beeinflussung der Darmflora mittels entsprechender Medikamente (Verordnung durch den Arzt) eine Besserung der Blutwerte und des Allgemeinbefindens erreicht werden kann.

3. Fettleber

Fettablagerungen in den Leberzellen sind ein relativ harmloser Vorgang. Eine Fettleber hat nichts mit einer Gelbsucht aufgrund akuter oder chronischer Entzündungen zu tun. Ein Übergang in eine Zirrhose ist nur bei exzessivem Alkoholmißbrauch möglich.

Die häufigste Ursache der Fettleber ist der Alkohol, wobei es gleichgültig ist, ob die Menge des schädlichen Alkohols in Form von Wein, Bier oder Schnaps konsumiert wird. Die Toleranzgrenze liegt beim Mann bei ca. 80 g täglich, bei der Frau, die über ein weniger perfektes Entgiftungssystem verfügt, bei ca. 30 g am Tage. 80 g Alkohol sind enthalten in ca. 2 l Bier, 1 Flasche Wein (0,7 l) oder 4 doppelten Whisky. Es darf nun keineswegs davon ausgegangen werden, daß 80 g Alkohol täglich schadlos toleriert werden. Die individuelle Empfindlichkeit ist außerordentlich verschieden. Es gibt Menschen mit einer hohen Toleranzgrenze, während andere wieder mit einer viel kleineren Trinkmenge sich mit einer späteren Fettleber, vielleicht sogar mit einer Leberzirrhose abfinden müssen. In diesem Zusammenhang ist natürlich nur von der Giftwirkung des Alkohols auf das Lebergewebe die Rede. Der Alkoholismus mit seiner verhängnisvollen Wirkung auf das Gehirn, mit Suchtgefährdung und Psychosen wird im Rahmen dieses Buches nicht abgehandelt.

Therapie:
Absolute Alkoholkarenz. Es ist erstaunlich, in welch kurzer Zeit sich eine alkoholgeschädigte Leber wieder erholt, vorausgesetzt, daß der irreversible Zustand der Leberzirrhose noch nicht eingetreten ist.
Weitere physikalische Maßnahmen s. Abhärtung.

Diät, Tee und Homöopathie:
s. chron. Form der Leberentzündung

4. Leberschrumpfung, Leberzirrhose
Die Leberzirrhose ist das nicht mehr heilbare Stadium einer chronischen Leberentzündung. Die zugrunde gehenden Leberzellen führen zu Vernarbungen. Die Leber wird als höckrig vergrößertes Organ unter dem Rippenbogen tastbar, verhärtet sich im Laufe der Jahre und wird immer mehr zur Funktionsuntüchtigkeit verurteilt.
Nicht immer kann aus der Vorgeschichte eine infektiöse Gelbsucht oder eine Alkoholvergiftung ermittelt werden. Manchmal ist die Ursache für das schwere Leiden nicht erkennbar. In diesem Falle muß angenommen werden, daß eine Entzündung der Leber ohne Gelbfärbung vorausgegangen ist. Man spricht von einer anikterischen Hepatitis. Hinter einem grippalen Infekt oder einer harmlosen Magen-Darm-Erkrankung verbarg sich eine Leberinfektion, die jedoch nur in den seltensten Fällen zum tragischen Ende einer Leberzirrhose führt. In der Regel kommt es zu einer Ausheilung des entzündlichen Prozesses, wobei allerdings die Vermehrung des Bindegewebes eine vergrößerte Leber hinterläßt. Die normalen Leberwerte beweisen dann dem Patienten, daß seine Leber wieder voll funktionstüchtig ist.

Therapie:
Kneipp- und allgemeine Maßnahmen wie bei chronischer Leberentzündung.

Diät:
Bei Übergewicht kalorienbeschränkte Kost, etwa 1800 cal.; bei Normalgewicht ausgewogene, gemischte Kost; bei Untergewicht kalorien- und eiweißreiche Ernährung; Quark, alle Fleischsorten außer Schweinefleisch und fettes Fleisch; Fisch, aber kein Hering wegen des hohen Fettgehaltes; nur Diätwurst, keine Innereien, keine Konserven; alle Weichkäsesorten.

Tee:
s. akute Leberentzündung in der Rekonvaleszenz

Homöopathie:
s. chron. Leberentzündung

Medikamente:
Nach Verordnung des Arztes.

Beachte:
Alle Formen der Leberentzündung gehören in die Hand des Arztes. Vorsicht mit Medikamenten! Strengstens verboten: Alkohol in jeder Form.

Leibschmerzen

1. Akute Leibschmerzen
Der plötzlich auftretende Leibschmerz kann Ausdruck einer harmlosen Unpäßlichkeit nach einem Ernährungsfehler, aber auch Alarmsymptom einer heraufziehenden Entzündung im Bauchraum, z. B. einer Blinddarmentzündung, sein. Grundsätzlich ist bei jedem Leibschmerz unverzüglich die Temperatur, am besten rektal (im Darm) und axillar (unter der Achsel), zu messen. Ein Leibschmerz ohne Temperaturerhöhung schließt gewöhnlich einen akuten, entzündlichen Prozeß aus, versichert allerdings nicht, daß kein akutes, behandlungsbedürftiges Leiden vorliegt. Eine Temperaturdifferenz von mehr als 1 Grad zwischen Axillar- und Rektalmessung, vorausgesetzt, daß Fieber besteht, ist ein deutlicher Hinweis für einen entzündlichen Prozeß im Bauchraum. Ein plötzlicher Krankheitsbeginn zeigt

Leibschmerzen

gleichfalls ein akutes Geschehen an. Erbrechen kann harmlos sein, gilt aber auch als Symptom einer Bauchfellreizung bei einer umschriebenen Entzündung im Bauchraum.

Um tragischen Versäumnissen vorzubeugen, ist schnelle ärztliche Hilfe notwendig,

a) wenn der Leibschmerz akut, unvermittelt, aus heiterem Himmel bei einem bis dahin gesunden Menschen auftritt,

b) wenn erhöhte Temperatur rektal über 38° mit einer Differenz zur Axillarmessung von mehr als einem Grad besteht,

c) wenn Erbrechen ohne erkennbare Ursache auftritt.

Alle Hilfsmaßnahmen sind bis zur Abklärung der Diagnose zu unterlassen.

Ein Beispiel mag die Dringlichkeit der ärztlichen Hilfe beim akuten Bauch illustrieren:

Nachts gegen 2 Uhr wurde ich zu einem fünfjährigen Mädchen gerufen. Das Kind klagte über Leibschmerzen im rechten Unterbauch. Vor einer Stunde habe es sich erbrochen, berichtete die anwesende Großmutter. Als ich nach meiner Untersuchung die Diagnose »Blinddarmentzündung« stellte und die sofortige Einweisung ins Krankenhaus anordnete, war die Großmutter des Kindes außer sich. Sie wollte die Einweisung um jeden Preis verhindern, um auf ihre Art durch Wickel und Heusack das Krankheitsbild zu beheben. In der Klinik stellte sich heraus, daß es sich um einen Blinddarmdurchbruch mit Eiterung in die Bauchhöhle handelte. Die Operation konnte rechtzeitig und mit Erfolg durchgeführt werden.

Natürlich ist nicht jeder Leibschmerz mit Fieber eine eitrige Blinddarmentzündung. In den meisten Fällen handelt es sich um einen fieberhaften Magen-Darm-Katarrh, der mit Durchfall, manchmal auch mit Erbrechen einherzugehen pflegt. Wegweisend ist oft die

Art des Schmerzes. Ein diffuser Leibschmerz spricht mehr im Sinne eines Magen-Darm-Katarrhs, während ein umschriebener Schmerz im rechten Unterbauch den Verdacht einer Blinddarmentzündung nahelegt.

Im Rahmen der weiteren Abhandlung sollen die häufigsten und wichtigsten leibschmerzverursachenden Krankheitsfälle Erwähnung finden.

a) Die Nierenkolik geht mit äußerst heftigen, krampfartigen Schmerzen einher, die vom Rücken in den Unterbauch und die Leistengegend ausstrahlen. Normalerweise besteht kein Fieber (s. Nierensteine).

b) Die Gallenkolik wiederum zieht unter schlimmsten Schmerzattacken vom rechten Oberbauch zum Rücken (s. Gallenkolik).

c) Der Magengeschwürkranke muß bei ungewöhnlich starken, plötzlichen Schmerzen an die Möglichkeit eines Geschwürdurchbruches in die Bauchhöhle oder an eine Blutung in den Magen denken.

d) Frauen im gebärfähigen Alter sind bei starken Schmerzen im Unterbauch immer nach ihrer Periode zu fragen. In den ersten 3 Monaten kann eine Eileiterschwangerschaft zu einem inneren »Fruchtkapselaufbruch« und damit zu einer Sickerblutung in die Bauchhöhle führen.

Was nun die Hilfsmaßnahmen anbetrifft, so sollten keine verzögernden Behandlungsversuche eingeleitet werden. Sofort Arzt oder Notarzt rufen!

2. Chronische Leibschmerzen

Der chronische Bauchschmerz unterscheidet sich vom akuten in wesentlichen Punkten. Aus der mehr oder weniger langen Krankengeschichte ist dem Patienten meist der Grund seiner Beschwerden bekannt. So vielgestaltig und variantenreich Leibschmerzen oft geschildert werden, so zahlreich sind auch die möglichen Ursachen. Der Darm in seiner ganzen Länge vermag Mißempfindungen in jeder Form zu äußern. Denken wir nur an die Magenschleimhautentzündung, das Magen- und Zwölffingerdarmgeschwür, die verschiedenen Dickdarmerkrankungen, an die Leber, die Gallenblase und Bauchspeicheldrüse. Die Unterleibsorgane der Frau führen häufig zu unangenehmen Sensationen. Das Nervensystem findet im Bauchraum ein weites Projektionsfeld ungelebter und unerlebter Spannungen. Auch die Depression bedient sich häufig der Maske unerklärbarer Leibschmerzen. Dem aufmerksamen Beobachter entgehen indessen nicht die zahlreichen nervösen Begleitsymptome, die sich im körperlichen und seelischen Bereich abspielen.

Einer besonderen Erwähnung bedürfen die chronischen Blähzustände des Leibes. Gasansammlungen blähen häufig den Magen oder einzelne Darmteile auf und bedingen unangenehme Spannungszustände. Charakteristisch für diese Beschwerden ist das sich schnell wandelnde Beschwerdebild mit deutlicher Erleichterung, wenn Winde ihren natürlichen Ausgang finden.

Kneipp:
Tgl. Wechselknie-, Wechselschenkel- oder Wechselschenkelleibguß oder Wechselfußbad mit Baldrian oder Thymian.
Wöch. 2–3x Heusack oder Heublumenauflage auf den Leib, 2x Sitzbad mit Heublumen, anschl. Kniguß; oder 2x Halb- oder ¾-Bad mit Heublumen, anschl. Abguß.

Allgemeine Maßnahmen:
Bauchschnellen (s. S. 216), Bewegung und Gymnastik, Leibselbstmassage (s. S. 216), Atemübungen, Sport.

Diät:
Fett- und süßigkeitsarme Kost, Antiblähdiät (s. Blähbauch), regelmäßige Mahlzeiten; gut kauen.

Tee:
Anserine	40,0
Frauenmantel	
Pfefferminze	
Baldrian	
Melisse	$\overline{aa}$ ad 100,0

Tgl. 3x1 Tasse, kalt ansetzen, aufkochen, 10 Min. ziehen lassen.

Homöopathie:
Allium sativum	D2
Asa foetida	D3
Nux moschata	D3
Opium	D6 $\overline{aa}$ ad 40,0

Tgl. 3x15 Tr.

Medikamente:
Verordnung der jeweiligen Medikamente durch den beratenden Arzt nach Ursache des Leidens.

Beachte:
Die nachoperativen Leibschmerzen sind nur in seltenen Fällen auf echte Verwachsungen zurückzuführen. Aus meiner Erfahrung handelt es sich meist um nervös-vegetative Beschwerden, die aus einem verständlichen Motivationsbedürfnis von Arzt und Patient auf die Operationsnarben zurückgeführt werden.
Alkohol ist in kleinen Mengen erlaubt. Nikotin jedoch verboten. Alle Medikamente, die eingenommen werden, müssen auf ihre Magen-Darm-Verträglichkeit überprüft werden.
Das Herzmittel »Digitalis« kann bei Überdosierung Magen-Darm-Beschwer-den hervorrufen.

Lungenentzündung

Die Lungenentzündung, eine bakterielle Infektion des Lungengewebes, hat seit der Penicillin-Ära ihren Schrecken verloren. Vor Jahrzehnten war sie eine das Leben bedrohende, hochfieberhafte Erkrankung. Von den Ärzten war sie wegen ihres oft tödlichen Herz- und Kreislaufversagens gefürchtet.
Wir unterscheiden zwischen einer Lun-

Lungenentzündung

genentzündung, die große Teile des Lungengewebes, meist einen ganzen Lappen befällt, und der herdförmigen Lungenentzündung, die bei bettlägerigen Patienten, besonders nach Operationen und Unfällen, aufzutreten pflegt. Während die lobäre, lappenförmige Entzündung als hochfieberhafte, schwere Erkrankung mit Schüttelfrost, Seitenstechen und beschleunigter Atmung in Erscheinung tritt, verläuft die herdförmige Lungenentzündung nur schleichend mit geringer Temperaturerhöhung, Husten und Auswurf.

Jede Lungenentzündung gehört in die Hand des Arztes. Röntgenaufnahmen sind notwendig, um das Ausmaß der Entzündung zu bestimmen. Die souveräne Therapie ist die medikamentöse Behandlung mit Antibiotika, Penicillin oder penicillinähnlichen Körpern. Während die hochfieberhafte Lappenpneumonie klinischer Behandlung bedarf, kann die herdförmige Lungenentzündung, soweit sie nicht als Folge einer Operation oder während eines klinischen Aufenthaltes auftritt, zu Hause unter ärztlicher Aufsicht behandelt werden. Die Naturheilmethode empfiehlt zur Aktivierung der natürlichen Heilkräfte folgende Maßnahmen:

Kneipp:
Stündliche Teilwaschungen (Serienwaschung), tgl. 2x Wadenwickel oder Auflage auf Herz, am besten im Wechsel. Wenn das Fieber abgeklungen ist, temperierte kalte Auflagen im Brustgebiet, möglichst im Bereich der Beschwerden oder der vom Arzt festgestellten entzündlichen Herde.

In der Rekonvaleszenz bei gutem Allgemeinbefinden und kräftiger Konstitution 2x tgl. Brustwickel mit Essigwasser oder Retterspitz. Immer die Verträglichkeit erfragen! Der Wickel muß erwärmen. Wenn Bettruhe nicht mehr erforderlich ist, sind kleine Güsse und kleine Teilbäder angezeigt, vorzugsweise

am Oberkörper: Wechselarm-, Wechselarmbrustguß oder Wechselarmbad mit Thymian. Zur Stabilisierung des Kreislaufes auch Wechselkniegüsse oder Wechselfußbäder mit Rosmarin. Von großen Bädern ist Abstand zu nehmen.

Diät:
Leichte, vitaminreiche Krankenkost. Reichlich Getränke; Tee und frisch gepreßte Fruchtsäfte.

Tee:
Thymian
Fenchel
Wollblume
Isländ. Moos
Eibischwurzel
Spitzwegerich
Huflattich
Weißdornblüten $\overline{aa}$ ad 100,0
Tgl. 3x1 Tasse, kalt ansetzen, aufkochen, 10 Min. ziehen lassen.

Homöopathie:
Camphora θ
Bryonia   D4
Aconitum   D4
Tartarus emeticus   D4 $\overline{aa}$ ad 40,0
Alle 3 Stunden 15 Tr. zur Stützung der natürlichen Abwehrkräfte.

Magen-Darm-Katarrh, s. Durchfall

Magengeschwür

Wir alle wissen, daß eine kleine Wunde, ein Hautdefekt, Schmerzen auslöst, behandelt und verbunden werden muß. Das Magengeschwür ist ebenfalls eine kleine Wunde, ein Defekt, jedoch nicht der Haut, sondern der Magenschleimhaut, die unangenehme Beschwerden, Druckgefühl, Schmerzen der Magengegend, saures Aufstoßen und Nüchternschmerz verursachen kann. Die genaue Diagnose wird durch das Röntgenbild und die Magenspiegelung gestellt.

Das Geschwürsleiden des Magens und Zwölffingerdarms, des Darmteiles, der die Verbindung zwischen Magen und

Magengeschwür

Dünndarm herstellt, wird nicht wie an der äußeren Haut durch eine mechanische Verwundung hervorgerufen. Die seelischen Verletzungen sind es, die den sensiblen, empfindsamen, ängstlich seinen Besitz hütenden, oft vom Ehrgeiz geplagten Menschen in der Tiefe seines Wesens treffen! Sein Magen verkrampft sich ob der vielen vermeintlichen Kränkungen, die er Tag für Tag in seiner Familie und beruflichen Umgebung einstecken muß. Eine verkrampfte, schlecht durchblutete Schleimhaut ist störanfälliger gegenüber den aggressiven Verdauungssäften des Magens und der Galle, die in den Magen zurückfließen kann. Über eine Entzündung der Magenschleimhaut kommt es zu einem kleinen Gewebsdefekt und schließlich zu einem tiefen Geschwür, das in Ein- oder Mehrzahl, meist im unteren Drittel des Magens, auftreten kann.

Kneipp:

Tgl. Wechselknie-, Wechselschenkel- leib- und Wechselarmguß, oder auch Wechselfußbad mit Fichtennadel bzw. Wechselarmbad mit Fichtennadel. Wöch. 3x Heusack auf Leib oder Heublumenauflage auf Leib oder Lendenwickel, auch im Wechsel; 2x ¾-Bad oder Sitzbad mit Heublumen, anschl. Knie-, Schenkel- oder Unterguß; mindestens 1x im Jahr eine 4-wöchige Kneippkur.

Hatte der Patient zu irgendeiner Zeit eine Magenblutung, dann ist der Lendenwickel oder Oberaufschläger dem Heusack bzw. der Heublumenauflage auf den Leib vorzuziehen.

Allgemeine Maßnahmen:

Wie unter Abhärtung beschrieben. Eine begleitende Psychotherapie, am besten die nicht direktive Form der Gesprächstherapie, wird dem Patienten helfen, mit seinen akuten Konflikten fertig zu werden. Auch autogenes Training hat einen festen Platz zur Entspannung der Leiborgane erworben.

Diät:

Der Appetit und die Verträglichkeit bestimmen die Ernährungsrichtung. Die unter Antiblähdiät (s. Blähbauch) postulierten Ernährungsgrundsätze sollten beachtet werden. Prinzipiell müssen wegen der Übersäuerung des Magens starke Gewürze und scharfe Saucen vermieden werden. Fisch- und Fleischkonserven, ebenso fette Wurst sollten vom Speiseplan gestrichen werden. – Tgl. 1 Glas (1/8 l) Rohkartoffelsaft wirkt heilsam auf die Schleimhaut des Magen-Darmkanals, besonders wenn eine Übersäuerung vorliegt.

Tee:

Tormentillwurzel
Anserine
Kamille
Pfefferminze
Süßholz
Baldrian
Hopfen
Melisse $\overline{aa}$ ad 100,0
Tgl. 3x1 Tasse; kalt ansetzen, aufkochen, 10 Min. ziehen lassen.

Homöopathie:

Bismutum subnitric. D2   tgl. 3x1 Tabl.
oder
Robinia   D2
Anacardium   D4
Belladonna   D4
Nux vomica   D4
Argentum nitric.   D4 $\overline{aa}$ ad 50,0
Tgl. 3x25 Tr.

Medikamente:

Es gibt eine große Anzahl hochwirksamer Präparate, über deren Einsatz der Arzt zu entscheiden hat.

Beachte:

Kein Nikotin; Alkohol ist in kleinen Mengen erlaubt. Rheumamittel dürfen nur nach Angaben des Arztes eingenommen werden, da sie zu einem Geschwüraufbruch führen können.

Komplikationen, die den Geschwürkranken zu einem Notfall-Patienten werden lassen:

Magenschleimhautentzündung

1. Blutung in den Magen-Darmkanal: Bluterbrechen, Teerstuhl, Schocksymptome (Blässe, schneller Puls, unter Umständen zunehmende Bewußtlosigkeit).

2. Durchbruch eines Geschwürs in die Bauchhöhle: heftige Schmerzen und Abwehrspannung der Bauchdecke.

3. Verengung des Magenausgangs = Pylorusstenose: Krampfschmerzen in der Magengegend; Erbrechen lange vorher gegessener Speisen. Erbrechen bringt Erleichterung.

In allen 3 Fällen ist klinische Behandlung notwendig.

Magenschleimhautentzündung – Gastritis

Wir unterscheiden zwischen einer akuten und einer chronischen Magenschleimhautentzündung.

1. Die akute Form

Die akute Gastritis ist immer auf eine vorausgegangene Schädigung zurückzuführen, sei es, daß der Magen mit unverträglichen Speisen überladen wurde, sei es, daß Übermengen Alkohol genossen wurden. Auch ein viraler Magen-Darm-Infekt kann den Magen in Mitleidenschaft ziehen.

Kneipp:
Tgl. 2x Heublumenauflage auf den Leib oder warme Leibkompresse.

Diät:
Teefasten mit Zwieback, Haferschleim.

Tee:
Kamille
Pfefferminze $\qquad$ aa ad 100,0
Tgl. 1–2 l über den Tag verteilt; überbrühen, 10 Min. ziehen lassen.

Homöopathie:
Antimon crudum D4, tgl. 6x1 Tabl.

Medikamente:
Nach Angabe des Arztes.

Beachte:
Nikotin und Alkohol sind in jeder Form abzulehnen.

2. Die chronische Form

Die chronische Gastritis verursacht Druckgefühl in der Magengegend besonders nach dem Essen, Völle des Leibes, Blähzustände und Luftaufstoßen. Da die chronische Magenschleimhautentzündung als Vorläufer für das Magengeschwür zu gelten hat, spielen exogene Schädigungen eine untergeordnete Rolle. Der psychische Status des Patienten bedarf einer Untersuchung. Wie beim Magengeschwür handelt es sich um Patienten, die über ihre seelischen Verhältnisse leben. Sie verausgaben sich und erhalten scheinbar zuwenig zurück. Von der Charakterstruktur sind die Gastritis-Kranken gefühlsbetont und empfindsam, auf der anderen Seite aber auch ehrgeizig und anspruchsvoll. Die daraus resultierenden Lebensprobleme legen sich auf den Magen, zwingen zum »Schlucken« – zum Verschlucken von Luft –, was schließlich wieder das Symptom des Luftaufstoßens erzeugt.

Mit der Entzündung der Magenschleimhaut verändern sich auch die Sekretionsverhältnisse. Es kann zuviel oder zuwenig Magensaft bzw. Magensäure abgesondert werden. Auskunft darüber geben relativ einfache Untersuchungsmethoden, die vom behandelnden Arzt bestimmt werden.

Therapie:
In jeder Hinsicht gelten die Vorschläge, die bereits unter Geschwürbildung des Magens abgehandelt wurden. In vermehrtem Maße ist ärztliche Zuwendung nicht nur in Form von Tabletten, sondern auch in echter menschlicher Anteilnahme notwendig.

Tee:
Tausendgüldenkraut
Ehrenpreis
Lavendel

Pfefferminze $\overline{aa}$ 10,0
Baldrian
Hopfen
Melisse $\overline{aa}$ 20,0
Tgl. 3x1 Tasse; kalt ansetzen, aufkochen, 10 Min. ziehen lassen.

Homöopathie:

Belladonna   D4
Nux vomica   D4
Anacardium   D4
Argent. nitric.   D6
Phosphorus   D6 $\overline{aa}$ ad 50,0
Tgl. 3x15 Tr.

Medikamente:
Bewährt hat sich die Kräuterrollkur (s. S. 220).
Weitere medikamentöse Behandlung durch den Arzt.

Mandelentzündung – Angina – Halsentzündung

Die Mandelentzündung ist eine der häufigsten Formen einer fieberhaften Infektion der Atemwege. Meist sind es Streptokokken, kettenförmige Bakterien, die eine Entzündung der Mandeln hervorrufen. Die Tonsillen sind mandel- bis haselnußgroße Gebilde zu beiden Seiten des Zungengrundes im hinteren Teil der Mundhöhle. Sie fungieren als erste Abwehrstation gegen eindringende Fremdkeime.

1. Die akute Form
Die ersten Anzeichen einer Mandelentzündung sind Hals- und Schluckschmerzen. Diese Beschwerden sind so typisch, daß allein schon die Angabe von Schluckschmerzen eine Diagnose erlaubt. Die Besichtigung der Mundhöhle mittels einer guten Lichtquelle, am besten einer Taschenlampe, wobei der die Sicht versperrende Zungengrund mit einem Löffelstiel nach unten gedrückt wird, bestätigt dann die Vermutungsdiagnose. Der Rachenring ist gerötet, die Mandeln verdickt, geschwollen, häufig mit gelben Stippchen oder flächenhaft gelblichgrau belegt. Die Körpertemperatur gibt dann darüber Auskunft, ob es sich um eine hochfieberhafte Angina oder um einen leichten Infekt des Rachenringes handelt.

Kneipp:
Halswickel mit Retterspitz, noch besser Lehmwasser oder Lehmpflaster. Wenn der Wickel ausgetrocknet ist, sollte Erneuerung erfolgen; Wadenwickel, Fußwadenwickel mit Essigwasser dienen zur Ableitung und Fiebersenkung. Halswickel und Wadenwickel sind in zeitlichen Abständen getrennt anzulegen.

Allgemeine Maßnahmen:
Strenge Bettruhe, Gurgeln mit Salbeitee.

Diät:
Im Fieberstadium leichte, am besten breiförmige Kost; Speiseeis wird als angenehm kühlend empfunden; reichliches Trinken frischgepreßter Säfte oder Zitronenwasser natur, mit Honig gesüßt.

Tee:
Salbei
Bibernellwurzel $\overline{aa}$ ad 100,0
Tgl. 4–5 Tassen; abends kalt ansetzen, morgens aufkochen, 10 Min. ziehen lassen.

Homöopathie:

Apis   D4
Belladonna   D4
Mercurius bijodatus D4 $\overline{aa}$ ad 30,0
Tgl. 3x15 Tr.

Medikamente:
Der Arzt sollte so bald wie möglich gerufen werden, denn er muß über den Einsatz von Antibiotika entscheiden.

2. Die chronische Form
Die chronische Mandelentzündung unterscheidet sich von der akuten Erkrankung wesentlich. Zum einen besteht kein Fieber, zum anderen beeinträchtigen lokale Beschwerden nicht gleichermaßen das Allgemeinbefinden. Die Patienten klagen über gelegentliches Druckgefühl und Kratzen im Hals,

Mandelentzündung

über unbestimmte Allgemeinbeschwerden wie Müdigkeit und Antriebsarmut. Flackert die chronische Entzündung im Jahr mehr als zweimal zu einer akuten Erkrankung auf, dann ist die Indikation zur operativen Entfernung des Infektionsherdes gegeben.

Kneipp:
Im Beschwerdestadium Halswickel wie unter **1.**, sonst Kneipp s. unter Abhärtung.

Allgemeine Maßnahmen:
Gurgeln mit Salbeitee oder Salzwasser (eine Prise Salz auf 1 Glas Wasser)

Tee:
Salbei
Thymian
Immergrün
Schafgarbe $\overline{aa}$ ad 100,0
Tgl. 3x1 Tasse; überbrühen, 10 Min. ziehen lassen.

Homöopathie:
Silicea D3 Tabl., tgl. 3x1.

Medikamente:
Pinseln der Mandeln mit Kräutertinktur, s. S. 220.

3. Die Seitenstrangangina
Die Seitenstrangangina ist eine Form der Halsentzündung, die vorwiegend auftritt bei Patienten, denen in früheren Jahren die Mandeln entfernt wurden. Meist handelt es sich um einen Virusinfekt des lymphatischen, der Abwehr dienenden Gewebes, das seitwärts von den Tonsillen in die Schleimhaut des Rachens eingelagert ist. Die Beschwerden sind der einer chronischen Mandelentzündung ähnlich: Druckgefühl in Hals und Rachen, Hustenreiz und Räusperzwang. Die Symptome können so hartnäckig und störend sein, daß sie einen ängstlichen Menschen außerordentlich beunruhigen. Eine fachärztliche Kontrolle wird den Patienten vergewissern, daß sich kein bösartiges Leiden hinter diesen unangenehmen Halsbeschwerden verbirgt.

Kneipp:
Tgl. ansteigendes Fußbad bis 40° mit Thymian, anschl. Kniceguß; statt Fußbad Wechselkniceguß und Wechselarmguß oder Wechselarmbad mit Thymian. Beide Anwendungen über den Tag verteilen.
Wöch. 2x Kopfdampf mit Kamille-Salbei, anschl. Arm-Gesichtsguß, temperiert.

Allgemeine Maßnahmen:
Täglich Gurgeln mit Salbeitee.

Tee:
Lungenkraut
Salbei
Bibernellwurzel $\overline{aa}$ ad 100,0
Tgl. 3x1 Tasse, abends kalt ansetzen, morgens aufkochen, 10 Min. ziehen lassen.

Homöopathie:
Verbascum D1
Cepa D2
Hepar sulfuris D8
Mercurius cyanatus D4 $\overline{aa}$ ad 40,0
Tgl. 3x15 Tr.

Medikamente:
Selbst-Pinseln des Halses und Rachens mit Kräutertinktur (s. S. 220); Eigenblutbehandlung durch den Arzt.

Beachte:
In manchen Fällen kommt es zu einer umschriebenen Eiterbildung in einer Mandel oder deren Umgebung, dem Mandelabszeß. Die Schluckschmerzen werden auf einer Seite fast unerträglich. Um ein Fortschreiten der eitrigen Entzündung in die Umgebung zu verhindern, ist häufig die Öffnung des Abszesses durch den Arzt notwendig.
Bei immer wiederkehrenden Mandelentzündungen sollten die Mandeln wegen der lokalen Beschwerden und wegen ihrer Streugefahr auf andere Organe operativ entfernt werden.
Die letzten Zusammenhänge zwischen einer fieberhaften Halsentzündung einerseits und Gelenkrheuma oder Nierenentzündung andererseits sind noch

Müdigkeit

nicht geklärt. Mit großer Wahrscheinlichkeit setzen Streptokokkengifte in beiden Organen einen entzündlichen Abwehrprozeß in Gang. Schon aus diesem Grund allein ist die Intensivbehandlung einer fieberhaften Mandelentzündung mit Antibiotika notwendig.

Ob die Mandeln im Kindes- oder Erwachsenenalter entfernt werden sollen, muß nach Abwägung aller Kriterien durch Haus- und Facharzt entschieden werden. Letztlich haben die Mandeln auch eine Schutzfunktion. Nach Entfernung der Mandeln klagen die Patienten häufig über Austrocknen der Nase, über behinderte Nasenatmung und über vermehrte Neigung zu Erkältungskrankheiten der oberen Luftwege.

Masern, s. Kinderkrankheiten

Menstruationsstörungen, s. Frauenkrankheiten

Meteorismus, s. Blähbauch

Migräne, s. auch Kopfschmerz

Die Migräne tritt anfallsweise auf und äußert sich als bohrender, vorwiegend einseitiger Kopfschmerz. Dem Anfall eilen Vorboten voraus, so daß dem Betroffenen noch Zeit verbleibt, Gegenmaßnahmen einzuleiten. Flimmern und Blitze vor den Augen, allgemeines Unbehagen, Übelkeit und Brechreiz kündigen das akute Krankheitsbild an.

Migräne ist eine Schmerzkrankheit ohne organische Veränderung im Kopfbereich. Komplikationen ernster Natur sind niemals zu befürchten. Migräne ist einem Gewitter vergleichbar, das mit Vehemenz durchs Nervensystem fegt, jedoch nach seinem Durchzug, so als ob nichts gewesen wäre, eine freundliche Landschaft hinterläßt. Die tiefere Ursache liegt noch im verborgenen. Allerdings sind einige Tatsachen richtungweisend. Frauen werden ungleich häufiger, besonders im Zusammenhang mit ihrer Menstruation, von der Migräne heimgesucht. Die Krankheit kann bereits im Kindesalter auftreten. Migräne ist ein familiäres Leiden, dem eine erbliche Komponente nicht abgesprochen werden kann.

Als Verursacher des eigenartigen Kopfschmerzes werden die Gehirngefäße beschuldigt, die aufgrund nervös-vegetativer Einflüsse – Wetter und Klima mögen noch ihren Teil dazu beitragen – in einen übermäßigen Spannungszustand geraten oder – wie andere Autoren behaupten – ihren stabilen Spannungszustand verlieren. Die Schmerzanfälle unterliegen in ihrer Häufigkeit einer gewissen Gesetzmäßigkeit. Sie überfallen ihre Opfer in mehr oder weniger regelmäßigen Zeitabständen, ohne daß ein Motiv aus ihrer Lebensweise oder ihren Lebensumständen erkennbar wäre.

Kneipp, allgemeine Maßnahmen, Diät, Tee und Homöopathie s. unter Kopfschmerz

Medikamente:
Im Gegensatz zum nervösen Kopfschmerz, der auf medikamentösem Wege nur symptomatisch (auf den Schmerz bezogen) behandelt werden kann, ist bei der Migräne in manchen Fällen eine kausale (grundsätzliche) Therapie im Sinne einer Ausheilung des Grundleidens möglich. Die Verordnung der entsprechenden Medikamente erfolgt durch den behandelnden Arzt.

Müdigkeit

Müdigkeit kann als normale Folge nach anstrengender körperlicher oder geistiger Tätigkeit eintreten. Müdigkeit ist durchaus kein Negativum, sondern eine natürliche Reaktion des Organismus im phasenhaften Ablauf zwischen Belastung und Ruhe.

Müdigkeit

Im Gegensatz dazu ist die nicht erklärbare Erschöpfung zunächst als Symptom einer gesundheitlichen Störung zu werten. Durch ärztliche Untersuchung sollte klargestellt werden, ob sich nicht hinter einer chronischen Müdigkeit und Erschöpfung eine Blutarmut, ein beginnendes organisches Leiden, eine Herzerkrankung oder eine seelische Lebenskrisis verbirgt.

Unser Interesse gilt jedoch im Rahmen dieser Abhandlung der harmlosen Müdigkeit des niederen Blutdrucks oder der nervösen Kreislaufstörung. Zu dieser Kategorie gehört auch der sog. »Morgenmuffel«, der besonders nach dem Aufstehen unter Anlaufschwierigkeiten und schlechter Laune zu leiden hat.

Ähnlich verhält es sich mit der sog. Frühjahrsmüdigkeit, deren Ursache nicht einwandfrei geklärt ist. Sind es die klimatischen Einflüsse der vermehrten Sonneneinstrahlung, die Umstellung des vegetativen Nervensystems vom Schongang des Winters zur Aktivität des Frühjahrs, oder handelt es sich, wie manchmal behauptet wird, um eine Verarmung der Vitaminreserven im menschlichen Organismus? Wie dem auch sei, ausgiebiger Schlaf, eine vitaminreiche Kost sowie die später genannten Kneipp-Maßnahmen werden zuverlässig und schnell die Müdigkeit vertreiben.

Bevor die genannten Formen von Müdigkeit und Erschöpfung mit Koffein oder blutdruckanhebenden Chemikalien behandelt werden, sollten einfache Kneippanwendungen versucht werden.

Kneipp:
Der tgl. Wechselarm-Gesichtsguß, am besten in der Frühe oder nach der Mittagsruhe, regt die Lebensgeister an und hebt die Stimmung. Ersatzweise hilft auch ein kaltes Armbad von 30 Sek.

Allgemeine Maßnahmen:
s. unter Abhärtung

Tee:
Kamille

Schafgarbe
Rosmarin
Weißdorn
Melisse $\overline{aa}$ ad 100,0
Tgl. 3x1 Tasse; überbrühen, 10 Min. ziehen lassen.

Homöopathie:
Crataegus θ
Camphora D2
Kalium carbonicum D3 $\overline{aa}$ ad 30,0
Tgl. 4x20 Tr.

Beachte:
Ein Zuviel an physikalischen Maßnahmen kann ebenfalls einen chronischen Erschöpfungszustand herbeiführen. Weniger ist mehr, das gilt auch für die Kneippkur. Es wäre z. B. falsch, morgens eine Wechseldusche, vormittags zu schwimmen und nachmittags ein Vollbad zu nehmen.

Im therapeutischen Teil wird auf die Verteilung von Kneippanwendungen und anderen physikalischen Maßnahmen ausführlich eingegangen.

Mumps, s. Kinderkrankheiten

Mundgeruch

Mundgeruch ist zwar keine Krankheit, aber doch eine Störung des Wohlbefindens, für den Betroffenen eine Last und für die nähere Umgebung eine Belästigung. Als Ursache kommen bakterielle Zersetzungsvorgänge am Zahnfleisch und den Mandeln, aber auch eine chronische Magenschleimhautentzündung, besonders bei Untersäuerung des Magens, in Frage. Zunächst geht es um die Erstellung einer klaren Diagnose. Wenn auch ein fader Geschmack im Mund, Zahnschmerzen, Zahnfleischblutungen oder Magendruck und Unverträglichkeit gewisser Speisen die Richtung weisen, so empfiehlt es sich doch, Arzt und Zahnarzt aufzusuchen, um Klarheit zu schaffen, welche Behandlungsrichtung eingeschlagen werden muß.

Nagelbettentzündung

1. Zahn und Zahnfleisch: Die Zähne müssen saniert werden; entzündetes oder blutendes Zahnfleisch wird mit Kräutertinktur (s. S. 220) gepinselt. Von großer Wichtigkeit ist auch das tägliche kreisförmige Bürsten des Zahnfleisches mit einer nicht allzu festen Zahnbürste.

2. Belegte, vereiterte oder zerklüftete Mandeln: Häufig dienen die zerklüfteten Mandeln verschiedenen Bakterientypen, die Zersetzungsvorgänge in Gang halten, als ideale Heimstätte. Gurgeln mit Salbeitee und Pinseln mit Kräutertinktur unterdrückt das Wachstum der Bakterien. Durch gelegentliches Absaugen (Arzt) sollten die Tonsillen gereinigt werden.

3. Magen: s. unter Magenschleimhautentzündung – Gastritis

Mundtrockenheit

Viele, meist ältere Patienten klagen über Trockenheit im Mund. Stets ist bei Mundtrockenheit und Durstgefühl an Diabetes, die Zuckerkrankheit, zu denken. Mundtrockenheit und Durstgefühl sind oft Primärsymptome, die frühzeitig einen Fingerzeig geben. Durch Blutzuckerkontrolle muß Abklärung erfolgen. Auch andere Störungen im Hormonhaushalt, besonders nach operativen Eingriffen an den Genitalorganen, lassen die Speichelsekretion versiegen.

Häufig jedoch rufen Medikamente Mundtrockenheit hervor. Bestimmte Beruhigungsmittel und vor allen Dingen blutdrucksenkende Mittel, aber auch krampflösende Medikamente vermindern die Sekretion der Mundspeicheldrüsen.

Zunächst muß abgeklärt werden, ob durch einen Medikamentenwechsel geholfen werden kann. Läßt das Krankheitsbild keinen Medikamentenwechsel zu oder bleibt die Ursache ungeklärt, empfehlen sich folgende Hilfsmaßnahmen: Häufiges Spülen des Mundes mit Kamille oder Salbei, Lutschen von Zitronen- oder Weingummibonbons, kandiertem Ingwer und Kaugummi, Emser Pastillen mit Menthol.

Tee:
Süßholz
Wermut
Tausendgüldenkraut
Pfefferminze
Pomeranzenschalen $\overline{a}\overline{a}$ ad 100,0
Tgl. 3x1 Tasse; überbrühen, 10 Min. ziehen lassen.

Homöopathie:

Nux moschata	D3	
Colchicum	D4	
Nux vomica	D4	
China	D6	$\overline{a}\overline{a}$ ad 40,0

Tgl. 3x20 Tr.

Nägel, brüchige

Brüchige Nägel sind oft Zeichen eines Kalzium-, Vitamin- oder Eisenmangels.

Diät:
Eine vitamin- und kalkreiche Ernähung. Milchprodukte, Rohkost, Obst und Salate bevorzugen!

Medikamente:
Kalzium-, Magnesium- und Eisenpräparate; Vitamin A.

Beachte:
Aggressive Spülmittel sollten vermieden werden.

Nagelbettentzündung und Eiterung

Von dieser Entzündung betroffen sind meistens der Zeigefinger und die Großzehe. Kleine Schrunden und Verletzungen in der Umgebung des Nagels führen häufig zu Entzündungen und Eiterungen. Um schon in der Entstehung eine Eiterung zu verhindern, ist die altbewährte Jodtinktur unersetzlich. Jodtinktur gehört unbedingt in jede Hausapotheke! Bei Unverträglichkeit gegenüber Jod (Hauterscheinungen) wird Sepso-

Nasenbluten

Tinktur verwendet. Jede kleine Verletzung oder Entzündung (auch im übrigen Körperbereich) sollte sofort mit Jod oder Sepso-Tinktur desinfiziert und anschließend mit einem kleinen Schutzverband versorgt werden.

Hat die Nagelbetteiterung ein gewisses Stadium erreicht, hat sich bereits ein Einschmelzungsherd gebildet, führt die Desinfektion nicht mehr zum Ziel. Kamille-Teilbäder oder Verbände mit Zugsalben helfen nur selten weiter. Die Haut am Finger oder der Zehe ist so fest und dick, daß der Eiterherd nicht wie bei einem Furunkel den befreienden Weg nach außen findet. Eine Eröffnung durch den Arzt ist unerläßlich. Oft muß sogar bei einer Nagelbetteiterung der Nagel entfernt werden.

Therapie:
Nach Eröffnung Kamille-Handteilbäder, 37°, ca. 10 Min. 2x tgl.; Verband nach ärztlicher Verordnung.

Beachte:
Eine Fingereiterung hat die Tendenz, nach dem Gesetz des geringsten Widerstandes in die Tiefe vorzudringen und sich dort auszubreiten. Darum sollte jede Vereiterung im Handbereich möglichst bald in ärztliche Behandlung kommen.

Nasenbluten

Die Ursache des Nasenblutens ist in den meisten Fällen nicht ohne weiteres erkennbar, es sei denn, daß äußere Gewalteinwirkung die empfindlichen Gefäße der Nasenschleimhaut verletzte.

Im vorderen Teil der Nasenscheidewand findet sich ein zartes Venengeflecht, das besonders bei Kindern auch ohne Verletzung zu Spontanblutungen neigen kann.

Therapie:
In sitzender Haltung durch den Mund atmen, nicht schneuzen; Blut nicht verschlucken, sondern ausspucken; Nase

oberhalb der Nasenlöcher ca. 5 Min. zusammendrücken; außerdem kalte Auflage mit Essigwasser oder Eisblase im Nacken.

Beachte:
Wenn Blutung nach 20 Min. nicht zum Stillstand kommt, ist ärztliche Hilfe notwendig.

Auf hohen Blutdruck, Herz-, Blut-, Nieren- und Lebererkrankung achten!

Nasennebenhöhlenentzündung und -eiterung, s. auch Schnupfen

Unter Nasennebenhöhlen verstehen wir die beidseitigen Kieferhöhlen, die Stirnhöhle, die Siebbein- und Keilbeinhöhle. Wegen der Häufigkeit ihrer Erkrankung soll in Zusammenhang mit naturgemäßen Heilmöglichkeiten nur die Kieferhöhlenentzündung und -eiterung besprochen werden.

Schnupfen ist eine Allerweltskrankheit, die unter normalen Umständen komplikationslos abheilt. Bei jedem Schnupfen sind die Schleimhäute der Nase und der Kieferhöhlen, die mit der Nase durch eine kleine Öffnung verbunden sind, verdickt und geschwollen. Die Ursache der Entzündung sind Viren und Bakterien. Jede Entzündung der Schleimhäute geht mit Sekret- und Schleimabsonderung einher. Wenn nun der Abfluß aus den Kieferhöhlen in die Nase durch eine hochgradige Schwellung verlegt wird, kann es zu einer Sekretstauung oder gar zu einer Eiteranfüllung der Kieferhöhlen kommen. Die Beschwerden sind typisch: starker, oft eitriger Fließschnupfen, Fieber und starke Kopfschmerzen, meist einseitig. Die Schmerzen verstärken sich beim Bücken. Da der Schmerz oft über einem Auge besonders intensiv ist, wird irrtümlicherweise eine Stirnhöhlenentzündung angenommen. Bei jedem Schnupfen geht es in erster Linie darum, diese unangenehmen Komplikationen zu verhindern.

Vorsorgemaßnahmen s. u. Schnupfen.

Wenn die geschilderten Symptome den Verdacht einer Kieferhöhlenentzündung oder -eiterung verdichten, ist fachärztliche Behandlung unerläßlich. Unbehandelt besteht immer die Gefahr einer chronischen Vereiterung mit Schleimhautverdickung. Wichtigste Maßnahme ist und bleibt bei einer Sekretansammlung in einer oder beiden Kieferhöhlen die Spülung, die keineswegs, wie oft befürchtet, ein sehr unangenehmes oder schmerzhaftes Unternehmen sein muß.

Die Symptome einer akuten Entzündung mit späterer Vereiterung meist einer, selten beider Kieferhöhlen müssen keineswegs so stürmisch verlaufen wie oben geschildet. Eine chronische Kieferhöhlenvereiterung kann nach einem Schnupfen zurückbleiben, vom Patienten unbemerkt. Die resultierenden Symptome sind unbestimmt und wenig eindeutig: verstopfte Nase mit Behinderung der Nasenatmung, unbehagliches Gefühl im Kopfbereich, einseitige Kopfschmerzen im Kiefer- oder Stirnbereich, drückend und ziehend.

Eine Röntgenaufnahme gibt Auskunft, ob fachärztliche Hilfe mit Spülung notwendig ist.

Die akute und chronische Nebenhöhlenentzündung gehört in die Hand des Facharztes. Die Hoffnung, durch Naturheilmethoden eine chronische Kieferhöhleneiterung auszuheilen, ist vage und risikobeladen. Sekret und Eiter müssen durch Punktion und Spülung entfernt werden. Nachdem die Nasenschleimhaut durch Pinselung mit einer Lösung anästhesiert und zum Abschwellen gebracht wurde, wird die papierdünne Kieferhöhlenwand mit einer Spülnadel durchstoßen. Das von vielen Patienten so gefürchtete Durchstechen dieser Knochenlamelle verursacht nur einen kurzen, erträglichen Schmerz.

Die Operation der Kieferhöhlen zur radikalen Entfernung eines den Organismus belastenden Herdes ist nur in den seltensten Fällen notwendig.

Physikalische Maßnahmen nach Kneipp haben eine den Heilverlauf unterstützende Funktion: Tgl. Wechselfußbad mit Thymian oder Wechselknie- und Wechselarmguß.

Wöch. 2x ansteigendes ¾-Bad bis 39° mit Thymian, 20 Min., anschl. Schenkelguß.

Beachte:

Eine Kieferhöhleneiterung kann auch durch erkrankte Zähne, deren Wurzelspitze in die Kieferhöhle hineinragt, verursacht werden.

Nephritis, s. Nierenerkrankungen

Nephrose, s. Nierenerkrankungen

Nervenentzündung (Neuritis und Neuralgie)

Die bekanntesten Nervenentzündungen sind die Trigeminusneuralgie, die schmerzhafte Entzündung eines Astes der dreigeteilten Gesichtsnerven, und die Ischiaserkrankung, die Entzündung des großen Beinnerven, der von der Lendenwirbelsäule über Gesäß und Kniekehle bis in den Unterschenkel und Fuß zieht.

Neuritis und Neuralgie meinen im Grunde genommen das gleiche, die schmerzhafte Entzündung eines Nerven. Im allgemeinen ist die Neuritis schmerzhafter und anhaltender, während unter Neuralgie vorübergehende Schmerzzustände verstanden werden. Als Unterscheidungsmerkmal gilt der Druckschmerz, der bei der Neuralgie kaum, bei der Neuritis deutlich vorhanden ist. Hier soll noch hinzugefügt werden, daß der Weichteilrheumatismus in seiner Schmerzqualität einen ähnlichen Charakter annehmen kann, so daß zwischen Neuralgie und Muskel- oder Weichteilrheumatismus keine genaue Unterschei-

Nervenentzündung

dung möglich ist. Hauptsymptom der Nervenentzündung ist der Schmerz in verschiedener Qualität und Intensität. Es werden an- und abschwellende, ziehende und bohrende Schmerzen angegeben. Nerven sind überall im Körper, dementsprechend können Nervenentzündungen oder Neuralgien an Kopf, Rumpf oder an Armen und Beinen auftreten. Eine besondere Bedeutung wird den Neuralgien im Brustbereich zugemessen, weil sie zu den verschiedensten Fehldiagnosen Anlaß geben können. Schmerzen im linken Brustbereich lassen natürlich in erster Linie an das Herz denken. Oft müssen innere Organe für einen fehlgedeuteten Nervenschmerz herhalten.

Die Ursache dieser oft quälenden Schmerzattacken ist keineswegs klar und eindeutig. Allen Krankheiten des rheumatischen Formenkreises haftet etwas Geheimnisvolles an, und dazu gehören auch die Nervenentzündungen und Neuralgien. Ein häufiger mitverursachender Faktor ist zweifellos die Unterkühlung eines Körperteils. Infektionskrankheiten verabschieden sich nicht selten unter Hinterlassung einer Neuralgie. Raumbeengung im Wirbelsäulenbereich durch Veränderungen an Bandscheibe und Wirbelkörper können durch Druck auf austretende Nerven Schmerzzustände in allen Körperteilen, besonders im Bereich der Lendenwirbelsäule und Halswirbelsäule auslösen. Aber auch das Seelische hat, wie fast bei allen Krankheiten, ein wichtiges Wort mitzureden. Für den aufmerksamen Arzt ist es kein Geheimnis, daß Menschen in Konflikt- und Streßsituationen, Menschen, die aufgrund ihrer seelischen Struktur am Leben leiden, mit Nervenschmerzen in allen Varianten viel häufiger heimgesucht werden als stabile Naturen, die das Leben mit der linken Hand meistern. Im Zeitalter des Medikamenten- und Drogenmißbrauches, des Genusses und

der Betäubung, darf der Sonderfall einer Nervenentzündung nicht unerwähnt bleiben, die Alkohol-Neuritis. Während sich eine Neuralgie oder Neuritis nur auf einen Nerven bezieht, sind bei der Alkohol-Neuritis mehrere Nerven, meist die Beinnerven, betroffen. Die Patienten klagen über Schwäche und Unsicherheit beim Gehen sowie über Muskelschwund beider Beine. »Storchenbeine« ist die treffende Bezeichnung im medizinischen Sprachgebrauch.

Kneipp:

Bei dieser Erkrankung scheiden sich die Geister in der Wahl der wirksamen Mittel; warm oder kalt, das ist hier die Frage!

Aufgrund langer Erfahrung ist jedem Kneipparzt bekannt, daß beides richtig sein kann, wobei natürlich, wie auch bei vielen anderen Erkrankungen, die Verträglichkeit den Ausschlag gibt. Kalt grundsätzlich abzulehnen ist mit Sicherheit falsch. Die schönsten Erfolge sah ich nach Anlegen kalter Wickel. Es kommt natürlich auf die Lokalisation der Entzündung an. Eine Gesichtsneuralgie bedarf anderer Maßnahmen als eine Nervenentzündung am Körper.

Behandlungsvorschlag:

Tgl. 2x Wechselguß der betroffenen Gliedmaßen oder des betroffenen Körperteiles: Wechselschenkel-, Wechselarm-, Wechselunter-, Wechselober-, Wechselvollguß.

Wöch. 3x Heusack im Bereich der Wirbelsäule am Ursprungsgebiet des Nerven, z. B. Ischias, Ischialgie: Heusack Kreuz; Arm- und Schulterschmerzen: Heusack Nacken – Schulter; Schmerzen im Körperbereich: Heusack auf die Schmerzstelle, jedoch wirbelsäulennah. Statt Heusack auch kalte Wickel, Fußwadenwickel, Beinwickel, Armwickel, Unteraufschläger, Lendenwickel, Brustwickel mit Essigwasser.

Wie schon angedeutet, entscheiden der Erfolg und das persönliche Wohlbefinden über das Anlegen von Heusäcken oder Kaltwickel. Kriterium für den Erfolg des Kaltwickels ist stets die Selbsterwärmung des behandelten Körperteiles. Teil- oder Vollbäder sollten erst im ausklingenden Stadium der Nervenentzündung genommen werden.

Bei der Trigeminusneuralgie ist der Erfolg Kneippscher Maßnahmen nicht in gleicher Weise eindeutig wie bei den anderen Neuralgien. Versucht werden können ein tgl. vorsichtig dosierter Wechselgesichtsguß und ableitende Heublumen-Wechselfußbäder.

Diät:
Keine Innereien, keine Wurst, Fleisch einschränken. Eine vitaminreiche Ernährung, viel Milchprodukte, Rohkost, Obst und Salate.

Tee:
Gänseblümchen
Wollblume
Weidenrinde
Johanniskraut
Zinnkraut
Lindenblüten $\overline{\overline{aa}}$ ad 100,0
Tgl. 3x1 Tasse; überbrühen, 10 Min. ziehen lassen.

Homöopathie:
Gelsemium   D4
Aconitum   D4
Arsenicum alb.   D4
Colocynthis   D4 $\overline{\overline{aa}}$ ad 40,0
Tgl. 3x15 Tr.
Bei Trigeminusneuralgie:
Iris   D3
Spigelia   D4
Gelsemium   D4
Arsenicum alb.   D6 $\overline{\overline{aa}}$ ad 40,0
Tgl. 3x15 Tr.

Medikamente:
Nach Verordnung des Arztes.

Beachte:
Bei der alkoholbedingten Mehrfach-Nervenentzündung ist die einzig sinnvolle Therapie: Alkoholentzug.
Jede länger anhaltende Nervenentzündung oder Neuralgie bedarf zum Aus-

Nierenerkrankungen

schluß eines ernsthaften Leidens ärztliche Begutachtung.

Nervöse Störungen, s. vegetative Dystonie und Depression

Neuralgie, s. Nervenentzündung

Neuritis, s. Nervenentzündung

Nierenbeckenentzündung, s. Nierenerkrankungen

Nierenerkrankungen

1. Die akute Nierenentzündung
Ähnlich wie beim Gelenkrheumatismus sind Herdinfektionen, meist bakterielle Entzündungen der oberen Luftwege, durch Streptokokken hervorgerufen, die Ursache einer akuten Nierenentzündung. Das Nierengewebe reagiert auf die Streptokokkengifte mit überschießenden Abwehrvorgängen – ein eigenartiger, in seinen letzten Zusammenhängen nicht ganz geklärter Mechanismus. Betroffen sind vorwiegend jugendliche Organismen, die über starke Immunkräfte verfügen. Nach einem von der Primärinfektion abgesehen symptomarmen Intervall kommt es zu einem allgemeinen Krankheitsgefühl mit schneller Erschöpfbarkeit, leichtem Fieber, Appetitlosigkeit, Atemnot bei kleinen Anstrengungen, Kopfschmerzen und Spannungsgefühl im Gesicht. Auffallendstes Symptom ist zweifellos das Nachlassen der Harnmenge und damit Wasseransammlung in verschiedenen Gewebsteilen, vorwiegend den Gliedmaßen und dem Gesicht. Blutbeimengungen verfärben den Urin lachsfarben bis dunkelrot. Die Untersuchung des Urins auf Eiweiß, weiße und vor allen Dingen rote Blutkörperchen erhärtet die Diagnose. Die Ausheilung dieser ernsthaften Erkrankung braucht Zeit. Mit 6–8 Wochen

Nierenerkrankungen

muß stets gerechnet werden. Manchmal verlieren sich die Restsymptome erhöhter Blutdruck, Eiweiß- und Blutausscheidung im Urin erst nach 1–2 Jahren. In seltenen Fällen führt ein bleibender chronischer Entzündungszustand zu einer Schrumpfung der Niere, die nicht mehr alle im Blut enthaltenen Giftstoffe ausscheiden kann. Das sind dann jene Patienten, die sich in regelmäßigen Abständen, meist wöchentlich zweimal, der unangenehmen Prozedur der Blutreinigung durch die »künstliche Niere« unterziehen müssen, wenn sie nicht das Glück haben, einen Organspender zur operativen Nierenübertragung zu finden.

Eine Nierenentzündung ist eine langwierige Erkrankung, die aber nicht unbedingt klinisch behandelt werden muß. Bei guter häuslicher Pflege und gewissenhafter ärztlicher Überwachung kann der Patient in seiner gewohnten Umgebung verbleiben. Allerdings ist für die ersten 3–4 Wochen Bettruhe unerläßlich. Vor allen Maßnahmen hat die diätetische Lenkung Priorität.

Diät:

Früher waren zu Beginn der Erkrankung Fasten- und Dursttage die Regel. Heute wird eine kalorienreiche, aber eiweißarme Diät bevorzugt.

In den ersten 10 Krankheitstagen muß die Kost streng kochsalz- und eiweißarm sein (ca. 1–2 g Kochsalz, bis 20 g Eiweiß pro Tag). Die Gesamtkalorienzufuhr soll pro Tag mindestens ca. 1500 Kalorien betragen, die Flüssigkeit auf ca. ½ Liter pro Tag beschränkt werden.

Nach 2–4 Wochen wird die Flüssigkeitszufuhr langsam gesteigert, Kochsalz und Eiweiß nicht mehr extrem beschränkt (ca. 4 g bzw. ca. 40 g).

Nach 4–6 Wochen werden Flüssigkeit und Kochsalz nicht mehr eingeschränkt, während Eiweiß auf ca. 40–60 g pro Tag limitiert werden sollte.

Medikamente:

Penicillin nach Verordnung des Arztes, der auch über den Einsatz weiterer Medikamente entscheidet.

Kneipp:

In den ersten 10 Tagen nur Oberkörperwaschung oder Unterkörperwaschung mit Essigwasser. Dann jeden 2. Tag Heusack auf den Leib bzw. die Nierengegend. An den Heusack-freien Tagen Heublumenauflage, ebenfalls im Wechsel auf Leib bzw. Niere, z. B. Montag Heusack Leib, Dienstag Heublumenauflage Leib, Mittwoch Heusack Niere, Donnerstag Heublumenauflage Niere, Freitag Heusack Leib, Samstag Heublumenauflage Leib usw.

Nach 4–6 Wochen 1x wöch. Zinnkraut-Sitzbad 37°, anschl. Kniekuß 26°; 1x wöch. Zinnkraut-¾-Bad 36°, anschl. Kniekuß 26°. Am Tage des Bades keine andere Anwendung. Sonst weiterhin 1–2x wöch. Heusack bzw. Heublumenauflage in Verbindung mit anschließendem Wechselschenkelleib- bzw. Wechselschenkelkreuzguß, 37°–26° – 36°, ca. 1–2 Stunden nach Heusack oder Heublumenauflage.

Tee:

Nierenkraut	
Goldrute	
Brunnenkresse	
Boretsch	
Lavendel	
Zinnkraut	$\overline{aa}$ ad 100,0

Tgl. 3x1 Tasse; überbrühen, 10 Min. ziehen lassen.

Homöopathie:

Solidago	D2	
Berberis	D2	
Camphora	D3	
Phosphorus	D4	$\overline{aa}$ ad 40,0

Tgl. 3x15 Tr.

2. Die chronische Nierenentzündung

Während bei Kindern eine akute Nierenentzündung in 90% der Fälle komplikationslos auszuheilen pflegt, ist bei Erwachsenen der Übergang in ein chronisches Stadium häufiger. Ähnlich der »Nicht-gelben-Leberentzündung« kann der Beginn einer Nierenentzündung auch »stumm« verlaufen: Das behandlungsbedürftige Primärstadium wird wegen der Geringfügigkeit der Beschwerden oft übergangen.

Um das heimtückische Krankheitsbild möglichst früh zu erfassen, sollte es zur Gewohnheit werden, bei allen Infektionen der Luftwege, ganz besonders bei Mandelentzündungen, innerhalb eines Zeitraumes von 4 Wochen den Urin untersuchen zu lassen. Die sichersten Anzeichen einer beginnenden Nierenentzündung finden sich immer im Urin: Eiweiß und rote Blutkörperchen.

Die Symptome einer chronischen Nierenentzündung sind im allgemeinen spärlicher und variabel. Typisch ist ein strohgelbes Hautkolorit, mäßige und flüchtige Schwellung der Augenlider, Handrücken und Fußknöchel, zuweilen auch eine trockene und faltige Haut. Weitere Begleiterscheinungen sind Appetitmangel, belegte Zunge, Kopfschmerzen, allgemeine Müdigkeit und Leistungsschwäche. Werden Herz und Kreislauf in Mitleidenschaft gezogen, dann verstärken erhöhter Blutdruck, Herzklopfen und Atemnot das allgemeine Krankheitsgefühl.

Die Verlaufsform ist sehr unterschiedlich. Es kann zu einer schnell fortschreitenden Destruktion des Nierengewebes mit totalem Funktionsausfall kommen, ein Krankheitsverlauf, der die Dialyse durch die künstliche Niere oder eine Nierentransplantation notwendig macht. Bleibt genug funktionstüchtiges Nierengewebe erhalten, dann ist die für den Körper notwendige Entgiftungsfunktion gesichert, solange der Krankheitsprozeß nicht fortschreitet.

Auch bei der chronischen Nierenentzündung steht als primäres Behandlungsprinzip die Diät an erster Stelle.

Diät:
Bei voller Nierenleistung ohne Blutdruckerhöhung und Flüssigkeitsansammlung: Keine Einschränkung von Flüssigkeit und Kochsalz; Eiweiß nach Körpergewicht, pro Kilogramm 1 g.
Bei erhöhtem Blutdruck: Streng salzarme Kost, Eiweißzufuhr normal.
Bei Flüssigkeitsansammlungen: Einschränkung der Flüssigkeitsmenge und streng salzarme Kost (1–2 g pro Tag), Eiweißzufuhr normal.
Bei Einschränkung der Nierenleistung ist dauernde ärztliche Überwachung erforderlich. Unerläßliche Blutkontrollen ergeben den jeweiligen Stand der Ausscheidung harnpflichtiger Substanzen.
Die Diät bestimmt in diesem Fall der Arzt.

Kneipp:
s. akute Nierenentzündung nach 4–6 Wochen

Tee:
s. akutes Stadium

Homöopathie:
Solidago	D2	
Sarsaparilla	D2	
Helleborus niger	D4	
Terebinthina	D3	$\overline{aa}$ ad 40,0

Tgl. 3x15 Tr.

Medikamente:
Verordnung durch den Arzt.

3. Das nephrotische Syndrom

Eine Sonderform der Nephritis (Nierenentzündung) ist die Nephrose. Nicht die Blutdrucksteigerung steht im Mittelpunkt des Geschehens, sondern das Ödem, die Flüssigkeitsansammlung in den verschiedenen Körperregionen. Teigige Schwellungen, besonders im Gesicht, an Händen und Knöcheln kennzeichnen das Krankheitsbild. Die blaß und gedunsen aussehenden Patienten klagen zuweilen über Atemnot und Völlegefühl des Leibes. Meist sind die Beschwerden so geringfügig, daß erst eine gelegentliche Harnuntersuchung

Nierenerkrankungen

die Nierenerkrankung aufdeckt. Es findet sich im Urin eine so starke Eiweißausscheidung, daß es zu massiven Eiweißverlusten des Blutes kommt.

Diät:
Eiweißreiche, kochsalz- und wasserarme Kost. Eier, Fleisch und Quark bevorzugen.

Kneipp:
Die unter der Nierenentzündung angegebenen Kuranwendungen können auch beim nephrotischen Syndrom in leichter Dosierung durchgeführt werden.

Tee:
Heidekraut
schwarze Johannisbeerblätter
Queckenwurzel
Erdbeerblätter
Attichwurzel
Ehrenpreis $\overline{aa}$ ad 100,0
Tgl. 3x1 Tasse; abends kalt ansetzen, morgens aufkochen, 10 Min. ziehen lassen.

Homöopathie:

Kalium nitric.	D3
Helleborus niger	D4
Berberis vulgaris	D3
Apis	D4 $\overline{aa}$ ad 40,0

Tgl. 3x15 Tr.

Medikamente:
Nach Verordnung des Arztes.

Beachte:
Ärztliche Führung unbedingt erforderlich.

4. Die Nierenbeckenentzündung, s. auch Harnweginfekt
Die Nierenbecken umschließen kelchförmig die harnausscheidenden Nieren, um die Flüssigkeit aufzufangen und in die ableitenden Harnwege weiterzugeben. Während ein Harnweginfekt im unteren Bereich der Harnblase und Harnröhre relativ harmlos verläuft, allenfalls Brennen und Druckgefühl in Harnblase und Harnröhre hervorruft, ist die Nierenbeckeninfektion ein schweres, hochfiebriges Krankheitsbild, von Schüttelfrost, Übelkeit, manchmal sogar von Erbrechen und Schmerzen im Nierenlager begleitet. Es besteht immer die Gefahr, daß die verursachenden Erreger – meist sind es Coli-Bazillen – auch auf das Nierengewebe übergreifen und dort einen verhängnisvollen Entzündungsprozeß einleiten. Der Infektionsweg ist nicht immer einwandfrei rekonstruierbar. Meist wandern die Keime, begünstigt durch Abflußbehinderung des Harns, über die Harnröhre in das ableitende Harnsystem ein. Man spricht in diesem Fall von ascendierenden Infektionen. Deshalb ist bei jedem Harnweginfekt das Durchspülen durch reichliches Trinken die wichtigste Heilmaßnahme. Die krankheitsverursachenden Mikroorganismen werden gewissermaßen weggespült, bevor sie sich an Ort und Stelle vermehren können. Aber nicht nur aufsteigend durch die Harnröhrenöffnung erfolgen Infektionen, auch auf dem Blut- und Lymphwege kann sich eine infektiöse Erkrankung des Nierenbeckens entwickeln.

Der beschriebene stürmische Beginn der Erkrankung mit Schüttelfrost und Fieber ist nicht immer die Regel. Zuweilen ist der Verlauf heimtückisch und schleichend. Appetitlosigkeit, Gewichtsverlust und vereinzelte Fieberattacken weisen wohl auf einen entzündlichen Prozeß im Körper hin, geben aber keinen eindeutigen Hinweis auf die Niere, zumal oft die typischen Symptome, Schmerzen in der Nierengegend oder Beschwerden beim Wasserlassen, fehlen.

Unterstützende Kneippbehandlung:
Tgl. Wechselschenkel- oder Wechselschenkelkreuzguß, warm-temperiert-warm (37°–26°–36°). Die Temperaturen können nach Verträglichkeit variiert werden.
Wöch. 3x Heusack auf Niere oder Leib im Wechsel; 2x Sitzbad mit Zinnkraut, 36°, anschl. Waschung oder Kni eguß.

Nierenerkrankungen

Tee:
Bärentraubenblätter
Heidekraut
Zinnkraut
Goldrute
Wacholderbeeren $\overline{aa}$ ad 100,0
Tgl. bis zu 1 l und mehr; kalt ansetzen, aufkochen, 10 Min. ziehen lassen.

Homöopathie:
(als zusätzliche Behandlung)
Chimaphila umbellata θ
Sarsaparilla D2
Echinacea D2
Terebinthina D3
Cantharis D4 $\overline{aa}$ ad 50,0
Tgl. 3x15 Tr.

Medikamente:
Nach Harnuntersuchung mit Keim- und Resistenzbestimmung durch den Arzt erfolgt Verordnung der entsprechenden Medikamente.

Diät:
Salzarme, vitaminreiche Kost; keine Wurst außer Diätwurst, kein roher Schinken; keine Konserven, insbesondere keine Fleisch- und Fischkonserven, reichlich Obst und Fruchtsäfte.

Beachte:
Bei einer chronischen Nierenbeckenentzündung sind regelmäßige ärztliche Kontrollen notwendig, um das Übergreifen eines Harnweginfektes auf das Nierengewebe rechtzeitig zu erkennen.

5. Nierensteine – Nierensteinkolik

Im ableitenden Harnwegsystem, im Nierenbecken, im Harnleiter und der Blase können sich Steine verschiedener Größe bilden, die schlummernd keine Beschwerden machen, auf ihrer Wanderschaft jedoch die schlimmsten Schmerzen auslösen. Wenn aus heiterem Himmel, nahezu unerträglich, wellenförmig und krampfartig Schmerzen im Bauchraum auftreten, dann muß zuallererst an eine Nieren- oder Gallensteinkolik gedacht werden. Während die Nierensteinkolik vom Mittelbauch oder der Nierengegend in die Leiste und das Genitale ausstrahlt, projizieren sich die Schmerzen der Gallensteinkolik in den rechten Oberbauch bis zum Schulterblatt hinziehend. Heimtückischerweise kann ein Herzinfarkt ein ähnliches Schmerzbild vortäuschen. Der erfahrene Arzt, der ja bei diesen dramatischen Schmerzattacken stets zur Stelle ist, weiß, daß der anhaltende Schmerz des akuten Herzinfarktes mehr in den linken Oberbauch und in den linken Arm ausstrahlt, wobei der Kreislauf fast immer Zeichen eines Versagens aufweist.

Die Nierensteinkolik kann benachbarte Organe in Mitleidenschaft ziehen, Darmkrämpfe, Erbrechen und Durchfall auslösen. Kommt es zur Harnverhaltung, nicht typisch für die Nierenkolik, dann ist eine Abflußbehinderung durch einen Blasenstein wahrscheinlich.

Die Ursache der Steinbildung ist unklar. Wir wissen nur, daß bei manchen Menschen die zur Ausscheidung kommenden harnpflichtigen Salze, die normalerweise im Urin gelöst sind, sich zu Konglomeraten, mehr oder weniger großen Steinen, zusammenballen. Eine ererbte Disposition ist wahrscheinlich. Bei allen Fortschritten der Medizin gibt es bis heute noch keine sichere Nierenstein-Prophylaxe. Den organischen Harnsäuresteinen ist mit relativ einfachen Maßnahmen noch am besten beizukommen. 70% – das ergaben Steinanalysen – sind sog. Mischsteine, bestehend aus Oxalat und Phosphor bzw. Oxalat-Phosphor-Harnsäure. Die restlichen 30% teilen sich auf in reine Oxalat- und Harnsäuresteine. Für einen Nierensteinträger ist es trotz aller Unvollkommenheit der Vorsorgemaßnahmen wesentlich, seine Steinbeschaffenheit zu kennen. Es genügt schon ein Bruchteil eines Steines, der oft ohne Beschwerden mit dem Harnstrahl ausgeschieden wird, zur Untersuchung. Die Beschaffenheit des Steines entscheidet über die unterstüt-

Nierenerkrankungen

zende Diät, einschließlich der Wahl der Getränke. Manche Ärzte lehnen eine Diätlenkung zur Verhinderung von Nierensteinen als wenig erfolgversprechend ab, während andere auf die Notwendigkeit einer gezielten Diät schwören. Innerhalb dieses Meinungsspielraumes soll im Rahmen dieser Ausführungen einer vernünftigen, wenig einschränkenden Diät das Wort geredet werden. Vorrangig ist die Flüssigkeitszufuhr, die die Hauptverantwortung in der Vorsorge zur Verhinderung der Steinbildung trägt. Durch einen kontinuierlichen Flüssigkeitsstrom haben die steinbildenden Substanzen nur geringe Chancen, sich zu einem störenden Gebilde zu formen.

Therapie im akuten Schmerzanfall:
Ärztliche Hilfe zur Diagnostik und Therapie ist unerläßlich.

Unterstützende Kneippmaßnahmen:
Doppelheusack auf Leib und Rücken (in der Nierengegend) oder ansteigendes Halb- oder Sitzbad mit Zinnkraut, von 34° auf 38° ansteigend. Ausnahmsweise können an einem Tag beide Anwendungen, Doppelheusack und Halb- oder Sitzbad, durchgeführt werden, vorausgesetzt, daß der Kreislauf stabil ist. Der Abstand zwischen beiden Maßnahmen soll mindestens 6 Stunden betragen.

Diät:
Trinkstoß, der sich über Tage erstrecken kann: in relativ kurzer Zeit (½ Stunde) 1 bis 1 ½ l Kräutertee, Nieren-Blasen-Tee, bei gleichzeitigen Magen-Darmbeschwerden Kamille-Pfefferminz-Tee, auch Schwarztee oder Mineralwasser trinken! Sonst leichte, am besten breiförmige Kost. Bei drohender Herzschwäche verbieten sich Trinkstöße. Der Arzt muß entscheiden, ob der Flüssigkeitsstoß nicht sinnvoller durch wasserausscheidende Medikamente eingeleitet wird.

Beachte:
Eine Nierensteinkolik kann in den meisten Fällen unter ärztlicher Aufsicht zu Hause behandelt werden. Nach Abklingen der Kolik sollte allerdings eine Röntgen-Diagnostik erfolgen. In manchen Fällen muß ein im Harnleiter festsitzender Stein mit der Schlinge oder operativ entfernt werden.

Therapie im anfallsfreien Stadium:
Auch im vorbeugenden Sinn gilt zur Behandlung einer Steinkolik die Devise des fleißigen Trinkens und Spülens. Vernünftigerweise wird man zur Dauerdiurese (Ausscheidung) von alkoholischen Getränken, auch von Bier, Abstand nehmen und sich vorwiegend den neutralen Getränken wie Kräutertee und Heilwasser zuwenden.

Diät:
Bei Kalzium-Phosphat-, Kalzium-Oxalatstein: kalziumreiche Nahrungsmittel einschränken wie Milch, Käse; magnesiumreiche Nahrungsmittel bevorzugen wie Haferflocken, Vollkornbrot. Teinacher, Bertricher, Kreuznacher Wasser. Bei Uratstein: Vorbeugediät ist die Gichtdiät (s. unter Gicht). Gewichtsverminderung; keine Innereien, keine Wurst außer Diätwurst; keine Schalentiere; sparsam mit Süßigkeiten, besonders Schokolade. Mineralwasser: Fachinger, Wildunger, Helenenquelle. Weitere Getränke: tgl. Saft von 2 Zitronen in einem der o. g. Mineralwasser.

Tee:

Bohnenschalen	20,0
Brennesselblätter	20,0
Zinnkraut	20,0
Birkenblätter	10,0
Hagebutten	10,0
Löwenzahnwurzel mit Kraut	20,0

Tgl. 4–5 Tassen; kalt ansetzen, aufkochen, 10 Min. ziehen lassen.

Homöopathie:

Rubia tinctorum	θ
Lycopodium	D2
Pichi-Pichi	D4
Belladonna	D4

Ohrensausen

Terebinthina D3 $\overline{aa}$ ad 50,0
Tgl. 3x15 Tr.
Medikamente:
Nach Verordnung des Arztes.
Beachte:
Schmerzen in der Nierengegend: Die vom Patienten häufig beklagten vermeintlichen Schmerzen in der Nierengegend sind meist wirbelsäulenbedingte Kreuzschmerzen oder Weichteilrheumatismus im unteren Rückenbereich. Der Sitz der Nieren wird meist zu tief vermutet. Die Nieren liegen nicht in der Kreuzbeingegend, oberhalb des Bekkens, sondern im hinteren Brustkorbbereich, dort, wo die untersten Rippen noch zu tasten sind.

Nierenkolik, s. Nierenerkrankungen

Nierensteine, s. Nierenerkrankungen

Obstipation, s. Darmträgheit

Ohnmacht, s. Blutdruck, niedrig

Ohrgeräusche, s. Ohrensausen

Ohrensausen – Ohrgeräusche

Pfeifen, Summen und Rauschen im Ohr sind lästige Störenfriede. Oft wechseln diese Geräusche in ihrer Intensität, verstärken sich ohne erkennbare Ursache oder verschwinden vorübergehend ganz. Meist findet der Facharzt, der sicherheitshalber immer aufgesucht werden sollte, keinen plausiblen Grund für dieses seltsame Phänomen. Es sind wieder einmal die Nerven, die uns einen Streich spielen, wobei allerdings das Alter des Betroffenen unsere Aufmerksamkeit verdient. Die jungen Jahrgänge kennen dieses Symptom nicht. Erst jenseits der Vierziger mischt sich zu anderen nervösen Grundstörungen das singende und klingende Ohr. Ein Beweis, daß Verschleißerscheinungen im Gefäßsystem mit hineinspielen.

Die Geräusche sind nicht immer streng auf ein oder beide Ohren beschränkt, wenn auch die sensiblen Elemente des Innenohres Verursacher, Überträger und Verstärker sind. Der Kopf wirkt sozusagen als Resonanzboden, wenn das Brummen und Summen, das Pfeifen und Klingen im ganzen Schädel verspürt wird.
So alarmierend diese Kopfmusik auch sein mag, so harmlos ist ihr Krankheitswert, wenn man von der Störung an und für sich, an die sich der Mensch gewöhnt, absieht. Mit Sicherheit sind Ohrgeräusche keine Vorboten fortschreitender Gehirnverkalkung oder eines drohenden Schlaganfalles.
Kneipp:
Ableitende Anwendungen; tgl. Wechselkniefguß, Wechselarmguß; statt Wechselkniefguß auch Wechselfußbad mit Melisse.
Wöch. 2x Melisse ¾-Bad, anschl. Schenkelguß.
Allgemeine Maßnahmen:
Wie unter Abhärtung beschrieben.
Diät:
Salzarme Kost.
Tee:
Melisse
Bibernellwurzel
Thymian
Rosmarin
Hopfen
Baldrianwurzel
Immergrün $\overline{aa}$ ad 100,0
Tgl. 3x1 Tasse; abends kalt ansetzen, morgens aufkochen, 10 Min. ziehen lassen.
Homöopathie:
Kalium jodatum D4
Nux vomica D4
Chinin. sulf. D3 $\overline{aa}$ ad 30,0
Tgl. 3x15 Tr.
Medikamente:
Vitamin A + E
Beachte:
Blutdruckkontrollen notwendig.

Osteoporose

Osteoporose – Knochenschwund

Die Krankheitsbezeichnung Osteoporose weist darauf hin, daß etwas porös, nicht mehr fest ist. Osteo- bezieht sich auf das Knochensystem, so daß es sich in logischer Folgerung um eine Gesundheitsstörung handeln muß, die mit einem Poröswerden des Skelettsystems zu tun hat. Unzureichende Bildung von Knochensubstanz, besonders im Bereich der Wirbelsäule, ist die auslösende Hauptursache dieses chronischen Leidens. Betroffen sind vorwiegend Frauen in höherem Alter, ein Beweis, daß ein Nachlassen des Hormonstromes jenseits der Wechseljahre die regenerative Tätigkeit der knochenbildenden Zellen nicht mehr stimuliert. Darüber hinaus sind Kalkmangelzustände und Eiweißverwertungsstörungen am chronischen Knochenschwund beteiligt. Die letzten Zusammenhänge lassen noch auf ihre Aufklärung warten, wobei eine chronische Fehlernährung oder Fehlsteuerung in der Nahrungsverwertung innerhalb des Magen-Darm-Kanals eine maßgebliche mitverursachende Rolle spielen mag.

Der Schmerz im Rücken und in den Beinen ist das Leitsymptom der Erkrankung. Die Patienten verwechseln ihre Beschwerden mit Rheuma oder Bandscheibenschaden, wobei allerdings festzustellen ist, daß sich diese Krankheitsbilder überschneiden und überlagern. Die Wirbelsäule verformt sich, krümmt sich, so daß der von dieser Krankheit Betroffene kleiner und buckliger wird. Wenn schließlich ein hochgradig poröser Wirbel zusammenbricht (ein allerdings seltenes Ereignis), ist klinische Behandlung und entsprechende Lagerung im Krankenbett unerläßlich. Klarheit über den Zustand des Knochengerüstes schafft immer die Röntgenaufnahme.

In der Behandlung muß den Vorbeugemaßnahmen eine entscheidende Funktion zugebilligt werden. Wenn das Krankheitsbild voll ausgeprägt ist, dann läßt sich der Weg zurück, zur stabilen Wirbelsäule, nur noch mit Mühe erzwingen. Mit allem Nachdruck muß immer wieder auf die rechtzeitige Vorsorge durch abhärtende Maßnahmen und Übungsbehandlung hingewiesen werden, um Muskel- und Knochensystem auch im letzten Lebensdrittel in einem Leistungsstand zu halten, in dem die Lebensfreude unbeschwerter Beweglichkeit bis ins höchste Lebensalter erhalten bleibt. Wird jedoch diese wertvolle Zeit versäumt, beginnen die Wirbelkörper einen Substanzverlust aufzuweisen, dann wird es höchste Zeit, alles einzusetzen, was uns Kneipp und die physikalische Behandlung bieten können.

Kneipp:
Tgl. Oberkörperwaschung oder Unterkörperwaschung; Wechselrücken- oder Wechselvollguß.
Wöch. 3x ¾-Bad mit Zinnkraut oder Haferstroh, anschl. Unter- oder Abguß.
Jährl. 2x Kneippkur von 3 Wochen.

Allgemeine Maßnahmen:
Tägl. 2x Trockenbürsten des Rückens; 2x 5–10 Min. häusliche Gymnastik (s. S. 216); Heilgymnastik unter Anleitung; Spaziergänge; wenn Herz und Kreislauf in Ordnung, auch Schwimmen.
Wöch. 1x Ganz- oder Teilmassage besonders des Rückens.

Diät:
Eine abwechslungsreiche Vollkost; Milchprodukte bevorzugen; Obst, Salate und Rohgemüse, in kleinen Portionen zu Mittag- und Abendessen; Zwischenmahlzeiten aus Haferflocken oder Vollgetreide zubereitet.

Tee:
Beinwellkraut
Zinnkraut
schwarze Johannis-
beerblätter
Salbei $\overline{aa}$ ad 100,0

Tgl. 3x1 Tasse, überbrühen, 10 Min. ziehen lassen.

Homöopathie:
Erste Woche: Silicea D3 und Calcium phosphoric. D3, jeweils tgl. 3x1 Tabl. vor bzw. nach dem Essen.
Zweite Woche: Mercurius solubilis D4 und Sulfur D4, tgl. 3x1 Tabl. vor bzw. nach dem Essen.
Dritte Woche wie erste Woche usw.

Medikamente:
Nach Anordnung des Arztes.

Beachte:
Eine der wichtigsten Nebenwirkungen langdauernder Cortisonbehandlung ist die Osteoporose.

Pankreatitis, s. Bauchspeicheldrüsenentzündung

Pleuritis, s. Rippenfellentzündung

Pneumonie, s. Lungenentzündung

Polyarthritis, s. Gelenkrheumatismus

Prellungen, s. Verstauchungen

Prostataerkrankungen

Die Vorsteherdrüse umschließt die männliche Harnröhre in Blasenhöhe. Wie der Name verrät, steht das 20 g schwere Organ von der Größe einer Edelkastanie vor der Harnblase. Die Prostata dient nicht der Harnausscheidung, sondern ist Teil der Zeugungsorgane. Sie sondert ein milchig schleimiges Sekret ab, dem beim Samenerguß die Samenfädchen, die aus der Samenblase und den Hoden stammen, beigemischt werden. Während das Prostatasekret die sexuelle Funktion beim Mann bis ins hohe Alter stützt – es gibt natürlich individuelle Unterschiede –, verliert sich die Produktion eines zeugungsfähigen Samens jenseits der Sechziger-Grenze. Die immer wieder zitierte Behauptung, daß

die Zeugungsfähigkeit des Mannes bis ins hohe Alter erhalten bleibt, gehört zu den stets modernen Märchen, die sich die Männerwelt in eitler Selbstgefälligkeit zurechtgelegt hat.

1. Prostataentzündung
a) Akute Form
Wie jedes drüsige Organ des Körpers ist auch die Prostata gegenüber Infektionen anfällig. Bei einer akuten Entzündung kann es sogar zu Fieber kommen. Typische Beschwerden sind Brennen beim Wasserlassen, Harndrang, Druckgefühl in der Dammgegend, Kreuzschmerzen und ziehende Schmerzen, die in die Hoden, die Leisten und in die Nieren ausstrahlen.
Die Behandlung erfolgt wie beim Harnweginfekt. An erster Stelle steht die Chemotherapie. Ärztliche Behandlung ist schon wegen der bakteriellen Diagnostik notwendig.

Begleitende Kneippbehandlung:
Im fieberhaften Stadium tgl. 2x Heublumenauflage Leib, unterhalb des Nabels. Nach Abklingen der Temperatur tgl. Zinnkraut-Sitzbad, anschl. Kniguß oder Unterkörperwaschung.

Allgemeine Maßnahmen:
Bei Fieber oder starken Beschwerden Bettruhe.

Diät:
Reizlose, salz- und gewürzarme Kost; keine Wurst, keine Süßigkeiten; Milcherzeugnisse, Obst und Gemüse bevorzugen.

Tee:
Klettenwurzel
Mistel
Augentrost
Heidekrautblüten
Kürbiskerne
Weidenröschen   ā̄a ad 100,0
Tgl. 3x1 Tasse, abends kalt ansetzen, morgens aufkochen, 10 Min. ziehen lassen.

117

Prostataerkrankungen

Medikamente:
Chemotherapeutika und Zäpfchen nach Verordnung des Arztes.

Beachte:
Bei anhaltend hoher Temperatur und starken Schmerzen ist an eine Abszeßbildung in der Prostata zu denken. Urologisch ist Fachbehandlung notwendig, da möglicherweise der Abszeß eröffnet werden muß.

b) Chronische Form
Beim Beschwerdebild einer chronischen Prostatitis ist fast immer ein akutes Stadium vorausgegangen. Der Verlauf ist weniger stürmisch, ohne Fieber, jedoch mit typisch wechselnden Beschwerden: Ziehen im Genitalbereich, unangenehmes Druckgefühl im Bereich des Dammes und im Enddarm, zuweilen auch schmerzhafter Samenerguß. Bei Schwächung der Widerstandskraft durch Streß oder Erkältung kann ein chronisches Stadium mit allen Zeichen einer akuten fieberhaften Erkrankung zu einem akuten Prozeß reaktiviert werden. Die Behandlung entspricht dann den unter der akuten Primärerkrankung beschriebenen Grundsätzen.

Prognostisch ist die infektiöse Erkrankung der Prostata günstig. Mit der modernen Chemotherapie ist jedes Stadium dieser Erkrankung in den Griff zu bekommen. Die seltene Abszeßbildung in der Prostata läßt das Krankheitsbild bedrohlich erscheinen. Der notwendige Eingriff erfolgt durch den Facharzt.

Therapie:
Fachärztliche Beratung zur Abklärung, ob eine Chemotherapie erfolgen soll, ist notwendig: Keimbestimmung nach Prostata-Massage mit Untersuchung des Exprimates (vom lateinischen exprimere = ausdrücken).

Kneipp:
Tgl. ansteigendes Wechselfußbad bis 39° mit Heublumen oder Zinnkraut, statt dessen auch Wechselkniguß.
Wöch. 2x Heusack auf Blase. Im Wech-

sel zum Heusack auch Lehmpflaster im Dammgebiet (je nach Verträglichkeit); 2x Sitzbad oder ¾-Bad mit Heublumen oder Zinnkraut bis 39°, anschl. Schenkelguß.

Diät und Tee:
s. akutes Stadium.

Homöopathie:

Sabal serrulatum	θ	
Pichi-Pichi	D2	
Belladonna	D4	
Cantharis	D4	$\overline{aa}$ ad 40,0

Tgl. 3x15 Tr.

Medikamente:
Nach Verordnung des Arztes.

c) Kongestions- bzw. Stauungsprostatitis
Die Symptomatik gleicht der chronischen Prostataerkrankung, allerdings mit einem wesentlichen Unterschied. Es treten nie Fieberschübe auf, und es gelingt niemals ein Erregernachweis. Eine antibakterielle Behandlung mit Chemotherapeutika wäre hier ein Schuß ins Blaue. Diese keimfreie Entzündung hat andere Ursachen! Seelische Spannungszustände, meist Partnerschaftsprobleme, suchen sich das für die sexuelle Harmonie verantwortliche Organ aus. Das psychotherapeutische Gespräch mit dem Ziel, an den Kern der verursachenden Problematik heranzukommen, hat Vorrang vor jeder anderen Therapie. Wie bei allen psychosomatischen Störungen gibt auch hier der Ort des Geschehens eindeutig Auskunft über den seelischen Konfliktbereich, die sexuelle Sphäre!

Kneipp:
Wie bei chronischer Prostatitis, als Badezusatz Baldrian oder Fichtennadel.

Diät:
Wie bei chronischer Prostatitis.

Tee:
Baldrian
Hopfen
Melisse

Johanniskraut
Mistel
Heidekrautblüten $\overline{aa}$ ad 100,0
Tgl. 3x1 Tasse; kalt ansetzen, aufkochen, 10 Min. ziehen lassen.
Homöopathie:

Hypericum	θ
Sabal serrulatum	D2
Digitalis	D4
Belladonna	D4 $\overline{aa}$ ad 40,0

Tgl. 3x15 Tr.
Medikamente:
Nach Verordnung des Arztes.

2. Prostatavergrößerung oder Prostataadenom

Die Ursache der Prostatavergrößerung ist nicht einwandfrei geklärt. Sicher ist nur, daß sie zu den vielen Erkrankungen der Senioren zählt. Mehr als 50% aller Sechzigjährigen leiden unter Entleerungsstörungen der Harnblase aufgrund einer vergrößerten Prostata. Dabei ist zu beachten, daß nicht jede Prostatavergrößerung Beschwerden macht. Nur wenn sich die vergrößernde Prostata im Würgegriff um die Harnröhre legt, treten Beschwerden auf.

Im 1. Stadium, im Reizstadium, klagt der Patient über häufiges Wasserlassen am Tage und in der Nacht, über einen verzögerten Beginn des schwachen Harnstrahls, über Nachträufeln und über schlafstörende nächtliche Erektionen.

Im 2. Stadium kommt es bereits zur Restharnbildung, d. h., die Blase wird nicht mehr vollkommen entleert. Die genannten Beschwerden nehmen zu. Besonders morgens ist die Entleerungsfrequenz häufiger.

Im 3. Stadium ist die Blase stets gefüllt. Die Überlaufblase gibt von Zeit zu Zeit etwas Urin ab. Eine normale Entleerung der Blase ist nicht mehr möglich. In diesem Stadium besteht durch Rückstau in die oberen Harnwege die Gefahr einer fortschreitenden Nierenschädigung.

Eine wirksame konservative Therapie der Prostatahypertrophie, die zur Verkleinerung des oft sechsfach vergrößerten Organs beitragen soll, kennen wir nicht. Die in reichlicher Anzahl zur Verfügung stehenden Medikamente können nur die Begleitstauung des vergrößerten Organs beseitigen und zugegebenermaßen die Beschwerden wesentlich lindern.
Therapie im 1. Stadium:
Kneipp:
Wie unter chron. Prostataentzündung, jedoch keine Lehmpflaster.
Diät:
Reizlose, blähungsarme Kost.
Tee:
Kürbiskerne
Klettenwurzel
Augentrost
Weidenröschen $\overline{aa}$ ad 100,0
Tgl. 3x1 Tasse; abends kalt ansetzen, morgens aufkochen, 10 Min. ziehen lassen.
Homöopathie:

Chimaphila umbellata	θ
Digitalis	D4
Solidago	D2
Sabal serrulat.	D2
Belladonna	D4 $\overline{aa}$ ad 50,0

Tgl. 3x15 Tr.
Medikamente:
Laut ärztlicher Verordnung.
Im **Stadium 2** und **3**, für dessen Diagnostik der Facharzt durch Restharnbestimmung zuständig ist, sollte die Operation nicht zu lange hinausgeschoben werden. Der Patient hat nur die Wahl zwischen Dauerkatheter, dessen Tragen außerordentlich lästig ist, und Operation, die natürlich rechtzeitig, bei gutem Allgemeinzustand, durchgeführt werden sollte.
Bei einer Vergrößerung der Prostata auf das Doppelte wird durch die Harnröhre hindurch elektroresektiert, während Organvergrößerungen höheren Ausmaßes oberhalb oder unterhalb des Schambeines durch eine offene Operation angegangen werden.

Rachenkatarrh

Quetschungen, s. Verstauchungen

Rachenkatarrh, s. auch Bronchitis und Mandelentzündung

Als Rachen wird das Teilstück der Luftwege bezeichnet, das sich zwischen Nase und Mundhöhle einerseits und dem Kehlkopf andererseits befindet. Unter einem Rachenkatarrh verstehen wir einen Virusinfekt, der von der Nase (Schnupfen) oder den Mandeln (Angina) auf die Rachenschleimhaut weitergeleitet wird. Aber auch die banale Grippe wählt sich als Eintrittspforte mit Vorliebe die Rachenschleimhaut aus, verständlich, wenn man bedenkt, daß dieser Teil des menschlichen Körpers durch Einatmen der Luft und Durchgang der Nahrung einer Dauerbelastung mit Infektionsgefahr ausgesetzt ist.
Die Beschwerden sind deutlich und unüberhörbar: Husten und Räuspern, rauhe Stimme, Kratzen im Hals, Schluckbeschwerden mit Druckgefühl und Schmerzen im Schlund, manchmal ins Ohr ausstrahlend. Im akuten Stadium können leicht erhöhte Temperaturen auftreten.

Therapie im akuten Stadium mit Fieber:
Kneipp:
Mehrmals tgl. Heublumenhalswickel im Wechsel mit Wadenwickel mit Essigwasser.
Allgemeine Maßnahmen:
Bettruhe; Zimmer gut lüften; gurgeln mit Salbei- oder Kamillentee.
Diät:
Leichte Kost; Zitrone natur mit Honig gesüßt; reichlich trinken.
Tee:
Lindenblüten
Holunderblüten
Salbei
Isländ. Moos
Brombeerblätter $\overline{aa}$ ad 100,0

Tgl. 3x1 Tasse; überbrühen, 10 Min. ziehen lassen.
Homöopathie:
Ammonium jodat.   D3
Spongia   D2
Causticum   D4
Sulfur   D4 $\overline{aa}$ ad 40,0
Tgl. 3x15 Tr.
Medikamente:
Nach Verordnung des Arztes.

Therapie nach Abklingen des Fiebers:
Kneipp:
Tgl. 2x Heublumenhalswickel, 1x Kopfdampf mit Kamille–Salbei, 1x ansteigendes Wechselfußbad mit Thymian.
Tee und Homöopathie:
s. akutes Stadium
Medikamente:
2x tgl. Auspinseln des Halses mit Kräutertinktur (s. S. 220); statt Kopfdampf auch Inhalieren mit Inhalat II (s. S. 221).

Chronischer Rachenkatarrh:
Kneipp:
Wöch. 3x ansteigendes Fußbad, bis 40°, anschl. Kniguß.
Allgemeine Maßnahmen:
Tgl. 2x Gurgeln mit Kamillen- oder Salbeitee, auch Salzwasser (1 Prise Kochsalz auf 1 Glas Wasser).
Wöch. 1x Sauna.
Tee und Homöopathie:
s. akutes Stadium
Medikamente:
Pinseln des Rachens mit Kräutertinktur (s. S. 220).
Beachte:
Bei allen chronischen Formen der Schleimhautentzündung im Rachen ist fachärztliche Diagnostik und Behandlung notwendig. Es gilt vor allem, eine chronische Mandelentzündung oder eine behinderte Nasenatmung auszuschließen. Häufig bleibt nach einem Rachenkatarrh ein unbestimmtes Druck- oder Fremdkörpergefühl im Hals zu-

rück, das über Monate belästigt und beunruhigt. Fachärztliche Kontrolle gibt Sicherheit, daß es sich nur um ein Überbleibsel einer lokalen Virusinfektion handelt.

Das routinemäßige Einnehmen von Fieber-, Schmerz- und Grippetabletten bei allen Infektionskrankheiten der oberen Luftwege ist mehr als fragwürdig. Es handelt sich meist um Mischpräparate, die nicht nebenwirkungsfrei sind. Auf keinen Fall unterstützen sie die Abwehrkräfte des Organismus. Die ironische Formel, daß ein Schnupfen unbehandelt 7 Tage, mit Tablettenhilfe eine Woche dauert, kann durch den Nachsatz ergänzt werden, daß der natürliche Heilverlauf durch Tabletteneinnahme eher verzögert als unterstützt wird.

Vorbeugende Maßnahmen:
s. Abhärtung; wöch. 1x Sauna.
In allen Stadien striktes Rauchverbot, Wohn- und Schlafräume gut lüften.

Raucherbein, s. Durchblutungsstörungen.

Regel-Störungen, s. Frauenkrankheiten

Reizblase

Unter Reizblase versteht man einen Zustand, der durch häufigen Harndrang gekennzeichnet ist, ohne daß sich entzündliche oder organische Veränderungen im Harnwegsystem nachweisen lassen. Das Beschwerdebild findet sich fast ausschließlich bei Frauen im oder jenseits des Klimateriums, so daß der Gedanke an einen Östrogenmangel naheliegt. Mit Sicherheit kann auch dieser Beschwerdekomplex nervös-vegetativen Fehlsteuerungen zugeordnet werden.

Kneipp:
Tgl. mehrmals Wechselknieguß oder 2x Wechselfußbad mit Baldrian.
Wöch. 1x Sitzbad mit Zinnkraut, anschl.

Knieguß und 1x Fichtennadel-¾-Bad, anschl. Abguß; 2x Heusack auf Blase.
Allgemeine Maßnahmen:
Beckenbodengymnastik (s. S. 215).
Diät:
Salzarme und reizlose Kost.
Tee:
Weidenröschen
Baldrian
Hopfen
Melisse
Boretsch
Zinnkraut
Johanniskraut $\overline{aa}$ ad 100,0
Tgl. 3x1 Tasse; kalt ansetzen, aufkochen, 10 Min. ziehen lassen.
Homöopathie:
Cimicifuga D4
Mandragora e radice D4
Belladonna D4
Cantharis D6 $\overline{aa}$ ad 40,0
Tgl. 3x15 Tr.
Medikamente:
Versuchsweise Östrogene nach ärztlicher Verordnung.
Beachte:
Die Diagnose einer Reizblase darf erst gestellt werden, wenn gynäkologisch und harnanalytisch kein Befund erhoben wurde. Harnkultur ist notwendig.

Rheumatische Erkrankungen, s. Rheumatismus und Gelenkrheumatismus

Rheumatismus (Muskel- oder Weichteilrheumatismus)

Unter diesen Begriff fallen jeweils Schmerzzustände im Bereich des Rückens, der Schultern und des Gesäßes. Weniger betroffen sind die peripheren Gliedmaßen. Streng zu trennen ist dieser fließende Rheumatismus vom schweren Krankheitsbild des destruktiven Gelenkrheumatismus und auch von der Arthrose, der Verschleißerkrankung der Gelenke. Einschränkend muß allerdings hinzugefügt werden, daß Verbrauchser-

Rheumatische Erkrankungen

scheinungen an Gelenken und Wirbelsäule häufige Begleiter des Muskelrheumatismus sind, wobei aber auch Erkältungen, Fehlhaltungen und psychische Faktoren mitwirken können. Schon wiederholt wurde bei den verschiedensten Schmerzzuständen der inneren Organe auf das seelische Szenarium hingewiesen, das letztlich als Verursacher zu gelten hat. Auch der Bewegungsapparat mit seinen jeweiligen kleinen und großen Muskeln und Muskelgruppen ist der Tummelplatz nervöser Spannungszustände. Nicht gelebte Aggressionen und zwanghaftes Sich-Anpassen an ungeliebte Lebenssituationen verhärten nicht nur im seelischen Bereich, auch das Funktionsgefüge für die Mobilität, die Muskulatur, gerät in einen vorübergehenden oder permanenten Spannungszustand. Besonders betroffen ist die Rückenpartie unter Bevorzugung des Nackens und des Kreuzes.

Der Begriff »Rheuma« ist aus dem griechischen Wort für »fließen« abgeleitet. Fließend wandern die Schmerzen von einem Körperteil zum anderen, fließend sind die Schmerzen in ihrer Intensität, sich von der Ruhe zur Belastung verstärkend. Zwischen dem akuten und dem chronischen Stadium gibt es ebenfalls fließende Übergänge. Die chronischen Schmerzzustände sind einer physikalischen Behandlung besonders gut zugänglich.

Kneipp:
Tgl. Ganzwaschung, Wechselarm- bzw. Wechselschenkel-, Wechselunter- oder Wechselvollguß, je nach Lokalisation der Beschwerden.
Wöch. 2–3x Heusack oder kalter Wickel auf die Stelle der Schmerzhaftigkeit je nach Verträglichkeit. Es ist erstaunlich, wie wirksam oft kalte Wickel sind, z. B. Lendenwickel oder Kurzwickel. 2x ¾-Bad mit Heublumen oder Wacholder, anschl. Abguß.

Allgemeine Maßnahmen:
Trockenbürsten und Gymnastik; Spazierengehen und sportliche Betätigung; Schwimmen in angenehmer Wassertemperatur; Teil- und Ganzmassagen; autogenes Training.

Diät:
Eiweißarme Kost, wenig Fleisch und Wurst, keine Innereien, wenig Süßigkeiten.

Tee:
Mariendistelkraut
Schöllkraut
Ginster
Wegtritt
Zinnkraut
Hagebutten
Wacholder aa ad 100,0
Tgl. 3x1 Tasse; überbrühen, 10 Min. ziehen lassen.

Homöopathie:

Bryonia	D4	
Dulcamara	D4	
Arnika	D3	
Rhus toxicodendron	D4	aa ad 40,0

Tgl. 3x20 Tr.

Medikamente:
Nach Verordnung des Arztes. Schmerzlindernde Rheumamittel sollten nur bei starken Schmerzanfällen eingesetzt werden, da die Gefahr der Nebenwirkungen, besonders auf den Magen-Darm-Kanal, groß ist.

Beachte:
Körper möglichst warm halten, warme Unterkleidung; Verkühlung durch Luftzug vermeiden!

Rippenfellentzündung

Unter Rippenfell verstehen wir den hautähnlichen Überzug, der im Inneren des Brustkorbes Rippen, Lunge und den Raum zwischen den beiden Lungen bekleidet. Entzündliche Vorgänge im Lungengewebe haben die Tendenz, sich auszubreiten und bis zur umgebenden

Stützhaut, dem Rippenfell, genauer gesagt dem Lungenfell, vorzudringen. Es entsteht eine umschriebene Entzündung der umkleidenden Schutzhaut mit punktuellen Schmerzen besonders beim Atmen, Niesen und Husten. Die Schmerzen sind so typisch mit dem Atmen verbunden, daß die Diagnose selbst dem Laien nicht schwerfällt: Beim Anhalten der Atmung verschwindet der Schmerz, während tiefes Durchatmen die Beschwerden verstärkt. Wenn eine Infektion der oberen Luftwege vorausgegangen ist und außerdem leichte Temperaturerhöhungen bestehen, dann ist das klassische Bild der trockenen Pleuritis (Rippenfellentzündung) perfekt.

Kneipp:
Tgl. 2x Heublumenauflage auf die schmerzende Stelle oder 1x Heusack oder Brustwickel mit Essigwasser kalt je nach Verträglichkeit, bis sich die Beschwerden bessern.

Allgemeine Maßnahmen:
Bettruhe bis zum Abklingen des Fiebers und der Beschwerden.

Tee:
Jaborandiblätter
Brennesselblätter $\overline{aa}$ ad 20,0
Lindenblüten
Holunderblätter $\overline{aa}$ ad 100,0
Tgl. ½ bis 1 l; überbrühen, 10 Min. ziehen lassen.

Homöopathie:
Ranunculus bulbosus D4
Bryonia D4
Aconitum D4
Cantharis D4
Arsenicum jodat. D6 $\overline{aa}$ ad 50,0
Tgl. 3x15 Tr.

Medikamente:
Einreibungen mit Salben, die Kampfer und Menthol oder Jod enthalten; bei starken Schmerzen Schmerztabletten; bei quälendem Hustenreiz verbunden mit Schmerzen ein hustendämpfendes Mittel, Verschreibung durch Arzt.

Beachte:
Nach Abklingen der Erkrankung ist Vorstellung beim Arzt notwendig, um einen ernsthaften Prozeß im Lungengewebe auszuschließen.
Die oben beschriebene Form der Rippenfellentzündung wird als trockene Pleuritis bezeichnet. In seltenen Fällen kommt es zu Flüssigkeitsansammlung im Pleuraraum zwischen Lunge und Brustwand. Die trockene Rippenfellentzündung geht in die feuchte Form über. Diese Entwicklung ist, auch wenn die lokalen Schmerzen verschwinden, unerfreulich, weil stationäre Behandlung im Krankenhaus notwendig wird. Diagnostische Maßnahmen, evtl. Punktion des Ergusses, bestimmen den weiteren Heilplan. Nach dem Krankenhausaufenthalt empfiehlt sich die Durchführung einer Kneippkur mit Atemgymnastik.

Roemheld-Syndrom, s. Blähbauch

Röteln, s. Kinderkrankheiten

Saures Aufstoßen, s. Sodbrennen

Scharlach, s. Kinderkrankheiten

Schilddrüsenerkrankungen

Die Schilddrüse befindet sich als doppelt angelegtes Organ im vorderen Halsbereich. Schmetterlingsähnlich liegt sie unterhalb des Kehlkopfes über der Luftröhre. Wenn sich das Organ sichtbar vergrößert, sprechen wir von Kropf. Die Schilddrüse gehört zu den innersekretorischen Drüsen, die ähnlich den Eierstöcken, den Hoden, der Nebenniere und anderen drüsigen Organen in kleinster Menge Wirkstoffe in das Blut abgeben, die für den Ablauf körperlicher Funktionen von größter Wichtigkeit sind. Das Schilddrüsenhormon greift aktivierend in den Zellstoffwechsel ein, steuert den Energieeinsatz und erhöht die Vigilanz, die Aktionsbereitschaft.

Schilddrüsenerkrankungen

1. Überfunktion der Schilddrüse

Unter Schilddrüsenüberfunktion werden jene Krankheiten verstanden, die mit einer Überproduktion von Schilddrüsenhormon einhergehen. Für diese überschießende Hormonabgabe, die einer Selbstvergiftung gleichkommt, kann das ganze Organ oder auch nur ein Teil der Drüse verantwortlich sein, das sog. »toxische Adenom«.

Von der leichten Überfunktion der Schilddrüse bei seelischen Erschütterungen gibt es bis zum Vollbild der Thyreotoxikose, der Basedowschen Erkrankung, fließende Übergänge. Daß die Schilddrüse ein Organ im Hormonhaushalt des menschlichen Organismus darstellt, beweist auch die Tatsache, daß Frauen fünfmal häufiger erkranken als Männer. Das weibliche Geschlecht mit seinen Hormonschwankungen, Pubertät, Schwangerschaft und Klimakterium, ist demgemäß im Zusammenspiel seiner hormonellen Steuermechanismen viel anfälliger.

Die Beschwerden dieser ernst zu nehmenden Erkrankung sind vielseitig, aber auch typisch: allgemeine Unruhe, Schlafstörungen, Herzklopfen, Gewichtsabnahme bei gutem Appetit, Heißhunger, leichtes Schwitzen, Neigung zu Durchfall, schnelle Erschöpfbarkeit, Haarausfall und – unübersehbar – hervorstehende, glänzende Augen.

Wenn auch die Diagnose im Vollbild der Erkrankung keine Schwierigkeiten bereitet, so ist in leichten Fällen die Abgrenzung gegenüber psycho-vegetativen, nervösen Störungen mit Auswirkungen im Kreislaufsystem schwierig.

Jede Schilddrüsenüberfunktion, auch der Verdachtsfall, gehört in die Hand des Arztes, um mittels gezielter Diagnostik das Krankheitsbild abzuklären und die therapeutischen Maßnahmen einzuleiten.

Naturheilmethoden kommen nur in leichten Fällen, besonders bei den bereits erwähnten Mischformen mit nervös-vegetativer Übererregbarkeit, in Frage.

Kneipp:
Tgl. Oberkörperwaschung oder Unterkörperwaschung; Wechselkniguß und Wechselarmguß.
Wöch. 1x Baldrian-¾-Bad mit Abguß; 1x Baldrian-Wechselsitzbad 35°: 3x Lehmpflaster Hals; den Kaltanteil innerhalb der Anwendungen bevorzugen!

Allgemeine Maßnahmen:
Viel Ruhe, Liegen; Luftbäder; nur kurze Spaziergänge; Atemübungen.

Diät:
Milchprodukte, Rohkost, Salate und Obst bevorzugen. Fleischarm, keine Wurst.

Tee:
Herzgespann
Wolfstrapp
Hopfen
Baldrian   aa ad 100,0
Tgl. 3x1 Tasse; kalt ansetzen, aufkochen, 10 Min. ziehen lassen.

Homöopathie:
Lycopus virginicus   D1
Kalium jodat.   D4
Chininum arsen.   D4
Thyreoidinum   D12
Hedera helix   D12   aa ad 50,0
Tgl. 3x15 Tr.

Medikamente:
Nach Verordnung des Arztes.

2. Unterfunktion der Schilddrüse

Während bei Schilddrüsenüberfunktion das Zellsystem des Organs in eine hektische Betriebsamkeit verfällt, werden bei der Unterfunktion die beiden Schilddrüsenhormone T_3 (Trijodthyronin) und T_4 (Thyroxin) in unzureichender Menge produziert. Die Schilddrüse kann die für den normalen Ablauf körperlicher Funktionen notwendige Hormonmenge nicht anliefern. Ursache für diese Funktionsschwäche sind meist Eingriffe am Organ selbst, sei es, daß ein Kropf entfernt wurde oder eine andere Krankheit der Schilddrüse eine Resektion verlangte. Der verbliebene Rest der Schilddrüse ist dann zu klein oder zu leistungsschwach, um das spezifische Hormonverlangen des Organismus zu befriedigen. Zu intensive Strahlenbehandlung, Überdosierung von hemmenden Medikamenten bei Überfunktion der Drüse, aber auch unklare Faktoren verursachen ebenfalls eine Hypothyreose, wie die Schilddrüsenunterfunktion im medizinischen Sprachgebrauch genannt wird. Durch das Fehlen der stoffwechselaktiven Hormone kommt es zu entsprechenden Ausfallserscheinungen mit typischer Symptomatik. Haut und Unterhaut, besonders im Gesicht, an Hand- und Fußrücken, sind verdickt, oft kissenartig angeschwollen, kühl und blaß. Geschwollene Augenlider tragen zu einer mongoloiden, maskenhaften Verfremdung des Gesichts bei. Die geistige und körperliche Reaktionsfähigkeit verlangsamt sich, die Mimik erstarrt. Gelenkbeschwerden an Hüfte und Knie sind häufig.

Kneipp:
Diagnostik und medikamentöse Behandlung durch Schilddrüsenhormone gehören in die Hand des Arztes.
Da meist Herz und Kreislauf in Mitleidenschaft gezogen sind, empfehlen sich Kneippsche Anwendungen wie unter Herzschwäche beschrieben.

Tee:
Herzgespann
Wolfstrapp
Seetang
Ginster
Weißdorn
Bohnenschalen
Wacholderbeeren $\overline{aa}$ ad 100,0
Tgl. 3x1 Tasse; kalt ansetzen, aufkochen, 10 Min. ziehen lassen.

Homöopathie:

Fucus vesiculosus	D1
Calcium jodat.	D4

Flor de Piedra	D4	
Thyreoidinum	D4	
Spongia	D6	$\overline{aa}$ ad 50,0

Tgl. 3x15 Tr.

Schlafstörungen

In der Häufigkeit aller beklagten Beschwerden nimmt zweifellos die Schlafstörung eine Spitzenstellung ein. Die Bezeichnung »Schlaflosigkeit« sollte aus dem medizinischen Wortschatz gestrichen werden, denn ein Leben ohne periodische Regeneration des Organismus durch den Schlaf ist undenkbar.
Die persönliche Erwartungshaltung dem Schlaf gegenüber ist für die Schlafqualität von entscheidender Bedeutung. Während sich der in seinen gesundheitlichen Forderungen Anspruchslose ohne zu klagen mit einem Fünf-Stunden-Schlaf abfindet, ist für den Gesundheitsfanatiker ein Fünf-Stunden-Schlaf eine mittlere Katastrophe. Während der eine das Ansinnen, ein Schlafmittel einzunehmen, verständnislos zurückweist, greift der andere gierig nach chemischen Schlafhilfen und erzeugt schließlich auf diesem Wege eine pharmakologisch bedingte Schlafstörung. Ganz abgesehen davon ist ängstliche Schlaferwartung niemals für innere Ruhe und guten Schlaf förderlich. Mit anderen Worten, die Schlafdauer ist keine objektiv meßbare Größe wie z. B. Blutdruck oder Gewicht. Die Güte des Schlafes ist weitgehend von der persönlichen Einstellung des guten oder schlechten Schläfers abhängig.
Alle Lebewesen, Mensch und Tier, unterliegen einem tageszeitlichen Aktivitätsrhythmus, gebunden an den Tag- und Nachtwechsel, wobei der Schlaf mit einer Dämpfung aller Lebensfunktionen einhergeht. Das Bewußtsein ist so gut wie erloschen. Die lebenserhaltenden Funktionen der Atmung und Herztätigkeit sind reduziert, der Muskeltonus ist

Schlafstörungen

herabgesetzt. Der verminderte Spannungszustand der muskulären Hohlorgane ist deswegen so wichtig, damit der Schlaf nicht durch die kontinuierlichen körperlichen Bedürfnisse, Darm- und Blasenentleerung, gestört wird.

Anhand von Gehirnstromkurven zeigt sich, daß der Nachtschlaf in 4–5 periodischen Zyklen abläuft. Dem Einschlafen folgt also kein gleichmäßig tiefer Schlaf bis zum Erwachen. Der Nachtschlaf ist gewissermaßen eine Wanderung vom Einschlafen über den leichten Schlaf in eine Tiefschlafphase, dann wieder zurück über das Gleitstadium in den leichten Schlaf. Im Anschluß an den Tiefschlaf erfolgen die Traumphasen, die über das Gleitstadium bis in den oberflächlichen Schlaf hineinreichen. Auch wenn sich der Schläfer am Morgen seiner Träume nicht mehr erinnert, hat er innerhalb der Nacht 4–5 Traumabschnitte von 20 bis 40 Minuten Dauer hinter sich gebracht. Die Träume haben eine wichtige Funktion. Sie dienen der Verarbeitung der Tageserlebnisse, neutralisieren Angst, erfüllen Hoffnung und Wünsche.

Der besorgte Schläfer sollte sich des physiologischen Schlafrhythmus erinnern, wenn er nächtliche Geräusche hört oder unwillkürlich zur Uhr greift, um seinen Schlaf zu kontrollieren. Alle Manipulationen, die aus der oberflächlichen Schlafphase ein helles Wachsein provozieren, sollten unterlassen werden. Auf die Uhr sehen, das Licht anknipsen und lesen, aufstehen und wandern können einen vollen Wachzustand herbeiführen, wonach sich nur unter Schwierigkeiten ein neuer Schlafrhythmus einstellt.

Nun soll keineswegs in Abrede gestellt werden, daß es echte, zermürbende Schlafstörungen gibt. Der Sensible, von Natur aus Nervöse, seelisch Belastete ist natürlich in der wichtigsten Funktion des menschlichen Lebens störanfälliger als der frohe, unkomplizierte Naturbursche, der unbekümmert in den Tag hineinlebt. Daß schwere Schmerzzustände den Schlaf erheblich stören, ist verständlich. Ein Phänomen für Arzt und Patient sind die Klagen mancher Depressiven, die keinen Schlaf finden, obwohl sie sich in ihrer verzweifelten Erschöpfung nach dem erlösenden Schlaf sehnen.

Therapie:
In der Behandlung des gestörten Schlafes muß in aller Deutlichkeit auf die verhängnisvolle Wirkung der Dauereinnahme eines Schlafmittels hingewiesen werden. Die gelegentliche Einnahme eines Medikaments nach einem aufregenden Tag oder nach einer gesundheitlichen Unpäßlichkeit ist unerheblich. Ein Gewöhnungseffekt wird vermieden, wenn die Dosismenge von 1–2 Tabletten in der Woche nicht überschritten wird.

Der labile Schlaf des nervös-vegetativ Störbaren sollte möglichst durch natürliche Maßnahmen gesteuert werden, wobei die Kneippanwendungen den Vorrang genießen.

Kneipp:
Ableitende Anwendungen vorwiegend abends; Wassertreten in der Badewanne; Baldrianwechselfußbad, Wechselknieguß, Wechselschenkelguß oder Wechselunterguß; Wadenwickel mit Essigwasser; nasse Kneippstrümpfe. Bei nächtlichen Schlafunterbrechungen empfiehlt sich eine kalte Unterkörperwaschung. Vorsorglich sollte ein Gefäß mit kaltem Wasser und einem Waschhandschuh in greifbarer Nähe des Bettes stehen.

Allgemeine Maßnahmen:
Strenge Regulierung der Lebensweise! Der Schlaf gehört zu den großen, immer wiederkehrenden Lebensrhythmen. Der Mensch ist in diese Rhythmen der Natur, die Folge der Jahreszeiten, den Tag- und Nachtwechsel eingebettet. Dazu kommt noch der individuelle Eigenrhythmus der Organe, des Herzens, der

Schlafstörungen

Atmung, der Verdauungsorgane, des Menstruationszyklus und der Aktivitätszentren im Gehirn. Uns ist die Freiheit gegeben, sich diesen Rhythmen einzuordnen oder diese Rhythmen zu ignorieren. Ein ungezügeltes Drauflosleben, eine Mißachtung der regelmäßigen Schlaf- und Essenszeiten zerstört die innere Ordnung, bringt die biologischen Funktionen durcheinander und führt schließlich zur Unfähigkeit, durch einen erholsamen Schlaf die Regeneration aller Organe und das harmonische Zusammenspiel von Leib und Seele zu vollziehen. Die wichtigste Voraussetzung für einen guten Schlaf ist zweifellos ein geordnetes Leben, ein geregelter Ablauf der täglichen Verrichtungen und ganz besonders das Einhalten eines persönlichen Schlafrhythmus. Es steht keineswegs fest, daß der Frühaufsteher und Frühzubettgeher besser schläft als die Nachteule, die erst um Mitternacht ins Bett findet. Nur auf die stets gleichbleibende Gewohnheit kommt es an! Der stetige Wechsel der Schlafgewohnheiten, wie er beim Schichtdienst unerläßlich ist, ruiniert auf die Dauer den robustesten Schlaf. Kein Arzt sollte sich scheuen, einem zum nächtlichen Schichtdienst Verurteilten die gesundheitlich schädigenden Auswirkungen dieser inhumanen Arbeitsweise zu bescheinigen. Keineswegs soll damit einer kleinbürgerlichen Beflissenheit korrekter Lebensführung das Wort geredet werden.

Ein gelegentliches Schlafversäumnis zugunsten einer nächtlichen Feier oder einer lustigen Sitzung in Freundesrunde, besonders in jüngeren Jahren, kann den an und für sich stabilen biologischen Eigenrhythmus des Schlafes nicht nachhaltig stören.

Entspannende Unterhaltung und leichte Lektüre in den Abendstunden sind einer hitzigen Debatte oder einem aufregenden Fernsehkrimi vorzuziehen.

Ein kleiner Spaziergang in der abendlichen Dämmerung ist mitunter die ideale Schlafvorbereitung. Alle täglichen Maßnahmen, die unter Abhärtung genannt sind, gehören in das Rüstzeug einer gesunden, schlaffördernden Lebensweise.

Diät:
Opulente, schwere und reichliche Mahlzeiten sind vor dem Schlaf zu vermeiden. Die Mahlzeiten abends ganz ausfallen zu lassen ist keineswegs schlaffördernd, denn Hunger kann ein unliebsamer Störenfried sein. Milchgetränke – warm oder kalt – je nach Jahreszeit, am besten mit Getreideflocken, haben eine beruhigende, schlaffördernde Wirkung.

Tee:
Hopfen
Baldrian
Melisse
Pomeranzenblüten   aa ad 100,0
Abends 1 bis 2 Tassen; kalt ansetzen, aufkochen, 10 Min. ziehen lassen.

Homöopathie:

Avena sativa	θ	
Passiflora	ˌD1	
Valeriana	D2	
Staphisagria	D4	
Coffea	D4	aa ad 50,0

Tgl. 3x15 Tr., vor dem Schlafengehen 20 Tr.

Medikamente:
Keines der gängigen Schlafmittel, soweit es sich um chemische Synthetika handelt, ist, wie bereits erwähnt, im Dauergebrauch zu empfehlen. Sie sollten nur zur gelegentlichen Dämpfung des erregten Nervensystems eingesetzt werden. Schwieriger wird es, wenn bereits eine Gewöhnung vorliegt. In diesem Stadium ist eine echte Wirkung des Schlafmittels nicht mehr nachweisbar. Andererseits kommt es beim Weglassen des Mittels zu einem sog. Rebound-Effekt (= Rückstoßeffekt), der sich nun wirklich in einer erheblich verminderten Schlafqualität äußert. Erst nach Durchschreiten einer qualvollen vierwöchigen Entwöh-

Schlafstörungen

nung stellt sich mit einer Besserung des Schlafes wieder jener Zustand ein, der vor Einnahme des Schlafmittels bestand. Diese Entwöhnung erfolgt am besten in einem Kurort oder in einem Sanatorium mit Milieuwechsel unter Einsatz Kneippscher Kuranwendungen.

Die einfachen pflanzlichen Schlafhilfen, die meist aus Baldrian, Hopfen und Passionsblume in Einzelsubstanz oder als Gemisch im Handel sind, können unbedenklich auch über einen längeren Zeitraum eingenommen werden. Sie stellen jedoch den verwöhnten Schlafmittelkonsumenten niemals zufrieden!

Beachte:

Auch der leichte, oberflächliche Schlaf, der von vielen »Schlecht-Schläfern« als »Nicht-Schlaf« eingestuft wird, hat eine Erholfunktion. Erst bei einer echten Schlafminderung unter fünf Stunden kann von einem Schlafdefizit gesprochen werden. Diese echte Schlafstörung ist für den Arzt ein Wegweiser in Richtung Depression. Der Gemütskranke mit Schlafstörungen bedarf intensiver ärztlicher Zuwendung. Eine gezielte Medikation mit Antidepressiva und Schlafmitteln ist unumgänglich.

Eine Sonderstellung in der Schlaftherapie nimmt das autogene Training ein. Allerdings muß vor zu optimistischen Erfolgserwartungen gewarnt werden. Die autogene Selbstbeeinflussung ist eine große Hilfe für den Kundigen und Geduldigen. Zu den Grundformulierungen der Schwere und Wärme (Wärme nur in den Beinen) kommen Vorsatzformulierungen wie z. B.: »Die Lider liegen schwer auf den Augäpfeln, ich spüre eine angenehme Müdigkeit und Schläfrigkeit, bald werde ich in Schlaf versinken. Der Schlaf wird ruhig, fest und erholsam.« Der Erfolg des autogenen Trainings wird unterstützt durch Einblenden eines Ruhebildes. Der Schlaf wird häufig durch störende Gedanken vertrieben, sei es, daß geschäftliche Vorgänge im Kopf herumgehen, sei es, daß Konfliktstoff im persönlichen oder familiären Bereich zur Lösung drängt. Da gilt es, den Vorhang des Vergessens über den Schauplatz der gedanklichen Geschäftigkeit zu breiten, um einem beliebigen Ruhebild in der Vorstellungswelt Platz zu machen. In einem bunten Panorama lassen wir die Natur in ihrer Ruhe und Beschaulichkeit sprechen, wobei ein wogendes Kornfeld, eine blumige Wiese mit einem Bach, eine ferne Wälderkette oder ein still gelegener Waldsee vor unserem geistigen Auge erscheint. Auch Erinnerungen aus der Kindheit, die mit Frieden und Geborgenheit verbunden sind, vermögen den oft schwierigen Übergang vom Nochnicht-Schlafen zum vergessenden Schlafen zu erleichtern.

Schleimbeutelentzündung

Schleimbeutel sind schleimgefüllte, säckchenförmige Polster, Stoßdämpfern vergleichbar, an den verschiedensten Knochenteilen in Sehnen- und Gelenknähe. Am häufigsten entzünden sich die Schleimbeutel an Ellenbogen, Kniescheibe und Großzehengrundgelenk, besonders bei der häufigen Deformierung des Großzehens, dem Hallux valgus.

Bei der akuten einfachen Entzündung, die mit einer umschriebenen, meist schmerzlosen Schwellung einhergeht, kann durch eine konsequente Lokalbehandlung der entzündliche Prozeß gestoppt und Heilung herbeigeführt werden. Die Ursache ist meist eine länger dauernde mechanische Reizung. Typisch ist die Schleimbeutelentzündung bei Fliesenlegern, die auf Knien arbeiten, oder bei Gläubigen, die ihre Andachten auf harter Unterlage kniend verrichten (Beterknie). Entwickelt sich im entzündlichen Gebiet eine druckschmerzhafte, sich heiß anfühlende, gerötete Schwellung, dann besteht der

Verdacht der Vereiterung des Schleimbeutels. Eine chirurgische Behandlung mit Eröffnung oder Entfernung des vereiterten Säckchens ist unbedingt erforderlich. Auch der chronische entzündliche Schleimbeutel, der jeder konservativen Behandlung trotzt, sollte dem harmlosen Eingriff überlassen werden.

Kneipp:
Tagsüber in ständiger Folge kalte Umschläge mit Retterspitz oder Quark; nachts lokaler Verband mit einer Heparinsalbe.

Medikamente:
Wenn mit Kneippscher Behandlung die Schwellung nicht innerhalb von 2 Tagen zurückgeht, ist ärztliche Behandlung erforderlich.

Schnupfen, s. auch Nasennebenhöhlenentzündung

»Drei Tage kommt er, drei Tage steht er, drei Tage geht er«, weiß eine alte Volksweisheit über den Schnupfen, eine Virusinfektion der Nasenschleimhäute, zu berichten. Meist fängt es mit Kratzen im Hals und einer Schwellung im Gaumenbereich an. Dann kitzelt die Nase, reizt zum Niesen und fängt zu fließen an. Der Fließschnupfen steht in voller Blüte! Aber schon ein bis zwei Tage später klingen die Symptome ab, heilt das Krankheitsbild beschwerdefrei aus.

Kneipp:
Tgl. 2x Wechselfußbad mit Thymian, ansteigend bis 39°, bei Krampfadern Wechselkniehuß, 2x Heublumenhalswickel bis zum Abklingen der Symptome.

Allgemeine Maßnahmen:
Tgl. häufiges Gurgeln mit Kamillen- oder Salbeitee oder Salzwasser (1 Prise Salz auf 1 Glas Wasser).

Tee:
Augentrost
Efeublätter
Lindenblüten

Holunderblüten
Thymian $\overline{\overline{aa}}$ ad 100,0
Tgl. 3x1 Tasse; überbrühen, 10 Min. ziehen lassen.

Homöopathie:
Beim Auftreten der ersten Reizerscheinungen in Rachen oder Nase alle 2–3 Stunden 3 Tropfen Camphora θ unverdünnt mit Teelöffel nehmen und im Mund zergehen lassen. Wenn diese Behandlung rechtzeitig durchgeführt wird, gelingt in vielen Fällen die Beseitigung des Infektes bereits im Entstehen. Ist der Schnupfen nicht mehr aufzuhalten, dann empfiehlt sich folgende homöopathische Mischung:

Camphora	θ	
Pulsatilla	D4	
Arum triphyllum	D3	
Aconitum	D6	$\overline{\overline{aa}}$ ad 40,0

Alle 3 Stunden 20 Tr.

Beachte:
Der Schnupfen ist im Normalfall eine Banalinfektion, die kein Fieber hervorruft, keine Bettruhe erzwingt und demgemäß keine Arbeitsunfähigkeit verursacht. Zwei unangenehme Komplikationen lauern jedoch im Hintergrund, einmal die Nasennebenhöhlenvereiterung, zum anderen die Entzündung der oberen Luftwege, die infektiöse Bronchitis, (s. auch Nasennebenhöhlenentzündung und Bronchitis).
Eine konsequente Behandlung gleich zu Beginn des Schnupfens kann das Eindringen der Virusinfektion in die Nasennebenhöhlen oder ein Herabwandern in den Bronchialbereich verhindern. Dazu gehört auch die Applikation schleimhautabschwellender Medikamente in die Nase, um für freien Sekretabfluß zu sorgen (Verordnung durch den Arzt).
Vorrangig sollten jedoch im Sinne einer permanenten Infektabwehr die abhärtenden Maßnahmen das ganze Jahr über eingesetzt werden, um diese unangenehme und lästige Banalinfektion zu verhindern (s. Abhärtung).

Schultersteife

Schultersteife – Periarthritis des Schultergelenkes

Das Schultergelenk nimmt unter allen Gelenken eine Sonderstellung ein. Aufgrund seines anatomischen Aufbaus ist es äußerst sensibel und störanfällig. Es treffen sich dort mehrere Gelenkflächen: die des Oberarmkopfes, des Schlüsselbeines und des Schulterblattes. Die Gelenkflächen sind relativ klein, so daß bei äußerer Gewaltanwendung der Oberarmkopf aus seiner knöchernen Halterung gleiten kann. Dabei durchbricht der Gelenkkopf die sog. Rotatorenmanschette, eine kappenartige Gelenkkapsel, die durch die Sehnen von vier Muskeln verstärkt wird. Von dieser Verletzung, der Schulterluxation, abgesehen, können bereits einfache Prellungen, z. B. durch Sturz beim Skifahren, das Schultergelenk ohne sichtbare Knochenverletzung so lädieren, daß trotz intensiver Behandlung Monate vergehen, bis das Gelenk wieder schmerzfrei beweglich wird.

Die Schultersteife jedoch, von der hier die Rede sein soll, hat primär mit einer Verletzung nichts zu tun. Schon nach dem 30. Lebensjahr lassen sich die ersten degenerativen Veränderungen an den stark beanspruchten Sehnen des Schultergelenks nachweisen. Die Abnutzungserscheinungen nehmen im Laufe der Jahre zu, die umschließende Gelenkkapsel schrumpft, während in das strukturveränderte Gewebe Kalk eingelagert wird. Diese Veränderungen schreiten nur langsam fort, ohne in diesem latenten Stadium Beschwerden zu verursachen. Erst wenn die schrumpfende Kapsel den Freiraum des Gelenkes erheblich einschränkt, kommt es zur Schultersteife, werden die degenerierten Sehnen entzündlich reagieren. Schmerz wird nur bei bestimmten Bewegungen, durch Druck oder in einer bestimmten Liegehaltung verursacht.

Die Diagnose ist selbst für den medizinischen Laien von einmaliger Prägnanz. Normalerweise müssen sich die Hände bequem berühren, wenn der rechte Arm über die rechte Schulter greift, während die linke Hand von unten her der rechten Hand entgegenkommt. Ist das Berühren der Fingerspitzen nur schwer oder gar nicht möglich, dann besteht zumindest bei einer Schulter bereits das Symptom der Schultersteife, auch wenn keine Beschwerden vorhanden sind. Je weiter der Prozeß fortschreitet, desto schwieriger wird es, die Hand nach rückwärts zu bringen, um das gegenüberliegende Schulterblatt zu erreichen.

Wir sprechen von einer primären Schultersteife, wenn sich der entzündlich degenerative Prozeß sozusagen in eigener Verantwortlichkeit vollzieht, von einer sekundären Erkrankung, wenn zusätzliche Faktoren wie Verletzung, Arthrose, Rheuma, Veränderungen an der Halswirbelsäule und am Brustkorb das Krankheitsbild verstärken oder überlagern.

Dem Verlauf nach unterscheiden wir zwischen 5 verschiedenen Formen der Schultersteife.

1. Die akute Form

Aus heiterem Himmel, ohne erkennbaren äußeren Anlaß, kommt es zu einer hochgradigen Schmerzhaftigkeit der Schulter, die in den Oberarm, ja sogar bis in das Handgelenk ausstrahlen kann. Eine Bewegungssperre im erkrankten Schultergelenk zwingt den Patienten, den betroffenen Arm an den Körper zu pressen.

Kneipp:

Tgl. mehrmals kalte Umschläge mit Retterspitz oder Arnika verdünnt; Lehmpflaster.

Weitere physikalische Maßnahmen:

In die moderne physikalische Therapie gehört auch die Kaltbehandlung mit Eis, die Kryotherapie. Eiswürfel werden in

Schultersteife

ein Handtuch gepackt und auf die erkrankte Stelle gelegt, Dauer 10–20 Min., tgl. 1x; auch handelsübliche Eispackungen können Verwendung finden; warme Packungen unbedingt vermeiden.

Allgemeine Maßnahmen:
Absolute Ruhigstellung, Armtragetuch.

Medikamente:
Schmerzlindernde, entzündungshemmende Medikamente sind vorübergehend notwendig; auch ein Cortisonstoß ist angebracht; unbedingt Arzt hinzuziehen.

2. Subakute Form, ein Zwischenstadium zwischen akut und chronisch

Der subakute Entzündungszustand entwickelt sich aus der akuten Form oder primär als selbständiges Krankheitsbild. Es bestehen keine spontanen Beschwerden. Schmerzen treten nur bei bestimmten Bewegungen auf. Der Bewegungsspielraum im Gelenk ist jedoch deutlich eingeschränkt.

Kneipp:
Wie unter akut; ein Versuch mit einem nicht zu heißen Heusack ist angebracht; Lehmpflaster und Retterspitzumschläge sind einer Eisbehandlung vorzuziehen; probatorische Behandlung!, d. h., die Art der Anwendung richtet sich nach dem Erfolg, der vom Patienten angegeben wird.

Allgemeine Maßnahmen:
Leichte Bewegungsübungen, Schmerzschwelle nicht überschreiten!

Medikamente:
Wie unter akut; Cortison als Injektion in oder ans Gelenk entscheidet der Arzt.

3. Chronische Form

Ist beim subakuten Krankheitsverlauf kein vollkommener Heilerfolg beschieden, zieht sich das Beschwerdebild über Monate hin, dann sprechen wir von der chronischen Form.

Kneipp:
Im chronischen Stadium wird der Wärmebehandlung der Vorzug gegeben. Tgl. Wechselarmguß bzw. Heublumen-Wechselarmbad.
Wöch. 3x Heusack oder 3x Heublumen-Auflage.

Weitere physikalische Maßnahmen:
Fango, Moor, Fango-Paraffin.

Allgemeine Maßnahmen:
Heilgymnastik, Gymnastik zu Hause (s. S. 214); sportliche Betätigung; Massagen des Schultergürtels unter Auslassung der Schmerzpunkte, Bindegewebsmassagen; Bestrahlungstherapie, besonders Jontophorese; Schwimmen.

Diät:
Eiweißarme Ernährung; wenig Fleisch und Wurst; süßigkeitsarm; Milchprodukte, Salate, Rohkost und Obst bevorzugen.

Tee:

Kastanienblätter	
Brennesselblätter	
Schwarze Johannisbeerblätter	
Birkenblätter	
Wacholderbeeren	
Hagebutten	
Zinnkraut	a̅a̅ ad 100,0

Tgl. 3x1 Tasse; überbrühen, 10 Min. ziehen lassen.

Homöopathie:

Symphytum	D2	
Acidum salicyl.	D2	
Ichthyolum	D2	
Ledum	D2	
Colchicum	D4	
Calcium phosph.	D8	a̅a̅ ad 60,0

Tgl. 3x15 Tr.

Medikamente:
Nach Verordnung des Arztes.

4. Schultersteife mit Scheinlähmung

Durch den Querriß einer aufgebrauchten Sehne, meist verursacht durch Heben eines schweren Gewichts oder durch Sturz bei ausgestrecktem Arm, kommt es plötzlich zu einer scheinbaren Lähmung des Armes. Eine echte Lähmung

131

Schultersteife

ist immer durch ein krankhaftes Geschehen im Nervensystem hervorgerufen; dagegen ist hier die Funktionseinbuße des Armes durch den Abriß der Bizepssehne bedingt.

Therapie:
Der Facharzt entscheidet, ob operatives Vorgehen oder konservative Behandlung erfolgen soll.

5. Die versteifende Schulter
Während bei den beschriebenen Stadien der Schultersteife der Bewegungsschmerz im Vordergrund stand, ist bei der versteifenden Schulter die zunehmende Bewegungseinschränkung führendes Symptom. Der Bewegungsausfall führt mit der Zeit zu einer Atrophie, zu einer Verminderung der Muskelsubstanz.

Kneipp:
Wärmebehandlung wie unter **3.**

Allgemeine Behandlungsmaßnahmen:
Schwerpunkt der Therapie sind aktive und passive Bewegungsübungen, langfristige Heilgymnastik unter fachlicher Anleitung ist unbedingt erforderlich, sonst wie unter **3.**

Tee, Homöopathie und Medikamente:
s. unter **3.**

Beachte:
Eine erkrankte Schulter darf niemals dem Heilfaktor »Zeit« überlassen werden. Arzt und Patient haben die Aufgabe, alle Möglichkeiten und Mittel einzusetzen, um in kooperativer Zusammenarbeit mit Besserung und Behebung der Beschwerden eine Versteifung des Schultergelenkes zu verhindern.
Es werden auch Röntgenbestrahlungen in den Stadien 2,3 und 5 empfohlen. Persönlich stehe ich dieser Behandlungsmethode skeptisch gegenüber. Jedenfalls weigerte ich mich, meine traumatische (durch Prellung verursachte) Schultersteife auf diese Weise behandeln zu lassen. Sie heilte auch unter konservativen

Maßnahmen, allerdings erst nach neun Monaten, vollkommen aus.

Schuppenflechte

Die Schuppenflechte ist eine relativ häufige Hauterkrankung, die beide Geschlechter gleichermaßen befällt. Besonders betroffen sind Knie, Ellenbogen und Kopfhaut. In schweren Fällen ist der ganze Körper mit schuppenden, wachsartigen, silbrig glänzenden Herden von verschiedener Größe übersät.
Die Ursache dieser eigenartigen, kaum juckenden Hauterkrankung liegt noch im dunkeln. Wahrscheinlich ist eine erbliche Komponente mit einzubeziehen. Auch eine Störung im Zusammenspiel der innersekretorischen Drüsen wird diskutiert. Es besteht keine Ansteckungsgefahr. Die Krankheit, die das Allgemeinbefinden nicht beeinflußt, verläuft in Schüben, manchmal sogar bis zur vollen Abheilung der Hauterscheinungen. So lästig und unangenehm die Psoriasis für den Betroffenen auch sein mag, zu einem Zugeständnis war sie bereit: Sie verzichtet in der Regel auf den Befall des Gesichts, der Handflächen und der Fußsohlen.
Typisches diagnostisches Zeichen ist das Auftreten von punktuellen Blutungen nach Abschaben der ekzematischen Herde.

Kneipp:
Vollbad mit Kleie, Molke, Zinnkraut, anschl. temperierter Abguß; vorsichtiges Bürsten im Bad.

Weitere physikalische Maßnahmen:
Höhensonne, Sonnenbad, Sonnenbank.

Allgemeine Maßnahmen:
Soweit Sonne gut vertragen wird, Sonnen- und Luftbäder so oft wie möglich. Zum Schutze der an und für sich empfindlichen Haut sollte vor jeder Bestrahlung und Lichtbehandlung der Körper mit Leinsamenöl eingerieben werden.

Dem Leinöl wird außerdem eine Heilwirkung auf die Psoriasisherde zugeschrieben.

Tee:

Eichenrinde	
Faulbaumrinde	
Heidelbeerblätter	aa 10,0
Sarsaparillwurzel	
Walnußschale	
Schafgarbe	aa 20,0
Ringelblume	
Schöllkraut	
Weidenrinde	
Brennesselblätter	aa 30,0

Tgl. 3x1 Tasse; abends kalt ansetzen, morgens aufkochen, 10 Min. ziehen lassen.

Homöopathie:

Berberis aquifolium	D2	
Hydrocotyle asiatica	D2	
Arsenicum alb.	D4	
Graphites	D8	aa ad 40,0

Tgl. 3x15 Tr.

Diät:
Prinzipiell Einschränkung von Fett; alle Wurstwaren, außer Diätwurst, meiden; kein fettes Fleisch, besonders kein Schweinefleisch; keine Konserven; Bohnenkaffee und Süßigkeiten nur gelegentlich; zu bevorzugen sind alle Milchspeisen und Milchprodukte; Salat mit Sauerrahm zubereiten; leichtes Fleisch; Süßwasserfische; Äpfel in jeder Form, besonders als Kompott.

Medikamente:
Bei allen Behandlungsmaßnahmen nimmt immer noch die Lokalbehandlung mit Salben einen wichtigen Platz ein. Bei ausgeprägtem Befall ist schon wegen der Umständlichkeit und des Wäscheverschleißes die klinische Behandlung vorzuziehen. Innerlich wird Vitamin D3 empfohlen. Ein Versuch zur Regeneration der Darmflora ist ebenfalls angezeigt. Eine weitere Behandlungsmöglichkeit ist die Umstimmung durch Injektionen. Die medikamentöse Führung gehört in die Hand des Arztes.

Beachte:
Auch bei dieser Erkrankung heißt es: Vorbeugen ist besser als heilen. In den Remissionsstadien, den Zeiten geringer entzündlicher Aktivität, sollten die naturgebundenen Heilmöglichkeiten in ihrer Vielfalt voll ausgeschöpft werden: leichte Sonnenbäder, alle Maßnahmen, die unter Abhärtung beschrieben sind, einschließlich einer ausgewogenen Bewegungstherapie.

Schwangerschaft

Schwangerschaft ist keine Krankheit. Demgemäß sollen im Rahmen dieses Buches nur einige Vorsorgemaßnahmen für eine beschwerdefreie und natürliche Geburt besprochen werden.

Kneipp:
Alle Anwendungen wie unter Abhärtung beschrieben. Die Badetemperatur jedoch nicht über 36° und kein Wechselfußbad über 35°.

Allgemeine Maßnahmen:
Schwangerschaftsgymnastik, insbesondere Beckenboden- und Venengymnastik; leichte Massagen; Sauna bis zum 6. Monat; autogenes Training mit gezielten Vorsatzformen zur Erleichterung des Geburtsvorganges.

Ernährung:
Eine gemischte blähungsarme Kost; 5–6 Mahlzeiten am Tag; Milch und Milchprodukte in reichlichen Mengen.

Beachte:
Kein Nikotin, nur die vom Arzt verordneten Medikamente! Möglichst keine Abführmittel, statt dessen ein milder Tee.

Tee:

Mutterblätter	
Faulbaumrinde	
Dornschlehblüten	
Salbei	aa ad 100,0

Abends 2 Tassen; überbrühen, 10 Min. ziehen lassen.

133

Schwermut, s. Depression

Schwindel

Unter Schwindel verstehen wir das Gefühl des gestörten Gleichgewichtes. Der Dreh- oder Schwankschwindel ist oft von unlustbetonten Gemütszuständen und nervös-vegetativen Störungen wie Übelkeit und Schweißausbruch begleitet.

Viele Patienten in höherem Alter klagen über Unsicherheit auf den Beinen und Schwindel, besonders bei Lagewechsel. Ursächlich sind Zirkulationsstörungen im alternden Gehirn anzunehmen, die zu einer Reizung des Vestibularapparates (Gleichgewichtsorgan im Innenohr) führen. Dieser arteriosklerotische Schwindel, wie er auch genannt wird, ist relativ harmlos und durch physikalische Kneippmaßnahmen gut beeinflußbar.

Die Schwindelzustände jüngerer Jahrgänge sind als nervös-vegetative Reizerscheinungen aufzufassen und häufig im Zusammenhang mit niedrigem Blutdruck zu beobachten. Auch für sie gilt die gute Ansprechbarkeit auf natürliche Übungsmethoden.

Auf die verschiedenen Erkrankungen des Vestibularorgans (Erkrankungen im Bereich des Innenohrs oder der dazugehörigen Nerven) und auch die Menièresche Erkrankung (Anfallsschwindel mit Ohrensausen, Schwerhörigkeit, Übelkeit und Erbrechen) kann im Rahmen dieses Buches nicht eingegangen werden. Sie erfordern stets fachärztliche Behandlung.

Kneipp:
Tgl. Wechselarm- mit Gesichtsguß und Wechselkniguß, oder auch Wechselarm- und Wechselfußbad mit Melisse oder Thymian; von Vorteil sind auch die kleinen Kaltanwendungen, die besonders im Sommer die eben genannten Anwendungen ersetzen: mehrmals tgl. kaltes Armbad und Wassertreten oder kaltes Fußbad. Wöch. 2x ¾-Bad mit Rosmarin, anschl. Abguß temperiert oder Armguß kalt, oder auch 2x Sitzbad mit Rosmarin, anschl. Kniguß kalt.

Allgemeine Maßnahmen und Diät:
s. Durchblutungsstörungen, arteriell

Tee:
Immergrün
Melisse
Lavendel
Thymian
Weißdornblüten
Arnikablüten $\overline{aa}$ ad 100,0
Tgl. 3x1Tasse; überbrühen, 10 Min. ziehen lassen.

Homöopathie:
Atropin sulf.	D4
Cocculus	D4
Barium jodat.	D4
Conium	D6 $\overline{aa}$ ad 40,0

Tgl. 3x15 Tr.

Schwitzen

Starkes Schwitzen am ganzen Körper oder an einzelnen Körperstellen kann veranlagungsbedingt sein oder von äußeren Faktoren abhängen.

Als äußere Ursachen kommen chronische Infektionskrankheiten, z.B. chronischer Gelenkrheumatismus, Tuberkulose, fieberhafte Erkrankungen, hormonelle Umstellung während der Wechseljahre und nervös-vegetative Übererregbarkeit mit Angstzuständen in Frage.

Meist beschränkt sich vermehrtes Schwitzen auf bestimmte Körperregionen wie Achselhöhlen, Hände, Füße und Körperpartien enger Hautberührung, z.B. zwischen Oberschenkel im Genitalbereich sowie unter starken Brüsten.

Das vermehrte Schwitzen beginnt oft in der Kindheit und in der Pubertät und verliert sich dann im Erwachsenenalter. Durch die verstärkte Schweißabsonderung kann die Haut, besonders an den genannten Körperpartien, geschädigt werden. Bakterielle Infektionen, besonders Hefepilz-Erkrankungen und Furunkelbildung sind häufige Begleiterscheinungen.

Kneipp:
Tgl. mehrmals Oberkörper- oder Unterkörperwaschung unter Einbeziehung der betroffenen Körperpartien; Wechselfuß- oder Wechselarmbad mit Eichenrinde oder Kamille, 35–36°, oder auch Wechselknie- und Wechselarmguß.
Wöch. 2x ¾-Bad mit Fichtennadel, 34–35°; 2x Wadenwickel mit Essigwasser.

Allgemeine Maßnahmen:
Betroffene Körperstellen durch Einpudern trocken halten, möglichst einen neutralen Puder verwenden (Kinderpuder); sonst Maßnahmen s. Abhärtung; Luft- und Sonnenbäder.

Diät:
Fleischarme Kost; Rohkost, Obst, Salate und Milchprodukte bevorzugen; salzarm.

Tee:

Salbei	40,0
Baldrian	20,0
Hopfen	20,0
Holunderblätter	20,0

Tgl. 3x1 Tasse; kalt ansetzen, aufkochen, 10 Min. ziehen lassen.

Homöopathie:

Chininum arsenicosum	D4
Joborandi	D4
Salvia	D4
Sambucus	D4 $\overline{aa}$ ad 40,0

Tgl. 3x15 Tr.
Bei Nachtschweiß auf nervöser Grundlage:

Sambucus	D2
Mercurius solub.	D8 $\overline{aa}$ ad 20,0

Tgl. 3x15 Tr.

Medikamente:
Nach Verordnung des Arztes.

Sehnenscheidenentzündung

Ähnlich der Knochenhautentzündung ist die Sehnenscheidenentzündung die Folge einer gleichmäßigen, immer wiederkehrenden Belastung, am häufigsten an der Rückseite der Hand und des Unterarmes oder im Bereich des Fußes und des Unterschenkels. Besonders ungewohnte Tätigkeiten können bei Ungeübten zu einer Entzündung des die Sehne einhüllenden Gewebes führen. Typische Symptome sind Schwellung im Schmerzgebiet und schnelle Ermüdbarkeit der betroffenen Extremitäten. Die Selbstdiagnose ist einfach. Man legt seine eigene Hand auf die betreffende Schmerzstelle und bewegt die Endgliedmaßen, die Hand bzw. den Fuß. Unter der tastenden Hand wird das typische Schneeballknirschen hör- und tastbar.

Therapie:
Die optimale Behandlung ist die Ruhigstellung in Gips, Gipsschiene an der Hand und Gipsstiefel am Fuß.
Falls diese Therapie nicht durchführbar ist oder nicht akzeptiert wird, empfehlen sich Kneipp-Maßnahmen.

Kneipp:
Tgl. 4–5x kühle Umschläge mit Retterspitz, auch Lehmpflaster; wenn Hand betroffen, 1x Wechselarmguß oder Wechselarmbad mit Heublumen, 34°; wenn Fuß betroffen, 1x Wechselkniguß oder Wechselfußbad mit Heublumen.

Allgemeine Maßnahmen:
An Hand oder Unterarm Armtragetuch, bei Fuß- oder Unterschenkelbeschwerden viel Ruhen durch Liegen.

Tee:

Arnikablüten	
Beinwellwurzel	$\overline{aa}$ ad 100,0

Tgl. 3x1 Tasse; abends kalt ansetzen, morgens aufkochen, 10 Min. ziehen lassen.

Homöopathie:

Kalium jodat.	D4
Arnika	D2

Sexuelle Störungen

Symphytum   D2 $\overline{aa}$ ad 30,0
Tgl. 3x15 Tr.

Sexuelle Störungen

Auch wenn es auf den ersten Blick seltsam erscheint, in diesem Lexikon dieses Stichwort vorzufinden, so hat es auf den zweiten Blick schon seine Richtigkeit damit. Naturverbundenes Leben mit einer positiven Grundeinstellung vermag auch das Sexualleben zu beeinflussen.

Dieser so empfindliche Bereich ist natürlicherweise auch besonders ›störanfällig‹. Gründe für sexuelles Versagen liegen selten im körperlich-krankhaften, sondern fast ausschließlich im psychischen Bereich. Hierbei sind es zum Teil eigene Seelenstrukturen, die Schwierigkeiten im Sexualleben hervorrufen, zum Teil liegen die Störungen aber auch im fehlerhaften Verhalten des Sexualpartners begründet. Zärtlichkeit, Vertrauen und Ehrlichkeit sind auch heute und immer noch die Grundlagen für eine echte erfüllte Partnerbeziehung.

Doch in schwierigen Fällen sollte sich niemand scheuen, fachliche Beratung bei Psychologen, Psychotherapeuten und Eheberatungsinstitutionen einzuholen.

Da es sich bei beiden Geschlechtern um eingefahrene Verhaltensstörungen handeln wird, steht das Gespräch im Vordergrund der Therapie. Gespräche sollten stattfinden zwischen beiden Partnern, zwischen dem Berater und der Frau und dem Mann getrennt und schließlich – als wichtigstes Gespräch – zu dritt zwischen Berater und beiden Partnern.

Vorbehaltlos und frei sollten beide über ihre Probleme sprechen. Mit Vorhaltungen und Vorwürfen ist keinem gedient. Kritik wirkt nie aufbauend und fördernd, sondern nur negativ und destruktiv. Sie ist aus diesem Grund unter allen Umständen zu unterlassen. Nur uneigennützige Zuwendung und Erforschung der Bedürfnisse des andern können helfen. Jeder Versuch, den anderen im Abziehbildverfahren nach seinen eigenen Vorstellungen umzukrempeln, sollte unterbleiben. Das Leben bietet sich nur in einer endlosen Kette von Ungereimtheiten und Unvollkommenheiten dar, unsere Partner eingeschlossen.

Kneipp:
Unterstützend wirken aktivierende Wasseranwendungen mit der Tendenz mehr nach der kalten Seite, s. auch unter Abhärtung. Es sind zu bevorzugen: tgl. Wechselschenkelkreuz- oder Wechselschenkelleibguß.
Wöch. 2x Sitzbad mit Haferstroh, anschl. Knie- oder Schenkelguß.

Homöopathie:
Für die Frau:

Damiana	D1
Agnus castus	D2
Ambra	D3
Phosphorus	D4 $\overline{aa}$ ad 40,0

Tgl 3x15 Tr.
Für den Mann:

Muira puama	θ
Damiana	D1
Ginseng	D2 $\overline{aa}$ ad 30,0

Tgl. 3x20 Tr.

Sodbrennen

Sodbrennen oder saures Aufstoßen ist meist ein Zeichen von Übersäuerung des Magens. Auch Untersäuerung, also ein Zuwenig an Magensäure, kann unangenehme Empfindungen im Magenbereich auslösen. Normalerweise produzieren die Magendrüsen 1½ l Magensaft, der Pepsin, ein eiweißverdauendes Ferment, und Salzsäure enthält. Ein Säureüberschuß verursacht verständlicherweise Brennen, während ein Zuwenig an Magensaft und Säure die Magenschleimhaut in ihrer Empfindlichkeit erhöht. Die Ursachen dieser Sekretionsstörungen kommen regelmäßig aus einer Störung des nervösen Zusammenspiels der Magennerven. Diätfehler spielen nur eine untergeordnete Rolle.

Bei Übersäuerung:
Kneipp:
Allgemeine Anwendungen wie unter Abhärtung angegeben. Kühle Auflagen auf Leib bevorzugen, am besten abends vor dem Einschlafen.
Diät:
Reizlose, salzarme Kost; nichts Gebratenes, nichts Gebackenes, nichts Paniertes; keine Konserven; keine Süßigkeiten; kein Kaffee; keine säuerlichen Getränke; tgl. 1 Glas (1/8 l) Rohkartoffelsaft.
Tee:

Süßholz	
Kamille	
Wermut	
Wasserminze	$\overline{aa}$ ad 100,0

Tgl. 3x1 Tasse; kalt ansetzen, aufkochen, 10 Min. ziehen lassen.
Homöopathie:

Iris	D2
Natrium phosph.	D3
Robinia	D3
Belladonna	D4 $\overline{aa}$ ad 40,0

Tgl. 3x15 Tr.

Bei Untersäuerung:
Kneipp und allgemeine Maßnahmen:
Wie bei Übersäuerung. Statt kalter Auflagen jedoch warme Heublumenauflagen auf Leib.
Diät:
Tgl. 5–6 kleine Mahlzeiten; schmackhafte, gutgewürzte Kost; schwere, fettangereicherte Speisen meiden; mit Süßigkeiten sparsam umgehen; bei rohem Obst, besonders Kernobst, Vorsicht walten lassen.
Tee:

Kümmel	10,0
Tausendgüldenkraut	10,0
Pfefferminze	10,0
Kalmuswurzel	15,0
Enzianwurzel	15,0
Thymian	20,0
Kardobenediktenkraut	20,0

Tgl. 3x1 Tasse; abends kalt ansetzen, morgens aufkochen, 10 Min. ziehen lassen.
Homöopathie:

Abrotanum	D1
Basilicum	D1
Acid. hydrochlor.	D4
China	D3 $\overline{aa}$ ad 40,0

Tgl. 3x15 Tr.
Medikamente:
Tct. Amara 3x20 Tr. vor dem Essen.

Beachte:
Bei Über- und Untersäuerung des Magens Rauchen einschränken; Rhythmisierung der Lebensweise; unverträgliche Getränke und Speisen meiden; regelmäßige Mahlzeiten; langsam essen und gut kauen!

Sonnenbad – Sonnenbrand

Die Sonne, und mit ihr das Sonnenbad, nimmt innerhalb der natürlichen Heilmethoden, insbesondere der Kneippkur, einen vorrangigen Platz ein. Pfarrer Kneipp war es, der den Körper und die Füße von einengendem Kleid und Schuhwerk befreite. Er erkannte, daß Licht und Sonne als natürliche Heilfaktoren die Körperhaut berühren müssen. Es glich geradezu einer Revolution, als vor ca. 100 Jahren die feinsten Damen der Gesellschaft im Dorfbach Bad Wörishofens die Röcke schürzten und die Herren sich ihrer Stehkragen und Westen entledigten und im offenen Hemd, barfuß oder in Sandalen durch die Straßen flanierten. Es war eine Wiederbesinnung auf Heilmöglichkeiten der Natur, auf Licht, Sonne, Luft und Wasser. Die Sonne hat nicht nur die Eigenschaft, der Haut durch Bräunung den Anschein

Sonnenbrand

von jugendlicher Frische und Gesundheit zu verleihen, sie wirkt auch stimulierend auf die blutbildenden Organe und mobilisiert die natürlichen Abwehrmaßnahmen. Sonnenbestrahlung ist allerdings kein Heilmittel, das sorglos der lieben Bräunung wegen beliebig dem Körper zugeführt werden kann. Eine überlegte Dosierung, besonders bei hellblondem Haar und blasser Haut, ist dem Wohlbefinden und der Gesundheit bekömmlicher. Zu langes Aussetzen des ganzen Körpers oder auch nur einzelner Regionen der prallen Sonne kann zu starken Reaktionen führen. Kopfschmerzen, Flimmern vor den Augen, Herzklopfen und Schlafstörungen sind oft unangenehme Begleiterscheinungen, vom schmerzhaften, manchmal in entzündlichen Blasen auftretenden Sonnenbrand ganz abgesehen.

Kneipp:
Im hochentzündlichen Stadium bei Nässen und Blasenbildung feuchtkalte Umschläge mit einfachem Wasser, die häufig gewechselt werden.

Medikamente:
Lebertran- oder andere hautschützende Salben; Cortison-Salben nach Verordnung des Arztes.

Beachte:
Vorsorgen ist besser als heilen! Um Körper und Haut vor Schaden zu bewahren, sollten Teil- und Ganzsonnenbäder, besonders zu Beginn der Bräunungsphase, in ganz vorsichtiger Dosierung genommen werden. Erst nach einigen Tagen kommt es unter Einfluß der UV-Bestrahlung zu einer Pigmentierung der Haut, zum Aufbau einer sog. Lichtschwiele. Haut durch Eincremen oder Einölen schützen!
Auch einfache Luftbäder, denen Kneipp innerhalb seiner Naturheillehre eine hohe Bedeutung beimaß, tragen zur Abhärtung und Stabilisierung der Abwehrkräfte bei.

Sonnenbrand, s. Sonnenbad

Stimmbandentzündung, s. Heiserkeit

Struma, s. Kropf und Schilddrüsenerkrankungen

Übergewicht

»Der Mensch ist, was er ißt«, verrät ein Sprichwort. Läßt sich die Ernährung auf diese einfache Formel reduzieren? Ohne Frage beeinflussen Menge und Beschaffenheit unserer Ernährung Wohlbefinden und Gesundheit, wobei allerdings dem »Wieviel« eine größere Bedeutung zukommt als dem »Was«. Das Übergewicht, die Überernährung ist allenthalben ein aktuelles Problem. Das Normalgewicht, auf eine verständliche Formel gebracht, wird anhand der Körpergröße errechnet. Es zählen die cm in kg, die über 100 cm gemessen werden. Einer Körpergröße von 170 cm würde also 70 kg Normalgewicht entsprechen. Diese sog. »Brocaformel« wurde jedoch von Ernährungsexperten einer zusätzlichen Korrektur unterworfen. Sie behaupten, das Idealgewicht wäre erst dann erreicht, wenn das Normalgewicht um weitere 10% reduziert wird. Das Idealgewicht bei 170 cm Körpergröße entspräche demnach 70 kg minus 10% = 63 kg. Meiner persönlichen Erfahrung nach geht diese Berechnung an der Realität des Lebens vorbei. Bleiben wir ruhig bei der einfachen, ehrlichen Brocaformel: cm über 100 in kg, denn es liegen keinerlei Beweise vor, daß die Idealgewichtige gesünder oder länger lebt als der Normalgewichtige. Ein gleichbleibendes Gewicht, selbst in der Region eines leichten Übergewichts, ist der Gesundheit bekömmlicher als ein ständiges Zu- und Abnehmen.
Wenn wir das Übergewicht klassifizieren, so unterscheiden wir wie folgt: bis 10% = leichtes Übergewicht, zwischen

Übergewicht

10–20% = deutliches Übergewicht, ab 20% = Fettsucht.

Das vorliegende statistische Material zeigt überzeugend Gefahren auf, die aus einem kontinuierlichen Überkonsum an Nahrungsmitteln resultieren. Die häufigste und schwerwiegendste Folge eines langjährigen Übergewichts ist der Diabetes, die Zuckerkrankheit. Daß ein zu umfangreicher Speckmantel durch sein Gewicht und den Flüssigkeitsgehalt allein schon Herz und Kreislauf über Gebühr belastet, ist auch dem medizinischen Laien verständlich. Erhöhter Blutdruck hat sicherlich primär mit Übergewicht nichts zu tun. Blutdruckkontrollen beweisen jedoch, daß sich der erhöhte Blutdruck beim Übergewichtigen der Reduzierung des Körpergewichts anpaßt, da mit Auflösung der übermächtigen Fettpolster offenbar dem Blutdruck zugeordnete Impulse wegfallen. Vermehrte Harnsäure, vermehrter Fett- und Cholesteringehalt im Blut, Harnsteinleiden und Arteriosklerose werden ebenfalls in Gesellschaft mit Übergewicht gefunden.

Eine Aufforderung zum Reduzieren der Nahrungsmenge stellt sich unter folgenden Gesichtspunkten:

1. Bei gesundheitlichen Störungen mit Übergewicht, die eine Gewichtsverminderung zur wichtigsten Heilmaßnahme werden lassen; z. B. beim Diabetes, der Zuckerkrankheit, bei Gicht oder harnsaurer Diathese, bei Stoffwechselstörungen mit Hyperlipidämie, d. h. vermehrtem Blutfett, bei erhöhtem Blutdruck und bei der Leistungsschwäche des Herzens.

2. Als relative Indikation zum Fasten sind gesundheitliche Störungen zu bezeichnen, die eine Besserung des Gesundheitszustandes erwarten lassen; Aufbrauchserkrankungen der Gelenke, Muskel- und Gelenkrheumatismus, Wirbelsäulenbeschwerden, Beinbeschwerden mit Krampfadern, Thrombo-

seneigung und Stauungszustände, Magen-Darmstörungen und hormonelle Dysfunktion.

3. Zur vorbeugenden Gewichtsverminderung, um die Entstehung genannter Krankheiten zu verhindern, bei gleichzeitigem Gewinn vermehrter Lebensfreude durch vermehrte körperliche Bewegungs- und Leistungsfähigkeit.

Übergewicht von mehr als 10% abzubauen ist kein Luxus im Dienste der Schönheit, sondern Gebot der Stunde im Dienste der Gesundheit. Wie bei allen wichtigen Vorhaben muß auch ein zu erstrebender Gewichtsabbau planvoll untermauert werden.

Das Fastenziel: Es muß festgelegt werden, in welcher Zeit das Körpergewicht um wieviel kg reduziert werden soll. Hier wird meist der erste große Fehler gemacht. Eine typisch menschliche Grundhaltung, das »Zuviel« der Wunschwelt, wuchert in alle Lebensbereiche hinein, verunsichert die Realität. Meist steckt sich der Fastenwillige ein zu hohes Ziel. Sein Verlangen nach Nahrung, das schließlich zum Übergewicht führte, erstreckt sich nun im umgekehrten Sinn auf den dringlichen Wunsch, das Resultat seiner Essenslust möglichst schnell wieder vergessen zu lassen. Dieses verständliche Verlangen ist allerdings größer als das Vermögen. Der menschlichen Natur angemessen ist es, sich ein bescheidenes Ziel in einer nicht zu kurzen Zeit zu setzen. Ein erreichbares Nahziel zum Beispiel ist das Vorhaben, pro Woche 1 kg, auf 4 Wochen berechnet, abzunehmen. Diese zurückhaltende Zielsetzung, 4 kg in 4 Wochen, hat gleichzeitig den psychologischen Vorteil, daß sie unbewußt zur Mäßigung erzieht.

Die Gewichtskontrolle: Von entscheidender Bedeutung sind regelmäßige Gewichtskontrollen unter stets gleichen Bedingungen, z. B. tgl. in der Frühe unbekleidet. Das ständige Wiegen (immer

Übergewicht

auf derselben Waage) verschafft nicht nur Einsicht und Gewißheit über die Zusammenhänge der eigenen Nahrungsverwertung, sondern festigt auch die guten Absichten durch Erfolgsbestätigung.

Der Diätplan: Weiterhin ist das detaillierte Aufstellen eines Diätplanes erforderlich, der einmal die einzelnen Zeiten der tgl. Nahrungsaufnahme festlegt, andererseits die ausgewählten Nahrungsmittel in genauer Menge bestimmt.

Diätsünden: Exzessive Diätsünden sollten während der Fastenzeit vermieden werden, da jeder Bruch mit dem Essensrhythmus abschwächend auf die Vorsatzbildung wirkt, jeder Gewichtsanstieg entmutigt.

Spezifische Wirkung der Nahrungsmittel auf das Gewicht: Nahrungsmittel, die unter der Rubrik Zucker und zuckerhaltig firmieren, sollten ganz aus dem Speiseplan gestrichen werden; dazu gehören auch süße Nachspeisen und Puddings wie ebenso die scheinbar harmlosen Ausweichnahrungsmittel, die sich gewissermaßen als Fluchtstationen anbieten. Obst, Joghurt und Quark sind zweifellos gesund, wenn auch in großen Mengen nicht immer bekömmlich. Ein glatter Irrtum ist die Annahme, die eben genannten Nahrungsstoffe wären für das Körpergewicht unerheblich. Obst und Milchprodukte gehören zu den Nahrungsmitteln der Kohlehydratreihe, bedürfen also einer gewissenhaften Einteilung und Limitierung. Auch das Mehl, der wichtigste Vertreter aus der Kohlehydratkette, und alle seine Produkte verderben die Taille, führen, in Übermengen verzehrt, zum sicheren Übergewicht. Gegenüber dem Brot wird die Kartoffel vielfach als Sündenbock des Dickwerdens verteufelt. Gewiß, auch die Kartoffel gehört zu den Kohlehydraten, wirkt aber nicht gleichermaßen fettvermehrend wie das Brot, das ja üblicherweise mit Butter, Marmelade oder Honig bestrichen wird.

Zur Eiweißgruppe zählende Lebensmittel wie Fleisch, Fisch und Eier dagegen erhöhen wegen ihrer spezifischen Verbrennungswirkung das Gewicht kaum. Diese Nahrungsmittel werden in die Gestaltung des Ernährungsplanes vorrangig den Ton angeben. Allerdings sind Wurstwaren und auch Käsesorten Träger versteckter Fette. Es gibt kaum eine Wurstsorte, die weniger als 20% Fett enthält, Streich- und Hartwurst kommen oft über einen 50%igen Fettanteil. In der Auswahl der Wurstwaren für einen durchdachten Ernährungsplan kommen nur Diät- und Fleischwurst und gekochter Schinken, dessen Fett entfernt wurde, in Frage. Auch die gesundheitsfördernden Milchprodukte bedürfen hinsichtlich ihrer Verwendbarkeit für Abmagerungsdiäten einer genauen Überprüfung auf Fettgehalt. Daß natürlich Magermilch und deren Sauermilcherzeugnisse zu bevorzugen sind, versteht sich von selbst.

Getränke: Sie bedürfen einer besonderen Erwähnung. Ihr Genuß bereitet in jedem Lebensalter ein besonderes Vergnügen. Schon der Säugling bemächtigt sich mit Ungeduld der Mutterbrust, um mit Behagen diese flüssige Nahrung aufzunehmen. Auch im späteren Leben bedeuten Flüssigkeiten mit ihren verführerischen Zutaten wie Zucker, Alkohol, Koffein, Kohlensäure, alles angenehme und wohlschmeckende Substanzen, ein hohes Maß an Genuß und Lebensfreude. So wird der Mensch von seiner Umwelt zu einem trinkfreudigen Individuum erzogen. Wenn es nur um die Flüssigkeit ginge, wäre Wasser absolut ausreichend. Reines Wasser hat jedoch wegen der Leere seines Geschmackes, wegen seiner Aufbereitung und Chlorierung, besonders in größeren Gemeinden, seine Anziehungskraft verloren. Ungeachtet dessen ist reines Wasser auch heute noch unter dem Aspekt der Gesundheit ein Spitzengetränk. Mit der

140

Übergewicht

Verfeinerung und Verfälschung des Geschmackes wurde schließlich das klare Wasser durch die wohlschmeckenden und stimulierenden Flüssigkeiten verdrängt. Die Getränkeindustrie mag schließlich mit ihrer suggestiven Marktstrategie das Ihre dazu beigetragen haben.

So wurde das Getränk zum wichtigsten Kalorienträger, zum heimlichen Verführer in Stunden der Unterhaltung, aber auch der Langeweile, denn fast alle labenden Getränke wie Bier, Wein, Fruchtsäfte, Cola, Limonaden und Mixgetränke enthalten Zucker in verschiedenster Form. Und kein Nahrungsmittel wirkt intensiver auf die Pfundvermehrung als gerade der Zucker. Wenn sich nun konkret die Frage stellt, welches Getränk ohne Reue getrunken werden darf, dann kommen, für das Gewicht folgenlos, in Frage: reines Wasser, Gesundheitstee, schwarzer Tee, Kaffee und Mineralwasser. Diese Flüssigkeiten enthalten keine Kalorien, sind allenfalls Lösungsmittel für anregende Substanzen und verlassen den Körper, ohne Gewichtsspuren zu hinterlassen.

Um nun die Fastendiät nicht zu grausam zu gestalten, dürfen die geliebten Getränke, seien es Fruchtsaft, Cola, Limonade, Wein oder anderweitige Alkoholika, nur mit sehr viel Vernunft in den Speiseplan eingebaut werden. Eine Limitierung der mit Zucker befrachteten Getränke ist unbedingt notwendig. So kann allenfalls 1 Glas frischgepreßter Orangen- oder Grapefruitsaft die Strenge der Frühstücksanordnung mildern. Der frischgepreßte Saft ist dem konservierten Flaschensaft unbedingt vorzuziehen, weil er weniger Zucker und mehr Vitamine enthält. Auch die Zwischenmahlzeiten um 10.00 Uhr und um 15.00 Uhr können mit einem Glas Milch oder einem Glas Fruchtsaft, jeweils 1/8 l, und einer Scheibe Knäckebrot bestritten werden. Gegen ¼ l herben Weißwein

am Abend, eventuell für den ganz tüchtigen Faster als Belohnung eine kleine Flasche Pils (0,3), ist nichts einzuwenden. Ein detaillierter Diätplan am Schluß dieses Abschnittes soll den beschwerlichen Marsch durch die Fastenlandschaft erleichtern.

Regelmäßigkeit der Nahrungsaufnahme: Von eminenter Wichtigkeit ist die Regelmäßigkeit der Nahrungsaufnahme, auf 3 bis 5 Mahlzeiten über den Tag verteilt. Auf keinen Fall sollten Mahlzeiten übergangen werden. Das Ausfallenlassen einer Mahlzeit versetzt den Hungernden in einen psychischen Ausnahmezustand. Voller Erwartung harrt er dann der nächsten Mahlzeit, sich der beruhigenden Gewißheit hingebend, jetzt die Eßzügel etwas schleifen lassen zu können. Der Organismus, dem schließlich die persönliche Fastenabsicht gleichgültig ist, wird immer als treusorgender Hausvater jeglichen Überschuß an die Speisekammer des körperlichen Fettdepots abliefern.

Die Probekost: Die tägliche Nahrungsmenge soll nicht starr anhand von Kalorientabellen ermittelt werden. Bewährt hat sich die individuelle Probekost mit täglicher Gewichtskontrolle. Die geplante Speisefolge soll deutlich unter der bisherigen Menge liegen. Ab dem 3. Diättag kann dann bereits die tägliche regelmäßige Gewichtskontrolle unter den beschriebenen Voraussetzungen erfolgen. Die Waage bringt es an den Tag, ob die selbst erwählte Nahrungsmenge zu hoch oder zu niedrig angesetzt war. Nun folgt die Einregulierung durch Verminderung oder Zugabe. Leitsatz der Einregulierung soll eine wöchentliche Gewichtsverminderung von ½ bis 1 kg sein, ein Nahziel in erreichbarer Nähe.

Einregulierung der Nahrungsmenge: Grundsätzlich sollte sich die Einregulierung der täglichen Nahrungsmenge nur auf die Kohlehydrate beziehen. Der Eiweißanteil der Ernährung wie Fleisch,

Übergewicht

Fisch, Eier, Magerquark und Magerkäse bleibt dagegen von der Reduktion unberührt. Nur Brot, Nudeln, Reis, Kartoffeln und Gemüse, also die üblichen Beilagen zu den Hauptmenüs, verfallen der kritischen Beurteilung. Meist genügt schon die Verminderung des Brotanteiles allein, um den gewünschten Erfolg zu erzielen.

Festigung des Fastenerfolges: Abnehmen in Etappen ist die Methode der Wahl. Nach Erreichung des Nahzieles von 4 kg in 4 Wochen kommt die 1. Konsolidierungsphase, die mindestens bei 4–6 Wochen liegen soll. Dann wird das 2. Ziel angesteuert, ebenfalls 2–4 kg in 1 Monat abzunehmen. Auf diese Weise verfestigt sich die innere Einstellung, die schließlich zum gewünschten Erfolg führt, dem Normalgewicht. Allerdings sollen auch Jahresgrenzen gesetzt werden. 10% Gewichtsverminderung in einem Jahr toleriert der Organismus, ohne den Kreislauf, die Psyche oder das hormonelle Zusammenspiel über Gebühr zu belasten.

Therapie:
Im folgenden soll noch ein Beispiel für eine Abnahmediät mit 1000 bzw. 1500 Kalorien gegeben werden. Eine 1000-Kaloriendiät führt zu einem Gewichtsverlust von ca. 1 kg, 1500 Kalorien zu ½ kg pro Woche im mittleren Lebensalter.

ca. 1000 Kal.:

1. Frühstück: Kaffee oder Tee, ungesüßt oder nur mit Süßstoff, 1 dünne Scheibe Schwarzbrot (25 g) oder 2 Scheiben Knäckebrot, 5 g Butter (1 gestr. Teel.), 1 Ei.

2. Frühstück: 100 g Obst oder 150 ml Buttermilch.

Mittagessen: 100 g Fleisch, 100 g Gemüse, keine Kartoffel. Kleine Portion grüner Salat. Kein Nachtisch.

Nachmittags: Magermilchjoghurt, 50 ml.

Abends: 50 g kalter Braten oder 100 g Magerkäse, 1 Scheibe Schwarzbrot oder 2 Scheiben Knäckebrot.

ca. 1500 Kalorien:

1. Frühstück: wie 1000 Kal., jedoch 2 Scheiben Schwarzbrot oder 3 Scheiben Knäckebrot, 1 Ei.

2. Frühstück: 150 g Obst oder 150 ml Buttermilch und 1 Scheibe Knäckebrot.

Mittagessen: 100 g Fleisch, 150 g Gemüse, 80 g Kartoffel, Kleine Portion grüner Salat, Kompott mit Süßstoff.

Nachmittags: Magermilchjoghurt 125 ml oder 100 ml Milch und 1 Scheibe Knäckebrot.

Abends: wie 1000 Kal., jedoch 2 Scheiben Brot oder 3 Scheiben Knäckebrot und 1 Tomate oder 1 Apfel zum Nachtisch.

Kneipp:
Alle Anwendungen, die unter Abhärtung beschrieben sind, haben auch für den Übergewichtigen Gültigkeit. Bei guter Verträglichkeit sollte der Kaltanteil verstärkt werden; ein kaltes Halb- oder Vollbad mit anschließender Bewegung (Spaziergang) regt den Stoffwechsel an, jedoch Vorsicht bei Neigung zu Blasenentzündung und Hexenschuß! Krampfadern stellen keine Gegenanzeige für ein kaltes Bad dar. Bei der arteriellen Durchblutungsstörung der Beine sollte auf das kalte Bad verzichtet werden.

Allgemeine Maßnahmen:
Wandern und körperliche Bewegung begünstigen die Gewichtsverminderung,

Vegetative Dystonie

besonders strammes Marschieren und sportliche Bewegung. Körperliche Tätigkeit bei gleichzeitiger Nahrungsbeschränkung bedeutet Abbau des Fettdepots mit Einschmelzen der Gewebspolster. Schwimmen im nicht zu warmen Wasser, obere Grenze bei 26°, gehört in das erfolgreiche Fastenprogramm.

Tee:

Frauenmantel
Weißdorn
Seetang
Faulbaumrinde
Birkenblätter
Zinnkraut
Bohnenschalen $\overline{\overline{aa}}$ ad 100,0
Tgl. 3–4 Tassen; kalt ansetzen, aufkochen, 10 Min. ziehen lassen.
Dieser Blutreinigungstee begünstigt die Ausscheidung der anfallenden Schlakkenstoffe über Darm und Niere.

Homöopathie:

Fucus vesiculosus   D1
Graphites   D8 $\overline{\overline{aa}}$ ad 40,0
Tgl. 3x15 Tr. vor dem Essen
Calcium carbonic.   D3
Tgl. 3x1 Tabl. nach dem Essen

Medikamente:

Sind aus grundsätzlichen Erwägungen abzulehnen. Auf keinen Fall Hormonpräparate, auf keinen Fall Abführmittel!

Beachte:

Das für den verwöhnten Esser sicherlich trostlose Kapitel soll noch mit einer Schlußbemerkung versehen werden, die sicher dem erfolglosen Faster wenig Trost spendet. Der frustrierte Feinschmecker wird natürlich nicht ohne weiteres das Geständnis ablegen, daß er einfach nicht verzichten kann, wenn Lieblingsspeisen locken. Er wird nach einer Ersatzlösung suchen, die ihm einen respektablen Ausweg aus seinem Dilemma ermöglicht. Wer hat nicht schon vom trägen Stoffwechsel oder von Drüsenstörung gehört? Um nun der ökonomischen Physiologie des menschlichen Organismus die Ehre zu geben:

Fettsucht als Drüsenstörung ist eine medizinische Rarität und spielt bei unseren Überlegungen keine Rolle. Leider ist das Übergewicht oder die Fettsucht fast immer das Ergebnis eines beneidenswert guten Appetits, der über die Grenzen der für den Körper notwendigen Nahrungsmenge geht.

Beachte:

Nulldiät: Eine Diät des totalen Verzichtes, die dem Körper nur die unbedingt notwendige Flüssigkeit, das Wasser, gönnt, ist aus ärztlicher Sicht abzulehnen. Der menschliche Organismus ist auf die Zufuhr hochwertiger Eiweißstoffe angewiesen. Zur Zellerneuerung, zum Aufbau der Hormone und für viele Stoffwechselfunktionen werden die im Eiweiß enthaltenen Aminosäuren benötigt. Die tägliche Eiweißmenge von 1 g pro kg Körpergewicht sollte zur Vermeidung gesundheitlicher Störungen niemals unterschritten werden. Gerade während einer Fastenkur ist der Organismus auf eine Vollversorgung mit Eiweiß angewiesen. Fett und Kohlehydrate, die beiden anderen wichtigen Nahrungsstoffen, kann er aus seinen eigenen Reserven mobilisieren.

Untergewicht, s. Gewichtsverlust

Unterschenkelgeschwür, s. Venenerkrankungen

Varizen, s. Krampfadern

Vegetative Dystonie

Unter diesem Sammelbegriff verbergen sich unzählige Beschwerden, deren Verursacher letztlich das Nervensystem ist. Diese Diagnose gleicht einer Parabel, deren unverbindliche Aussage beweisen soll, daß zur Abklärung der geklagten Beschwerden kein organischer Befund erhoben werden konnte. Es fanden sich viele Worte, die gleichermaßen die Rat-

Vegetative Dystonie

losigkeit gegenüber dieser Krankheit wiedergeben: Kreislaufstörungen, nervöse Erschöpfung, nervöse oder hormonelle Regulationsstörungen, Vasolabilität, neuro-zirkulatorische Dystonie, Neurose, nervös-vegetatives Reizsyndrom und nicht zuletzt der Nervenzusammenbruch.

Daß Leib und Seele eine unzertrennliche Einheit bilden, ist unter Ärzten, Psychologen und Psychotherapeuten kein Streitpunkt mehr. Seelische Leiden, Zerwürfnisse und Konflikte finden ihre körperliche Entsprechung in vielerlei Beschwerden, während ein sicheres körperliches Leiden wiederum im Umkehrsinne den Gemütszustand des Patienten nicht unberührt läßt.

Vielleicht kommen wir dem Verständnis dieser imaginären Erkrankung ohne körperliche Erscheinungen näher, wenn wir die Mikrowelt unseres Organismus unter die Lupe nehmen. Der menschliche Körper besteht aus einem unübersehbaren Netz von kleinsten Blutgefäßen und feinsten Nerven. Dem Ganzen übergeordnet ist das Gehirn, die Befehlszentrale, die ihre Informationen via Nerven und Blut bis in die kleinste Einheit, die Nervenzelle, weitergibt. Daß in diesem millionenfach verknüpften System feinabgestimmter Wechselwirkungen Störungen auftreten können, liegt auf der Hand. Wenn also von einer Dystonie gesprochen wird, dann stimmt das Zusammenspiel körperlicher Funktionseinheiten nicht mehr, es kommt zu körperlichen Beschwerden.

Es kann nicht jedes bunte Steinchen benannt werden, das sich zum Mosaik der nervös-vegetativen Dysregulation zusammenfügt. Die Anzahl der Beschwerden ist Legion. Die wichtigsten und häufigsten Störungen, die als ständige Quälgeister den Menschen belästigen, sollen hier aufgezählt werden. Führendes Leitsymptom ist und bleibt die Schlafstörung, die beim vegetativ Labilen nie

fehlt. Dazu gesellen sich schnelle Ermüdbarkeit mit allgemeiner Leistungsschwäche, labile Stimmungslage – himmelhoch jauchzend, zu Tode betrübt –, Witterungsabhängigkeit, leichtes Schwitzen, Kältegefühle, innere Unruhe mit Spannungszuständen, depressive Stimmungslage mit Angstgefühlen, Schwindel und Unsicherheit.

Aber auch der Körper hat ein Wort mitzureden, wenn es um die Ausdrucksgebung seiner Wünsche geht. Er organisiert sein Mißbehagen mit allerhand körperlichen Symptomen: Kopfschmerzen verschiedenster Art, Druck- und Spannungsgefühl im Hals, Atemenge bis zu asthmatischen Zuständen, Herzschmerzen (s. Herzschmerz), Nacken-, Rücken- und Kreuzschmerzen, Appetitlosigkeit, Heißhunger, Luftaufstoßen, Blähzustände, Verkrampfungen im Leib mit Vortäuschen akuter Krankheitsbilder, Störungen beim Wasserlassen, Reizblase, kalte Hände und Füße, ja sogar erhöhte Körpertemperatur. Nur die Standardbeschwerden sind damit aufgezählt, auf die Schilderung der gesamten, fast unendlichen Beschwerdepalette wird verzichtet.

Der behandelnde Arzt wundert sich immer wieder über die Laune der Natur, die mit einem Feuerwerk an Symptomen ein Krankheitsbild produziert, dem nur ein dürftiger objektiver Befund gegenübersteht. Selbst die vielzitierten vegetativen Zeichen wie Schwitzen und Zittern der Hände, Lidflattern und lebhafte Reflexe sind nicht immer vorhanden. Röntgenbild, EKG und andere apparative Untersuchungsmethoden sind im Regelfall stumme Zeugen. So bleibt der untersuchende Arzt auf den persönlichen Gesamteindruck angewiesen, wobei der lange Bestand der wechselnden Beschwerden und die wortreiche Schilderung des Krankheitsbildes in die richtige Richtung weisen.

Die Probleme, die sich in der Diagnostik

Venenerkrankungen

ergeben, komplizieren gleichermaßen die Therapie. In der Wahl der zahllosen Beruhigungsmittel ist Vorsicht geboten, weil immer wieder an den Gewöhnungseffekt gedacht werden muß. In der Langzeitbehandlung dieser funktionellen Beschwerden haben sich die Kneippkur und alle physikalischen Methoden einen bevorzugten Rang erobert.

Kneipp:

Tgl. Ganzwaschung; Wechselarm- und Wechselkniguß, statt dessen auch Wechselarm- bzw. Wechselfußbad mit Fichtennadel.
Wöch. 2x ¾-Bad mit Baldrian oder Fichtennadel, bei Kopfbeschwerden Melisse oder Thymian, anschl. Abguß. Wenn Eile geboten ist, können die kleinen Güsse oder Bäder durch ein kaltes Armbad, einen kalten Arm- oder Knieguß oder Wassertreten in der Badewanne ersetzt werden. Ein gelegentliches kaltes Halbbad unter Beachtung der Vorsichtsmaßnahmen wirkt Wunder.

Allgemeine Maßnahmen:

Alles, was im Freien stattfindet, wirkt kräftigend, regulierend und ausgleichend auf das Nervensystem; Spaziergänge, Luft- und Sonnenbäder; Sport; Schwimmen, nach Möglichkeit in Naturgewässern, nur im Winter in der Halle; Atemübungen; Massagen wirken unterstützend und heben Verkrampfungen und Verspannungen auf; Yoga; autogenes Training; Psychotherapie nach Vorschlag des Arztes.

Diät:

Normale, gemischte Vollkost; als Beilage zum Hauptgericht Salat, Rohkost oder Obst; Getreidekörner und -flocken in jeder Form; fleischarme, jedoch nicht fleischlose Kost; wenig Wurst, Diätwurst bevorzugen; keine leblose Büchsenkost, möglichst keine Fertiggerichte; frisch gepreßte Obstsäfte und reines Wasser sind jedem Flaschengetränk vorzuziehen.

Tee:

Baldrian	20,0
Johanniskraut	30,0
Schafgarbe	
Hopfen	
Melisse	
Thymian	
Mistel	a̅a̅ ad 100,0

Tgl. 3x1 Tasse; kalt ansetzen, aufkochen, 10 Min. ziehen lassen.

Homöopathie:

Acidum phosph.	D2
Acidum picrin.	D4
Avena sativa	D6
Nux vomica	D6 a̅a̅ ad 100,0

Tgl. 3x15 Tr.
Jeweils tgl. 3x1 Tabl.: Belladonna D3, besonders bei Krampfzuständen und Trockenheit der Schleimhäute; Chinin. arsenic. D4 bei Unruhe, Angst, Herzklopfen und Gewichtsverlust; Veratrum album D4 bei Kreislaufstörungen mit Schwindel und Herzklopfen.

Medikamente:

Nach Verordnung des Arztes.

Beachte:

Ein Kuraufenthalt von 3–4 Wochen, am besten als Kneippkur, gehört zu den wirksamsten Maßnahmen, um das Zustandsbild der vegetativen Dystonie nachhaltig zu bessern.

Venenerkrankungen

Unter Venen verstehen wir jene Blutgefäße, die das Blut aus der Peripherie zum Herzen zurückführen. Während die vom Herzen wegführenden Blutgefäße, die Arterien, äußerlich nicht sichtbar, allenfalls als Puls tastbar sind, zeichnen sich die Venen oft strangförmig an den Armen oder Beinen ab oder schimmern bläulich durch die Haut. Dieses venöse Gefäßsystem, das netzartig das Blut aus den feinsten Haargefäßen sammelt, neigt besonders im Bereich der Unter- und Oberschenkel zu lokalen entzündlichen Prozessen. Wir sprechen dann von

Venenerkrankungen

Venenentzündungen oder Thrombosen. Angeborene Gewebsschwäche, Übergewicht, sitzende Lebensweise ohne ausreichende Bewegung, Ernährungsfehler, Medikamente (wie zum Beispiel die Anti-Baby-Pille), Fuß- und Haltungsschäden mit Stauungszuständen in beiden Beinen begünstigen das Auftreten einer umschriebenen oder ausgedehnten, einer oberflächlichen oder tiefen Thrombose.

1. Oberflächliche Venenentzündung

Meist entwickelt sich am Unterschenkel im Wadenbereich, seltener am Oberschenkel, eine umschriebene, oft strangförmig gerötete Schwellung, die bei Handauflegen gegenüber der Umgebung eine deutlich erhöhte Temperatur mit Druckempfindlichkeit erkennen läßt.

Kneipp:
Feuchtkalte Umschläge mit Retterspitz, Lehmpflaster, Quarkwickel mehrmals tgl.

Allgemeine Maßnahmen:
Bettruhe ist nicht erforderlich. Jedoch empfiehlt sich am Tage das Anlegen eines Kompressionsverbandes, das Tragen eines Gummi- oder Tubigrip-Strumpfes bei Stauungszuständen an beiden Beinen; Blutegelbehandlung (s. S. 217).

Diät:
Auch im vorbeugenden Sinn knappe Kost, aber keine strenge Abnahmediät; fettarm; Diätwurst bevorzugen, keine Innereien; keine Süßigkeiten, kein Zucker; reichlich trinken: Tee, Mineralwasser, einfaches Wasser.

Tee:
Ringelblumenblüten
Kastanienblätter
Mariendistelfrüchte
Pfefferminze
Steinklee   aa ad 100,0
Tgl. 4–5 Tassen; überbrühen, 10 Min. ziehen lassen.

Homöopathie:

Hamamelis	θ
Aesculus	D1
Arnica	D2
Symphytum	D2
Melilotus	D4 aa ad 50,0

Tgl. 3x20 Tr.

Medikamente:
Keine entwässernden Maßnahmen, um Bluteindickung zu vermeiden; nachts Auftragen von Heparin-Salbe, abdekken mit Mull, leichter, fixierender Verband.
Die Prognose ist günstig. Es besteht keine Emboliegefahr. Allerdings zeigen oberflächliche Thrombosen eine latente Bereitschaft zu entzündlichen Vorgängen im Venenbereich an. Deshalb ist nach Abklingen der akuten Erscheinungen eine Vorsorgebehandlung einzuleiten.

Kneipp:
Tgl. Ganzwaschung; Wechselschenkelguß; Wechselarmguß; keine Wechselfußbäder!
Wöch. 2x ¾-Bad mit Zinnkraut 34°, anschl. Ab- oder Schenkelguß.

Allgemeine Maßnahmen:
Spazierengehen, wandern, schwimmen; trockenbürsten, Beine nur vorsichtig in Richtung des venösen Gefäßsystems, also von unten nach oben, mit dem Massagehandschuh ausstreichen; keine Vollmassagen, nur Teilmassagen oder Bindegewebsmassagen unter Aussparung der Beine.

Diät und Tee:
wie unter **1.**

2. Tiefe Venenentzündung

Im Gegensatz zur oberflächlichen Venenentzündung ist die Tiefenthrombophlebitis ein ernsthaftes Krankheitsbild. Es kommt zum Verschluß einer oder mehrerer tiefliegender Venen, in denen sich innerhalb des Gefäßes ein Blutpfropf bildet. Die ominöse tiefe Venenentzündung hat selbst in einer Zeit der

Venenerkrankungen

perfekten apparativen Medizin ihren Schrecken noch nicht verloren. Die oft tödliche Lungenembolie wird durch ein fortgeschwemmtes Blutgerinnsel, mit Vehemenz in den Lungenkreislauf geschleudert, ausgelöst. Verursachende Faktoren haben wir bereits kennengelernt. Darüber hinaus muß eine behandlungsbedürftige Blutgerinnungsstörung angenommen werden. Aber auch eine Verlangsamung des strömenden Blutes, wie sie bei Infektionskrankheiten und nach operativen Eingriffen aufgrund des geschwächten Kreislaufes aufzutreten pflegt, beschwört die Gefahr einer Thrombose mit Embolie herauf. Bevorzugtes Gebiet sind immer wieder die Unter- und Oberschenkel einschließlich des Beckens mit seinen weitverzweigten Venengeflechten. Die klinische Diagnose am Krankenbett ist selbst für den kundigen Arzt schwierig. Wichtigstes Leitsymptom ist die Vorgeschichte mit früheren Thrombosen und das Vorliegen ausgedehnter Krampfadergeflechte. Typische Zeichen sind Schwellung und bläuliche Verfärbung des betroffenen Beines mit verstrichener Knöchelkulisse, Ziehen in der Wade mit lokaler Druckempfindlichkeit und Wadenschmerz bei Beugung des Fußes nach oben. Ein charakteristisches Frühwarnzeichen ist das Auseinanderklaffen von Puls und Temperatur: erhöhter Puls bei normaler oder sogar erniedrigter Körpertemperatur. Letzten und sicheren Aufschluß gibt nur die Phlebographie (Darstellung der Venen durch Röntgen nach Einspritzen eines Kontrastmittels) oder der Ultraschalldetektor, Untersuchungsmethoden, die in klinischer Obhut möglich sind.

Therapie:
Wegen der oben genannten diagnostischen Notwendigkeiten, aber auch wegen der Gefahr der Loslösung eines Blutpfropfes durch abrupte Bewegungen ist Krankenhauspflege erforderlich.

3. Zustand nach tiefer Thrombose = das postthrombotische Syndrom

Während die oberflächliche Venenthrombose komplikationslos abheilt, ist bei der Thrombose tiefliegender Venen mit einer folgenschweren Hinterlassenschaft zu rechnen. Durch den Verschluß entzündlicher Venenstränge oder die Zerstörung ihres Klappenapparates müssen für den Rücktransport des Blutes oberflächliche Venen erweitert werden. Daraus resultiert eine vermehrte Krampfaderbildung mit erheblichen Ernährungsstörungen des Gewebes. Nach Abklingen des akuten Entzündungszustandes können Monate, ja sogar Jahre vergehen, bis sich das chronische Endstadium einer tiefen Thrombose in vollem Umfang entwickelt hat. Schweregefühl, schnelle Ermüdbarkeit, Anschwellen der Unterschenkel im Laufe des Tages und Wadenkrämpfe bestimmen das subjektive Beschwerdebild. Die Haut rötet sich, verhärtet und neigt zu häßlichen Ekzemen. Schon kleine Verletzungen, ein Stoß, eine Hautabschürfung genügen, um aus einem minimalen Hautdefekt ein ausgedehntes Unterschenkelgeschwür werden zu lassen. Handflächengroße, bräunliche Verfärbungen an der Innenseite der Unterschenkel, meist in der Knöchelgegend, weisen auf die Verödung ernährender Blutgefäße hin. Denn nicht nur der Venenabfluß ist gestört, auch die arterielle Zirkulation wird in Mitleidenschaft gezogen.

Therapie:
Wenn die venöse Insuffizienz, das ausgeweitete Venensystem der Beine, vorzugsweise der Unterschenkel, erfolgreich behandelt werden soll, dann müssen drei Behandlungsprinzipien Hand in Hand gehen: die Kompression, die Übungsbehandlung und die Kneippsche physikalische Therapie.
Unter Komprimieren verstehen wir eine gleichmäßige Unterstützung des gesamten defekten Venenapparates durch An-

Venenerkrankungen

legen von festelastischen Binden oder
das Tragen von Gummistrümpfen. Das
kunstgerechte Anlegen von entstauen-
den Verbänden sollte unter ärztlicher
Anleitung erfolgen. Auch der Gummi-
strumpf bedarf der ärztlichen Verordnung, weil jeder Patient seinen persönlichen Strumpf benötigt. Das postthrom-
botische Syndrom erfordert einen
Strumpf der Klasse 3 mit kräftiger Kompression (s. S. 217).

Allgemeine Maßnahmen:
Bei der Übungsbehandlung gilt der
Grundsatz, daß Stehen und Sitzen das
Venensystem belastet, während Hochlagern der Beine und vor allen Dingen aktive Bewegung die Venen entleert. Die
Beine sollten bei jeder Gelegenheit
hochgelagert werden, zum Beispiel beim
Fernsehen. Auch während der Nacht
sollten die Beine höher liegen als der
Körper. Ein Kopfkeil am Fußende genügt nicht. Es soll das Fußende des Bettes oder der Matratzenrahmen so hoch-
gestellt werden, daß eine schiefe Ebene
mit ca. 15 Grad Neigung entsteht. Für
das Erhöhen des Fußendes Holzklötze
anfertigen lassen oder Ziegelsteine
unterlegen!
Venengymnastik (s. S. 213), Wandern,
Radfahren, Barfußgehen und Tragen
von Sandalen entstauen die Beinvenen.
Durch Atemübungen wird der Rückfluß
des Blutes aus den Beinen gefördert.
Sauna 1x wöchentlich schadet nicht.
Massage an den Beinen unbedingt vermeiden.

Kneipp:
Die obere Temperaturgrenze liegt bei
34/35°; Wechselfußbäder sind grund-
sätzlich zu vermeiden; einem warmen
Bad, Temperatur 34°, muß ein tempe-
rierter oder kalter Guß folgen.
Tgl. Ganzwaschung; Wechselknie- oder
Wechselschenkelguß 34° und 22° oder
Wassertreten in der Badewanne.
Wöch. 1–2x ¾-Bad mit Zinnkraut 34°,
anschl. Knie-, Schenkel- oder Abguß

kalt; 2–3x Fußwaden- oder Beinwickel
mit Retterspitz, Lehmwasser oder
Lehmpflaster.
Diät, Tee und Homöopathie:
s. unter **1.**

4. Das Unterschenkelgeschwür

Wir unterscheiden zwischen primären
und sekundären Krampfadern. Unter
primären Krampfadern verstehen wir
die Erweiterung der oberflächlichen
Bein- oder Unterschenkelvenen, ohne
Beteiligung der tiefliegenden venösen
Blutgefäße, während die sekundären
Krampfadern fast immer als Folgezu-
stand einer tiefen Thrombose aufzufassen sind. Diese Unterscheidung ist deswegen wichtig, weil die primären
Krampfadern außer der kosmetischen
Unansehnlichkeit keinerlei Beschwerden nach sich ziehen müssen, während die
sekundären Krampfadern, wie bereits
unter **3.** erwähnt, mit unangenehmen
Dauerfolgen behaftet sind. Die Stauung
vom überfüllten Venengeflecht bis in die
arteriellen Kapillaren führt zu Flüssig-
keitsaustritt ins Gewebe mit nachhalti-
gen Ernährungsstörungen. An Stellen
erhöhter Belastung durch Reibung oder
Druck, aber auch durch eine umschriebene Venenentzündung, kommt es zu
einem linsengroßen Gewebsdefekt: das
Unterschenkelgeschwür. Früher sprach
man im Volksmund vom offenen Bein,
ohne sich darüber Gedanken zu machen, womit diese Hautgeschwüre an
den Unterschenkeln zusammenhängen.
Heute wissen wir, daß nur die gestörte
Strömungsmechanik im venösen System
des Unterschenkels nach vorausgegan-
gener Venenentzündung die Ursache
ist. Demgemäß kann eine sinnvolle Behandlung nur in der Beseitigung dieser
venösen Rückflußstauung liegen.

Therapie:
Anlegen eines gutsitzenden Kompressionsverbandes, des sog. Pütter-Verban-
des (s. S. 217). Nur durch kontinuierli-

che Entstauung des Beines durch gleichmäßigen Druck werden die Voraussetzungen zur Abheilung eines Unterschenkelgeschwürs geschaffen. Alle anderen Maßnahmen, wie Salbenverbände, Wickel, Bäder und Medikamente, haben schließlich nur noch eine unterstützende Heilwirkung.

Kneipp:
Tgl. kaltes Fußbad oder Wassertreten in der Badewanne 20 Sek.; jeden 2. Tag Lehm- oder Quarkwickel.
Wöch. 2x Sitzbad mit Zinnkraut, 34°, anschl. Knie- oder Schenkelguß. Heiße Bäder sind abzulehnen. Nach den Anwendungen müssen die Beine wieder gewickelt werden.

Allgemeine Maßnahmen:
s. Venenerkrankungen unter **3.**

Diät und Tee:
s. Venenerkrankungen unter **1.**

Homöopathie:

Hamamelis	θ
Aesculus	D1
Symphytum	D2
Lycopodium	D3
Carbo veget.	D8 a̅a̅ ad 50,0

Tgl. 3x20 Tr.
Medikamente:
Nach Verordnung des Arztes.

Verdauungsstörungen, s. Darmträgheit und Durchfall

Verstauchungen – Prellungen – Quetschungen

Eine Verstauchung (Distorsion) bezieht sich ausschließlich auf die Gelenke. Entsprechend der funktionalen Beanspruchung sind das Fuß- und das Handgelenk am häufigsten betroffen. Ein Umknicken des Fußes auf einer Unebenheit, vorzugsweise beim Sport, ein Sturz oder irgendeine ungeschickte Bewegung kann zu einer Distorsion des Fuß- oder Handgelenkes führen. Der Schmerz bei der Verletzung zeigt an, daß der Band-

apparat mit Gelenkkapsel eine gewaltsame Dehnung und Zerrung erfuhr, die sehr schnell zu einer deutlichen Schwellung führen. Das betroffene Gliedmaß ist nur noch unter starken Schmerzen belastungsfähig. Prellungen und Quetschungen dagegen sind nicht gelenkbezogen, sondern reine Weichteilverletzungen, die – besonders nach Autounfällen – ein erhebliches Ausmaß erreichen können. Einige Stunden nach der Verletzung zeigt sich eine bläuliche Verfärbung als Beweis für den Bluterguß, der unter der Gewalteinwirkung entstand. Die Blaufärbung verliert sich nach einigen Tagen, um in eine grüngelbliche Tönung überzugehen, die dann langsam verschwindet. Der Bluterguß wird als Zeichen des Heilungsvorganges langsam resorbiert.

Wenn Knochen und Haut unversehrt blieben, heilt jede Verstauchung, Prellung oder Quetschung von selbst aus. Die ärztlichen Maßnahmen, weniger die Medikamente, mehr die physikalischen Anwendungen, verkürzen den Heilungsprozeß.

Kneipp:
Lehmpflaster oder Wickel mit Retterspitz oder Arnika in Serie. Nach Trockenwerden Erneuerung des Wickels. Nachts Verband mit Heparin-Salbe.

Allgemeine Maßnahmen:
Solange der verletzte Körperteil und dessen Umgebung bei Belastung schmerzt, ist Ruhigstellung bzw. Bettruhe notwendig.

Homöopathie:

Arnica	D2
Symphytum	D2 a̅a̅ ad 40,0

Tagsüber alle 2 Stunden 20 Tr.
Beachte:
Jede Gewalteinwirkung auf den menschlichen Körper erfordert ärztlichen Beistand. Selbst unscheinbare Verletzungen, besonders in Gelenknähe, können zu einem Knochenbruch, einem Knochensprung oder zu einer Knochenab-

Wadenkrämpfe

splitterung führen. Erst die unbedingt notwendige Röntgenaufnahme schafft Klarheit.

Wadenkrämpfe

Über die nächtlichen Wadenkrämpfe – am Tage treten sie kaum auf – ist schon viel gerätselt worden. Zunächst ist der behandelnde Arzt geneigt, an eine Überlastung der Wadenmuskulatur zu denken. Krampfadern oder Fußdeformationen wären schließlich eine plausible Erklärung. Auch Kalzium- und Magnesiummangel bieten sich dem um die Diagnose Bemühten an, weiß doch der Mediziner, daß Mineralmangel im Gewebe Krampfbereitschaft der muskulären Organe erhöht. Bisher gelang es nicht, einen beweisenden Zusammenhang zwischen den oben genannten Faktoren und den unangenehmen, schlafstörenden Muskelkrämpfen herzustellen.

Der Wadenkrampf gehört letztlich zu einer Reihe von Symptomen, harmlos aber lästig, die sozusagen auf dem weiten Feld der körperlichen Beschwerden ein unverwüstliches Eigenleben führen. Wenn sich ein isoliertes Symptom in so aufdringlicher Permanenz behauptet, pflegt unser Berufsschauspieler, das Nervensystem, auf seine Weise und auf seiner Bühne zu agieren.

Es handelt sich also um ein nervös-vegetatives Symptom, wie manchmal auch der Kreuz- und Nackenschmerz, das nächtliche Einschlafen der Arme und eine Anzahl rheumatischer Beschwerden, alles unspezifische Schmerzsignale des Bewegungsapparates. In der Persönlichkeitsstruktur der Betroffenen finden sich zuweilen zwanghafte Züge, verbunden mit dem Bedürfnis, besonders im Schlaf Unerledigtes, Ungelöstes und vor allen Dingen Ungelebtes nachzuvollziehen. Ein Aggressionsstau entlädt sich wie ein Gewitter an einem schwülen Sommerabend in die körperliche Muskulatur. Nicht selten sind Wadenkrämpfe auch ein Leitsymptom, das bei eingehender Befragung eine depressive Persönlichkeitsstruktur erkennen läßt.

Kneipp:
Tgl. Wechselkniguß oder Wechselfußbad mit Baldrian, 34°, am Abend oder vor dem Schlafengehen.
Wöch. 3x Wadenwickel mit Retterspitz oder Essigwasser; 1–2x ¾-Bad mit Baldrian, anschl. Unterguß kalt.

Allgemeine Maßnahmen:
Spaziergänge, Wanderungen; Radfahren; Trockenbürsten des Körpers, vorzugsweise der Beine; Massagen, Waden leicht massieren; Gymnastik; Schwimmen.

Diät:
Milchprodukte bevorzugen.

Tee:
Schafgarbentee
Tgl. 3x1 Tasse; überbrühen, 10 Min. ziehen lassen.

Homöopathie:
Cuprum D4, tgl. 3x1 Tabl.

Medikamente:
Nach Verordnung des Arztes.

Wechseljahre – Klimakterium

Der klassische Begriff des Klimakteriums bezieht sich ausschließlich auf das weibliche Geschlecht. Wenn sich auch beim Manne nach dem 50. Lebensjahr eine Veränderung seines Lebensgefühls, ein Nachlassen seiner Leistungsfähigkeit, vielleicht auch seiner sexuellen Potenz ankündigt, also auch beim Mann ›Wechseljahre‹ auftreten, sind die Wechseljahre bei der Frau unmittelbarer und einschneidender in ihren Beschwerden. Mit dem Aufhören der Eierstocktätigkeit versagt ihr die Natur weiterhin die Fähigkeit der Fortpflanzung. Gewiß ist in einer Zeit weltweiter Übervölkerung der generative Prozeß nicht mehr das höchste und größte Glück auf

Wechseljahre

dieser Erde. Trotz allem, die Gewißheit um den Verlust der Fruchtbarkeit und die damit verbundene Angst der Einbuße an weiblicher Anziehungskraft gehören zu den großen Reifungskrisen im Leben einer Frau.

Mit einer letzten Blutung sind die Wechseljahre abgeschlossen, es beginnt die Menopause. Die natürliche Schwankungsbreite der Wechseljahre liegt zwischen dem 46. und 55. Lebensjahr. Eine Frühmenopause (Aufhören der Menstruation) kann bereits zwischen dem 40. und 45. Lebensjahr eintreten, während bei einem Aufhören der Regelblutungen zwischen dem 56. und 58. Lebensjahr von einer Spätmenopause gesprochen wird.

Beginn und Länge der Wechseljahre unterliegen erheblichen Schwankungen, wobei die Ursachen verschieden sein mögen. Familiäre und soziale Gegebenheiten, vor allen Dingen auch Klima, Lebensbedingungen, Erziehung, psychische Einflüsse und nicht zuletzt die innere Einstellung gegenüber der Sexualität bestimmen die Lebensdauer des hormonellen Zusammenspiels, das letztlich für den Regelmechanismus verantwortlich ist.

Der Begriff »Wechseljahre« macht bereits deutlich, daß ein Übergang von der Vollfunktion der Eierstöcke bis zum letzten Eisprung niemals abrupt erfolgt, sondern sich über Jahre hinzieht. Wenn sich im 5. Lebensjahrzehnt die Östrogenproduktion langsam vermindert, fängt die übergeordnete Hypophyse (Hirnanhangdrüse) vermehrt zu arbeiten an. Auch die Schilddrüse und die Nebennierenrinde werden in diese hormonelle Fehlregulation mit einbezogen.

Die zahlreichen klimakterischen Beschwerden verlieren viel von ihrer seltsamen Eigentümlichkeit, wenn man zu ihrem Verständnis das hormonelle Verwirrspiel aufklärt. Die beginnende hormonelle Erschöpfung der Eierstöcke

alarmiert die Zentrale im Gehirn, den Hypophysenvorderlappen, ein kaum erbsengroßes Gebilde an der Gehirnbasis. Über einen langen Zeitraum werden spezifische Wirkstoffe produziert, die auf dem Blutwege die beiden Eierstöcke zur vermehrten Eireifung anregen. Trotz eines niedrigen Östrogenspiegels und Ausbleiben des Eisprungs vermehren sich die Blutungen. Mit fortschreitenden Wechseljahren werden weitere hormonproduzierende Drüsen in Mitleidenschaft gezogen. Die Schilddrüse und die Nebennierenrinde versuchen durch vermehrte Tätigkeit dem Organismus einen helfenden Dienst zu erweisen, wenn sie ihre Sendboten ausschicken, um nach dem Rechten zu sehen. Bis sich diese Drüsen überzeugt haben, daß auch mit ihrer Hilfe die generativen Organe, die Eierstöcke, nicht mehr zu reaktivieren sind, haben sie durch ihre vermehrte Hormonproduktion genug Unruhe gestiftet: Hitzewallungen, Schweißausbrüche, Ohrensausen, Herzklopfen, Schwindel, Brustbeschwerden, Wasseransammlungen in verschiedenen Körperpartien, vermehrter Appetit, unerwünschte Fettpolster und vor allen Dingen nervöse Beschwerden. Schlafstörungen, Stimmungsschwankungen bis zur grenzenlosen Traurigkeit sind häufig die unerwünschten Begleiter dieser hormonellen Dysregulation im Klimakterium.

Die Einheit des hormonellen Reglersystems mit seinen Auswirkungen auf Körper und Seele wird in keiner Lebensphase so deutlich wie gerade im Klimakterium der Frau. In dieser Zeit der Verunsicherung, der leidvollen Prüfung sollte ihr die partnerschaftliche Liebe in vollem Umfange zuteil werden. Geborgenheit und Anerkennung benötigt sie gleichermaßen wie gleichbleibende Zuneigung im Sexualbereich.

Die geschilderten Wechseljahrbeschwerden müssen keineswegs jedes

Wechseljahre

Frauenleben belasten. Es gibt Frauen, deren Periode von einem Tag zum anderen ausbleibt, ohne das körperliche Wohlbefinden zu beeinflussen. Diese unbeschwerte Verlaufsform des Klimakteriums ist allerdings eine seltene Ausnahme. Beschwerden verschiedener Intensität bestimmen den Normalverlauf des weiblichen Klimakteriums.

Es gibt zahlreiche, durchaus erfolgreiche Möglichkeiten, den sich über Jahre hinziehenden Schwebezustand der zur Ruhe kommenden Genitalfunktion zu überbrücken. Zumindest lassen sich die als außerordentlich störend empfundenen Hitzewallungen mit Blutandrang zum Kopf und die nächtlichen Schweißausbrüche auf ein erträgliches Maß reduzieren. Noch vor Jahren glaubte man mit der Hormontherapie den Griff in die Wunderkiste perfekter Medizin getan zu haben, wenn nach Gabe der Östrogene alle Beschwerden wie von Zauberhand verschwanden. Heute wissen wir, daß auch diese Mittel, wie alle anderen wirksamen chemischen Medikamente, ihre Nebenwirkungen haben. Letztlich muß der Arzt von Fall zu Fall entscheiden, ob er der Hormontherapie, einer leichten Sedierung oder einer Behandlung nach Kneipp den Vorzug geben will.

Kneipp:
Tgl. Wechselarmguß und Wechselkniguß, statt dessen auch Wechselarmbad und Wechselfußbad mit Fichtennadel; die tgl. Ganzwaschung ist dem tgl. Vollguß (Wechseldusche) vorzuziehen.
Wöch. 1x Vollbad mit Fichtennadel, anschl. Abguß; 1x Sitzbad mit Heublumen, anschl. Schenkelguß; bei guter Verträglichkeit 2x wöch. kaltes Halbbad 18°/20 Sek.; die kleinen Kaltanwendungen wie Armbad und Wassertreten in der Badewanne können zu beliebigen Zeiten 1–2x tgl. durchgeführt werden; besonders wirksam in der Zeit der Wechseljahre ist eine jährliche Kneippkur von 3–4 Wochen.

Allgemeine Maßnahmen:
Wie unter Abhärtung beschrieben; Luft- und Teilsonnenbäder sind bevorzugt anzuwenden; Schwimmen im nicht zu warmen Wasser (Obergrenze 29°); klimatische Kuren und Aufenthalt am Meer wirken ausgleichend.

Diät:
Vitamin- und kalkreiche, fleischarme Ernährung; Diätwurst bevorzugen; Salz und gewürzarme Kost; Obst- und Safttage regulieren nicht nur das Gewicht, sondern lindern auch die nervös vegetative Übererregbarkeit.

Tee:

Johanniskraut	40,0
Frauenmantel	
Hopfen	
Salbei	
Boretsch	$\overline{aa}$ ad 100,0

Tgl. 3x1 Tasse; überbrühen, 10 Min. ziehen lassen.

Homöopathie:

Cimicifuga	D4	
Sanguinaria	D3	
Ignatia	D4	
Belladonna	D4	$\overline{aa}$ ad 40,0

Tgl. 3x15 Tr.

Medikamente:
Nach Verordnung des Arztes.

Wespenstich, s. Insektenstich

Windpocken, s. Kinderkrankheiten

Ziegenpeter, s. Kinderkrankheiten unter Mumps

Zuckerkrankheit – Diabetes

Der Diabetes ist eine Stoffwechselerkrankung, die sich auf die Verwertung eines wichtigen Nährstoffes des Organismus, des Zuckers, bezieht. Traubenzucker spielt im Energiehaushalt der Organfunktionen eine bedeutsame Rolle. Das Insulin, ein körpereigenes Hormon aus der Bauchspeicheldrüse, hat die

Zuckerkrankheit

Aufgabe, die Kraftstoffreserven, das Glykogen, für den ständigen Energiebedarf des Körpers bereitzustellen. Liegt nun eine erbliche Organschwäche des insulinbildenden Anteiles der Pankreas vor, kann sich die Zuckerharnruhr, wie der Diabetes früher genannt wurde, vorzugsweise in bestimmten Lebensaltern manifestieren. Aus der Tatsache, daß gerade in den Zeiten hormoneller Instabilität, der Pubertät und des Klimakteriums, die Zuckerkrankheit besonders häufig aufzutreten pflegt, wird das Zusammenspiel der innersekretorischen Drüsen deutlich. Aber auch exogene Ursachen bedürfen eingehender Betrachtung, weil sich dadurch wichtige Konsequenzen für die Therapie ergeben. Die Erfahrung lehrt uns, daß langjähriges Übergewicht einerseits, aber auch einseitige Ernährungsgewohnheiten andererseits, der überwiegende Verzehr von Zucker, zuckerhaltigen Nahrungsmitteln und Weißmehlprodukten über einen längeren Zeitraum hinweg, das Auftreten eines Diabetes begünstigen.

Die Normalwerte des Nüchternblutzuckers liegen zwischen 70 und 120 mg% bzw. zwischen 50 und 100 mg%, je nach Bestimmungsmethode. Nach den jeweiligen Mahlzeiten darf ein Blutzuckeranstieg bis 160 mg% erfolgen. Überschreitet der Blutzucker den Grenzwert von 180 mg%, dann wird Zucker über die Niere in den Urin ausgeschieden. Durch eine einfache Teststreifenuntersuchung können im Urin bereits Spuren von Traubenzucker, die einen behandlungsbedürftigen Diabetes aufzeigen, nachgewiesen werden. Erhöhte Blutzuckerwerte in der Vorstufe des Diabetes machen zum Nachteil des Patienten und des behandelnden Arztes keine ausgeprägten Beschwerden. Hinweise sind Trockenheit im Mund, ständiges Durstgefühl, zunehmende körperliche Leistungsschwäche, Auftreten von Hautinfektio-

nen, Juckreiz an den verschiedensten Körperstellen, schlecht heilende Wunden und nicht erklärbarer Gewichtsverlust.

Ständig erhöhte Blutzuckerwerte beweisen das Vorliegen eines leichten, mittelschweren oder schweren Diabetes. Die Höhe der Blutzuckerwerte, die immer sowohl nüchtern als auch 1–2 Stunden nach dem Essen registriert werden sollten, empfiehlt folgende Stadieneinteilung:

1. *Leichter Diabetes:* Nüchternblutzucker um oder über 120 mg% und der Wert eine Stunde nach dem Frühstück (postprandial) 160 bis 200 mg%.

2. *Mittelschwerer Diabetes:* Nüchternblutzucker bis 200 mg%, postprandial bis 260 mg%.

3. *Schwerer Diabetes:* Nüchternblutzucker über 200 mg%, postprandial über 260 mg%.

Den angegebenen Blutzuckerwerten liegen Normwerte von 80–120 mg% zugrunde.

Während beim leichten Diabetes durch Gewichtsverminderung (sofern Übergewicht vorliegt) und Diät allein die Blutzuckerwerte normalisiert werden können, ist im 2. Stadium eine medikamentöse Führung erforderlich. Im 3. Stadium reichen auch die Zuckertabletten nicht mehr aus. Der Patient muß stationär auf Insulin eingestellt werden.

Die Zuckerkrankheit ist ein heimtückisches Leiden, das strengster Beachtung seitens des Patienten und aufmerksamer Überwachung durch den behandelnden Arzt bedarf. Sehr häufig, das sei immer wieder betont, werden ausgesuchte Stromgebiete des Blutkreislaufes in Mitleidenschaft gezogen:

1. In den Beinen treten beim Spazierengehen nach einer bestimmten Wegstrecke (zwischen 100 und 500 m) Verkrampfungen auf, die beim Stehenbleiben verschwinden. Sinnigerweise fand sich für dieses typische Symptom die Bezeich-

153

Zuckerkrankheit

nung »Schaufensterkrankheit« (s. Durchblutungsstörungen, arteriell).

2. Die Nieren können in späten Krankheitsstadien in ihrer Durchblutung veröden. Die harnpflichtigen Substanzen werden nur noch mangelhaft ausgeschieden. Es kann zu einer fortschreitenden Harnvergiftung kommen.

3. Durch vorzeitige Starbildung und Gefäßveränderung des Augenhintergrundes wird das Augenlicht gefährdet.

4. Das Blutgefäßsystem des Herzens verengt sich ebenfalls und macht das Herz infarktanfällig. Gleichermaßen ist das Gehirn aufgrund vorzeitiger sklerotischer Gefäßprozesse der Gefahr eines Schlaganfalles ausgesetzt.

Obwohl in manchen Fällen schon geringfügige Blutzuckererhöhungen die eben genannten Gefäßveränderungen herbeiführen können, so muß doch gerechterweise eingeräumt werden, daß vielfach beträchtlich erhöhte Blutzuckerwerte ohne grobe gesundheitliche Störungen angetroffen werden.

Die gesundheitlichen Negativ-Folgen sind jedoch nicht berechenbar. Darum ist jeder Diabetiker, wenn ihm seine Gesundheit lieb ist, gehalten, das Unvorhersehbare einzukalkulieren. Keine Krankheit ist durch die Nahrungszufuhr so zu beeinflussen wie gerade der Diabetes.

Diät:

In der Äußerung des Diabetikers »Bevor ich anfange, weniger zu essen, nehme ich lieber eine Zuckertablette mehr« wird das ganze Dilemma deutlich, dem sich der Arzt oft gegenübersieht. Am Widerstand des Patienten scheitert so manche ärztliche Verordnung. Sicher ist es einfacher, eine Tablette zu schlucken, als sich den Mühen einer Reduktionskost und dem Diktat ungeliebter Diätvorschriften zu beugen. Die gesundheitlichen Gefahren, die dem Diabetiker durch die Heimtücke seiner Erkankung drohen, können gar nicht drastisch ge-

nug geschildert werden, um den Patienten zu den beiden wichtigsten Behandlungsleitlinien in der Zuckertherapie zu bewegen, der Gewichtsverminderung und der Zuckerdiät. Der schwergewichtige Diabetiker kann mit hoher Wahrscheinlichkeit seinen entgleisten Zuckerstoffwechsel mit diesen beiden Maßnahmen allein wieder in Ordnung bringen. Für den behandelnden Arzt ist es immer wieder überraschend und aufschlußreich, mit welcher Geschwindigkeit bei einem Fastenden erhöhte Blutzuckerwerte der Normalität zueilen. Die Abnahmediät sollte natürlich dem strengen Reglement der Zuckerdiät unterworfen werden, weil zwei Notwendigkeiten den Speiseplan bestimmen, einmal die Gewichtsabnahme, zum anderen eine überlegte Nahrungsauswahl.

Zunächst sollen die grundsätzlichen Ernährungsrichtlinien für die Zuckerkranken zu Worte kommen.

1. Weißer, brauner Zucker und alle Nahrungsmittel, die mit Zucker, Traubenzucker oder Honig zubereitet werden, müssen strengstens gemieden werden (Marmelade, Konfekt, Plätzchen, Kuchen, Torten, gewisse Brotsorten, Eis, kandierte Früchte, Kompott, Schokolade, Pralinen usw.). Alle Lebensmittel, die durch ihre Süße verführen, müssen vom Diätplan des Diabetes gestrichen werden.

2. Alle Zuckerarten sind für den Diabetiker verboten. Dagegen sind die Kohlehydrate nicht nur erlaubt, sondern als Energiespender sogar notwendig. Die Tagesmenge soll bei Unter- und Normalgewicht nicht unter 200 g, was etwa 18 Broteinheiten entspricht, liegen. Zu den Kohlehydraten zählen: Alle Brotsorten, soweit sie keinen Zuckerzusatz führen, alle Mehlprodukte und Getreideerzeugnisse wie Reis, Gries, Haferflocken, Sago und andere Teigwaren, Kartoffeln, Gemüse und Obst. Sie bedürfen allerdings der Einteilung und

Zuckerkrankheit

Berechnung nach Brot- oder Kohlehydrateinheiten laut folgendem Schema: 1 Broteinheit (BE) = 25 g Schwarzbrot (Grahambrot, Pumpernickel) oder 20 g Weißbrot (½ Brötchen) = 12 g Kohlehydrate = 50 Kalorien.

Die Kalorienmenge muß für jeden Zukkerkranken anhand seines Gewichts, seines Alters, seines Geschlechts und seiner Tätigkeit extra berechnet werden. Zuständig für die Erstellung eines genauen Diätplanes ist der Fachmann, der Arzt oder das Krankenhaus. Eine über den Daumen gepeilte Diät ist ein erhebliches Gesundheitsrisiko! Diese Tatsache muß jedem, dem gesundheitliche Gefahren durch erhöhten Blutzucker drohen, mit allem Nachdruck eingehämmert werden.

3. Auch das Fett muß wegen seiner ungünstigen Beeinflussung des Kohlehydratstoffwechsels beschränkt werden. 60 g einschließlich des Kochfettes und der versteckten Fette sollten nicht überschritten werden. Für den Brotaufstrich bleiben etwa 15 g übrig. Während pflanzliche Fette gegenüber Hartfetten und Schweineschmalz zu bevorzugen sind, verspricht der Austausch der Butter durch Margarine keinen gesundheitlichen Vorteil.

4. Gemüse, soweit nicht Übermengen verzehrt werden, erfordern als Kohlehydrat keine besonderen Berechnung in der Diätaufstellung. Allerdings sollte bei Karotten, allen Rübensorten, Bohnen, Erbsen, Schwarzwurzeln und Sellerie das Kochwasser abgeschüttet werden. Obst ist im Rahmen der Kohlehydratberechnung erlaubt, nur auf Bananen, Weintrauben und Süßkirschen sollte grundsätzlich verzichtet werden. ¼ l saurer Naturwein entspricht 1 BE; ½ Flasche Weizenbier wird gleichermaßen berechnet; gegen einen gelegentlichen Kognak, Whisky oder »Klaren« ist nichts einzuwenden. Obstsäfte werden, soweit sie frisch gepreßt sind, ebenfalls pro 100 g mit 1 BE in Rechnung gestellt. Sehr süße Säfte, wie z. B. Trauben- oder Kirschsaft, stören die Diät.

5. Gewisse Nahrungsmittel werden im Diätplan des Diabetikers nicht mit BE aufgerechnet, z. B. Fleisch, Eier und Blattsalate, müssen jedoch als Kalorienträger in die Gesamtberechnung einbezogen werden.

6. Zur Aufrechterhaltung eines gleichmäßigen Verbrennungsprozesses sind 6 Mahlzeiten erforderlich: 1. Frühstück um oder vor 8.00 Uhr, 2. Frühstück gegen 10.00 Uhr, Mittagessen zwischen 12.00 und 13.00 Uhr, kleine Zwischenmahlzeit zwischen 15.00 und 16.00 Uhr, Abendessen zwischen 18.00 und 19.00 Uhr und 1 Spätimbiß gegen 21.00 Uhr.

Zucker-Abnahmediät 1000 Kal.:

1. Frühstück:	2 Scheiben Brot à 25 g = 2 BE, 10 g Butter, 1 Ei, Tee oder Kaffee.
2. Frühstück:	¼ l fettarme Milch = 1 BE.
Mittagessen:	150 g Fleisch, 120 g Kartoffeln geschält (hühnereigroß) = 2 BE, grüner Salat und Gemüse. Nachtisch: 120 g Grapefruitsaft = ⅛ l = 1 BE.
Zwischenmahlzeit:	Tee oder Kaffe, 1 Scheibe ungesüßten Zwieback = 1 BE.
Abendessen:	1 Joghurt (240 g) = 1 BE und 1 Scheibe Brot, 25 g = 1 BE.
Spätmahlzeit:	1 Apfel = 1 BE.

Diese Nahrungsmenge enthält 10 Broteinheiten (BE). Anhand von Austauschtabellen und Ernährungsvorschriften für Diabetiker kann auf diese Weise für jedes Alter, jedes Gewicht und jede Tätigkeit ein Diätplan nach Kalorienbedarf aufgestellt werden. Die hier gegebene Empfehlung soll nur ein beliebiges Beispiel sein.

155

Zuckerkrankheit

Kneipp:
Daß sich Kneippanwendungen beim Diabetiker auf Blutkreislauf und Stoffwechsel günstig auswirken, liegt auf der Hand. Der Kaltanteil ist zu verlängern, der Gebrauch der kleinen Kaltanwendungen ist unbedingt zu empfehlen.
Tgl. kaltes Armbad und Wassertreten, statt dessen auch Wechselarm-, Wechselknie-, Wechselschenkel-, Wechselschenkelkreuz- oder Wechselunterguß.
Wöch. 1x ¾-Bad mit Haferstroh, anschl. Abguß; 1x Sitzbad, anschl. Schenkel- oder Unterguß; 2x Oberaufschläger oder Lendenwickel mit Salzwasser.

Allgemeine Maßnahmen:
s. Abhärtung. Reichlich Bewegung in Form von Gymnastik, Sport und Spaziergängen; auch Atemübungen.

Tee:
Bohnenschalen
Haferstroh
Boldoblätter
Heidelbeerblätter aa ad 100,0
Tgl. 3x1 Tasse; kalt ansetzen, aufkochen, 10 Min. ziehen lassen.

Homöopathie:
Syzygium Jambolanum D2
Kreosotum D4 aa ad 40,0
Tgl. 3x20 Tr.

Medikamente:
Nach Verordnung des Arztes. Er entscheidet, ob die Behandlung des jeweiligen Diabetes 1. mit Diät allein, 2. mit Diät und Medikamenteinnahme, 3. mit Diät und Insulin-Injektionen erfolgen muß.

Das Zuckerkoma: Die Zuckerkrankheit ist nicht nur mit Langzeitschäden im Kreislaufgebiet ausgesuchter Gefäßbezirke behaftet. Dem insulinpflichtigen Diabetiker droht auch das Koma, ein dramatisches, eindrucksvolles Krankheitsbild. Erste Vorboten sind Müdigkeit, Nachlassen des Appetits bis zu Übelkeit, Brechreiz und vor allen Dingen vermehrtes Durstgefühl mit häufi-

gem Wasserlassen. Im Verlauf dieses akuten Zustandsbildes trübt sich das Bewußtsein bis zur Bewußtlosigkeit ein. Eine tiefe, verlangsamte Atmung, kalte trockene Haut an Händen und Füßen und ein eigenartiger Obstgeruch der Atemluft erhärten die Diagnose: »Coma diabeticum«, eine dringliche ärztliche Notfallsituation. Die unbedingt notwendige Blutuntersuchung beweist dann eine Entgleisung des Zuckerstoffwechsels mit extrem hohen Blutzuckerwerten. Die Ursache für das Hineinleiten in einen komatösen Zustand ist verschieden. Grobe Diätfehler einerseits, aber auch eigenwillige Änderung der verordneten Insulindosis lassen die Blutzuckerwerte über die tolerablen Grenzen hinausschießen. Häufig verändert sich auch die Stoffwechsellage eines Zuckerpatienten ohne erkennbaren Grund, so daß die ursprünglich verordnete Insulinmenge für den echten Bedarf des Organismus nicht mehr ausreicht. Regelmäßige Blutzuckerkontrollen, die heute bereits vom Patienten selbst durchgeführt werden können, informieren rechtzeitig über die Notwendigkeit einer Neueinstellung der Insulindosis. Weitere mögliche Ursachen sind extremer körperlicher oder psychischer Streß, Durchfall mit Erbrechen, Schwangerschaft und eine Überfunktion der Schilddrüse.
Die Blutzuckerwerte schwanken beim Gesunden zwischen 70 bis 120 mg% nüchtern und dürfen nach dem Essen die Grenzmarke von 160 mg% erreichen. Eine hochgradige Überzuckerung des Körpers mit Blutzuckerwerten zwischen 600 und 1000 mg% führt, wie wir bereits gehört haben, zu dem bedrohlichen Krankheitsbild des diabetischen Komas, dessen Hauptmerkmal die Bewußtlosigkeit ist.

Der Insulinschock: Wie reagiert nun der Organismus auf ein Absinken des Blutzuckerspiegels unter 40 mg%? Es

Zuckerkrankheit

kommt ebenfalls zu einer Bewußtlosigkeit, die sich jedoch vom Überzuckerungskoma wesentlich unterscheidet. Mit dem Schwinden des Bewußtsein treten Zuckungen und eigenartige Bewegungen auf, ein Beweis, daß der Zuckermangel primär das Gehirn in Mitleidenschaft zieht. Kalter Schweiß bedeckt Körper und Stirn, während Atmung und Puls normal bleiben.

Die Ursache des hypoglykämischen Schocks ist fast immer eine zu hohe Insulindosierung. Plötzlich veränderte Lebensgewohnheiten bei Reisen oder auch Veränderungen der Diät können bei gleichbleibender Insulinzufuhr, besonders in den Morgenstunden, zu dem gefürchteten Insulinschock führen.

Der herbeigerufene Notarzt, dem möglicherweise der Patient unbekannt ist, von den Angehörigen jedoch die Ursache der Bewußtlosigkeit, seine Zuckerkrankheit, erfährt, steht vor einem Entscheidungsdilemma: Handelt es sich um ein Überzuckerungskoma oder um einen Unterzuckerungsschock? Der behandelnde Kollege wird jeden Hinweis, der ihm die Diagnose erleichtert, von den Angehörigen mit Dankbarkeit entgegennehmen. Die Umgebung eines insulinspritzenden Diabetikers sollte sich deswegen die geschilderten Symptome eines Zuckerkomas und des Insulinschocks genauestens einprägen. Die bedrohliche Unterzuckerung mit Schockzeichen sucht den Patienten nicht schlagartig heim. Vorboten sind Müdigkeit und Schwäche, Druckgefühl in Leib und Brust, motorische Unruhe, Heißhunger, leichtes Schwitzen, Angst und Beklemmungsgefühle, nicht zu vergessen ein unangenehmer Kopfschmerz. Der erfahrene Zuckerkranke führt immer ein Päckchen Traubenzucker bei sich, um bei den ersten Anzeichen der Unterzuckerung durch Einnahme des schnell resorbierbaren Traubenzuckers den drohenden Schock zu verhindern. Die oben genannten Symptome sind nicht nur Folge eines Überangebots an Insulin per injectionem. Zuckerregulationsstörungen sind gar nicht so selten bei Magengeschwürkranken und nach Magenoperationen, aber auch als Funktionsstörung bei Überschlanken mit Unterblutdruck.

Beachte:

1. Ein kluger, um seine Gesundheit besorgter Diabetiker wird sich als wichtigstes Haushaltsgerät eine Küchen- oder Briefwaage zulegen.

Gerade zu Beginn der Erkrankung müssen die einzelnen Lebensmittel genau abgewogen werden. Mit der Zeit weiß man die jeweiligen Nahrungsmittel mit dem Augenmaß zu bestimmen. Eine Kontrolle durch die Waage rundet jedoch die Tüchtigkeit durch Gewissenhaftigkeit ab.

Daß er sich die notwendigen schriftlichen Unterlagen, die über die Zusammenstellung der Diät und über Kohlehydrate und Broteinheiten Auskunft geben, besorgt, ist selbstverständlich.

2. Häufig gelingt es, durch Hafermahlzeiten die Stoffwechsellage günstig zu beeinflussen. Am besten wird das zweite Frühstück oder der Nachmittagsimbiß durch eine Haferflockensuppe oder durch Haferschleim gestaltet. 18 g Haferflocken entsprechen einer Broteinheit. Eine Milch-Haferflockensuppe, natürlich ohne weitere Zutaten, aus 32 g Rohhaferflocken zubereitet, entspricht also 2 Broteinheiten.

3. Immer wieder sträuben sich insulinpflichtige Diabetiker, deren Blutzucker weder durch Diät noch durch Medikamente in tolerable Grenzen zu zwingen ist, dem Rat des Arztes zur Umstellung auf Insulin zu folgen. Sie scheuen die Mühe des Injizierens, glauben, mit der Handhabung der Spritze nicht zurechtzukommen, oder fürchten gar den Stich durch die Haut. Manche Patienten hegen sogar die Befürchtung, einen einfa-

157

Zuckerkrankheit

chen Diabetes durch Insulinspritzen in ein kompliziertes Krankheitsbild zu verwandeln. Von entscheidender Wichtigkeit ist nur eines: Ein schlecht eingestellter Diabetes, der mit einem hohen Blutzuckerspiegel oder mit starken Schwankungen einhergeht, birgt erhebliche gesundheitliche Gefahren. Der Erkrankte setzt seine Gesundheit aufs Spiel und öffnet den bereits geschilderten Kreislaufschäden Tor und Tür. Eine Neueinstellung auf Insulin sollte immer stationär im Krankenhaus erfolgen. Die Voraussetzungen für eine ausführliche Instruktion, einmal in der Spritztechnik, zum anderen in der diätetischen Erfahrung, sind in stationärer Behandlung günstiger als in der ambulanten Praxis eines überlasteten Einzelarztes.

4. Eine echte Zuckerverwertungsstörung, ein Diabetes des 1., 2. oder 3. Grades, heilt nie von selbst aus. Auch die biologischen Mittel allein sind niemals ausreichend, um den Blutzucker in natürlichen Grenzen zu halten. Die Behandlungseinheit Diät, Tabletten oder Insulin ist unumgänglich. Es gibt gelegentlich Blutzuckerüberschreitungen, die mit Streß, seelischen Erschütterungen und hormonellen Entgleisungen zusammenhängen können. Diese »Blutzuckersprünge« dürfen jedoch nur vorübergehendes Ereignis bleiben. Regel-

mäßige Blutzuckerkontrollen sind auch in diesem Falle notwendig.

Zwölffingerdarmgeschwür, s. auch Magengeschwür

Der Zwölffingerdarm ist der oberste Teil des Dünndarmes, der sich in 30 cm Länge unmittelbar an den Magen anschließt. Der Geschwürbildung in diesem Darmteil liegt der gleiche Entstehungsmechanismus zugrunde wie dem Magengeschwür: eine Überproduktion von Magensäure aufgrund nervös-vegetativer Vorgänge.

Wie beim Magengeschwür sind die Beschwerden unbestimmt, in keinem erkennbaren Zusammenhang mit äußeren Faktoren. Manche Patienten klagen über einen Nüchtern- oder Spätschmerz, der nachts bei leerem Magen aufzutreten pflegt. Viele Geschwürsträger sind jedoch beschwerdefrei, während andere wieder nach ausgeheiltem Geschwürleiden immer noch über Magenbeschwerden klagen. Diese Fakten lassen erkennen, daß die Geschwürkrankheit des Magens und des Zwölffingerdarmes als psychosomatisches Leiden, als Störung der Leib-Seele-Einheit aufzufassen ist.

Therapie:
s. Magengeschwür

Übelkeit s. Erbrechen

Praktischer Teil

Heilanzeigen für Kneippkuren

»Vorbeugen ist besser als Heilen«, das gilt in besonderem Maße für eine Kneippkur. Als Präventivkur dient sie der Vorbeugung gegenüber Infektionskrankheiten, Kreislaufstörungen, Herzbeschwerden, Verschleißerkrankungen an Gelenken und Gefäßen und allen Erscheinungsformen nervöser Störungen einschließlich der reaktiven Depression.

Als Heilbehandlung wird sie aber auch dann sinnvoll eingesetzt, wenn bereits gesundheitliche Störungen die Lebensqualität schmälern oder die Arbeitsfähigkeit bedrohen. Eine Kur, die dem Gesundheitsprinzip folgt, hat eine große Wirkungsbreite und demgemäß viele Heilanzeigen: Nervöse Erschöpfungszustände, seelische Verstimmung bis zur leichten Depression, nervöse Organbeschwerden besonders im Bereich des Kopfes, des Herzens und des Leibes; Kreislaufstörungen mit Schwindel und Antriebsschwäche, chronisch kalte Hände und Füße, Durchblutungsstörungen beider Beine, Krampfadern und Venenschwäche;Herzbeschwerden nervöser Natur, aber auch koronare Herzerkrankungen mit Verengung der Herzkranzgefäße, beginnende Herzschwäche und Altersherz; Störungen seitens des Magen-Darm-Kanals wie Darmträgheit, Blähzustände, Magenschleimhautentzündung, Magen- und Zwölffingerdarmgeschwür und Reizzustände im Dickdarmbereich; Empfindlichkeit des Bronchialsystems, Neigung zu Halsentzündungen, Bronchitis und Atemenge; Aufbrauchserscheinungen an Gelenken und Wirbelsäule, Gelenkarthrose und Bandscheibenschäden; Wechseljahrbeschwerden beider Geschlechter; hormonelle Dysfunktion (Störung des hormonellen Zusammenspiels) wie zum Beispiel leichte Schilddrüsen- und Menstruationsstörungen; alle Formen des Übergewichts.

Die Kneippkur im Heilbad

Die Kneippkur ist ein wirksames Heilinstrument, das ganz auf die jeweilige Verfassung des Patienten abgestimmt wird. Zahlreiche Anwendungen stehen zur Verfügung, die vom Arzt unter Zugrundelegung der Diagnose, der Kurdauer, des körperlichen und seelischen Zustandes des Kurpatienten und vor allen Dingen seiner Reaktionsfähigkeit auf die Kurtage verteilt werden.

Sie ist weiterhin eine bewußte Übungs- und Belastungskur, eine Ausscheidungs- und Umbaukur, eine heilsame Störung des Organismus.

Die einzelnen Kneippanwendungen werden im Bedarfsfall durch Massagen, Lymphdrainagen, Atemübungen, Sauna, Heilgymnastik, autogenes Training und andere Maßnahmen ergänzt.

Die Wirkung einer Heilkur basiert nicht allein auf Kuranwendungen. Sie ist als einheitliches Ganzes zu sehen, wobei verschiedene Faktoren zu einem Kurerfolg beitragen: die Befreiung von Pflicht und Arbeit, der jeweilige Klimareiz am Kurort, das Knüpfen und die Pflege von neuen zwischenmenschlichen Beziehungen – ein wichtiger Heilfaktor in unserer gefühlsverarmten Zeit –, die Anregung am Kurort durch ärztliche und seelsorgerische Vorträge, die das Gesichtsfeld zugunsten einer sinnerfüllten Lebensordnung erweitern.

Kurverordnung: Häufig wird vom Kurpatienten die Frage gestellt, warum diese oder jene Anwendung auf einen bestimmten Körperteil verordnet wird. Es ist richtig, daß

Die Kneippkur im Heilbad

eine schmerzende Schulter oder ein arthrotisches Knie vorzugsweise lokal mit Heusack oder Lehmpflaster behandelt wird. Aber ein Großteil der Anwendungen zielt nicht auf die behandelte Körperstelle, sondern folgt dem Ganzheitsprinzip, demzufolge jeder Anwendung auch eine generelle Wirkung auf den ganzen Organismus zukommt. Waschungen, Wickel, Güsse und Bäder wirken in erster Linie umstimmend auf das gesamte Nerven- und Kreislaufsystem, während Lehmpflaster und Heusäcke vorzugsweise eine lokale Wirkung entfalten. Andere Anwendungen wieder beeinflussen lokal und darüber hinaus weitere Organsysteme. Z.B. wirkt das Eichenrindesitzbad auf Hämorrhoiden und die Leiborgane gleichermaßen günstig.

Eine Kneippkur kann auf verschiedene Weise in ihrer Stärke abgestuft werden:
1. durch die Anzahl der Gesamtanwendungen im Tages- bzw. Wochenplan;
2. durch die Auswahl der Anwendungen nach Wirkungsintensität;
3. durch die Angabe der Temperatur in der Abstufung von »so kalt wie möglich« (in Bad Wörishofen 12° aus der Leitung) bis 44° C;
4. durch die Dauer der einzelnen Anwendungen;
5. durch die Dauer der Kur, meist 3–4 Wochen.

Auch die Einteilung der Anwendungen kann nicht nach Belieben erfolgen. Es haben sich im Laufe der Zeit im Kurmittelgebrauch gewisse Zweckmäßigkeiten entwickelt, die sich als vorteilhaft für den Kurerfolg bewährt haben:
1. Der Heusack sollte nur an drei Tagen der Woche mit je einem Tag Abstand verabreicht werden.
2. Wöchentlich sollten nur zwei größere Bäder genommen werden: Halbbad, 3/4-Bad, Vollbad, Sitzbad. Zum Beispiel einmal wöchentlich ein 3/4-Bad mit Fichtennadeln mit Abguß und einmal ein Heublumensitzbad mit Kniguß.
3. Drei Blitzgüsse in der Woche sind ausreichend, wobei auf das Wohlbefinden nach dem Blitzguß zu achten ist.
4. Günstige Anwendungskombinationen sind:
Im Zimmer Waschung – im Kneippbad kleines oder großes Bad; im Zimmer Wickel oder Heusack – im Kneippbad Guß.
5. Als Nachmittagsanwendungen eignen sich besonders Wechselfußbad, Wechselarmguß, Wechselkniguß und Wechselgesichtsguß.
Mittelstarke und kräftige Anwendungen werden nur in Ausnahmefällen nachmittags gegeben.

Diese Empfehlungen erheben keinen Anspruch auf Allgemeingültigkeit. Jeder Arzt wird aus seinem Erfahrungsschatz den für seinen Patienten geeigneten Kurplan erstellen.

Eine Kneippkur sollte unter ärztlicher Leitung durchgeführt werden. Es existieren jedoch keine Vorschriften, daß Kneippanwendungen der ärztlichen Verschreibungspflicht unterliegen. Demgemäß werden vereinzelt Kneippanwendungen auch ohne ärztliche Verordnung verabreicht.

Die Kuranwendungen sind nicht an ein Kurmittelhaus gebunden, sondern werden in den Baderäumen der einzelnen Kurheime, Hotels und Sanatorien durchgeführt, eine Annehmlichkeit, die der Kurpatient zu schätzen weiß. Eine besondere Kleidung ist für eine Kneippkur nicht notwendig. Ein Bademantel oder Morgenrock genügt. Es empfiehlt sich jedoch, einen kleinen Bericht des Hausarztes mit den Laborwerten des letzten halben Jahres mitzubringen.

In seiner inneren Einstellung zur Kneippkur sollte der Patient die Möglichkeit erkennen, seiner Gesundheit einen Dienst zu erweisen. Dazu gehört auch der Vorsatz, sich von schädlichen Gewohnheiten zu trennen, Nikotin und Alkohol einzuschränken und bei Übergewicht zu fasten. Die drei bis vier Kurwochen sind auch Ferien vom Arbeits-Ich. Arbeitsunterlagen haben am Kurort nichts zu suchen. Sich den ersehnten Hobbys hinzugeben ist die richtige Beschäftigung in der verbleibenden Freizeit der Badekur.

Eine Heilkur muß vorbereitet und geplant werden. Einmal geht es darum, ein geeignetes Zimmer im gewünschten Haus zu finden, das allen Ansprüchen genügt. Der Erfolg einer Kur ist in nicht geringem Maße von äußeren Umständen, zum Beispiel der Lage des Hauses im Kurort, der Qualität des Zimmers und der Freundlichkeit der Hausleitung und des betreuenden Personals, abhängig. Empfehlungen durch Gäste, die bereits am Kurort ihre Erfahrungen gesammelt haben, helfen oft weiter.

Zum anderen hat die Kostenfrage einer Kur ein wichtiges Wort mitzureden. Die zuständigen Krankenkassen gewähren ihren Mitgliedern einen Zuschuß oder übernehmen die gesamten Kosten. Angestellte im Behörden- und Staatsdienst erhalten auf Antrag und ärztliche Begründung eine Kostenübernahme für ihre Heil- oder Badekur zugesichert. Im Falle einer Kurbedürftigkeit empfiehlt sich immer, Auskunft bei der zuständigen Dienststelle oder Krankenkasse einzuholen, damit rechtzeitig eine Kostenübersicht erstellt werden kann.

Die jeweiligen Kurverwaltungen stellen natürlich ausführliches Prospektmaterial zur Verfügung, aus dem alles Wesentliche, einschließlich der Preise für Aufenthalt und Kurmittel, zu entnehmen ist.

Die Kneippkur ist für jeden geeignet. Im Zweifelsfall entscheidet immer der Arzt.

Kneippanwendungen zu Hause

Auf die Bezeichnung »Kneippkur zu Hause« wurde bewußt verzichtet, weil sich eine Kneippkur am Badeort vom »Kneippen« zu Hause sowohl in den Anwendungsmöglichkeiten als auch in der Zielsetzung wesentlich unterscheidet. Die »Kneippkur« ist ein geschlossenes Ganzes, ein Heilverfahren über einen befristeten Zeitraum, während die Kneippanwendungen zu Hause Teil eines umfassenden Gesundheitsprogrammes sind, die keiner zeitlichen Eingrenzung bedürfen. Eine Kneippkur allein innerhalb eines Zeitraumes von ein bis drei Jahren reicht nicht aus, um den gesundheitlichen Gewinn dieser Heilmaßnahme über den gesamten Zeitraum zu erhalten. Die häuslichen Kneippanwendungen verbinden sich mit anderen gesundheitlichen Vorsorgemaßnahmen, wie sie im Kapitel »Abhärtung« beschrieben werden.

Das Kneippen im Hause findet an den vorhandenen Möglichkeiten seine Begrenzung. Im Kurort übernimmt eine gelernte Fachkraft die Verantwortung für die Durchführung der Anwendungen. Zu Hause sind die meisten auf sich selbst angewiesen.

Anwendungen, die ohne Hilfspersonal zu Hause möglich sind:

Waschungen: alle.
Güsse: fast alle, ausgenommen der verlängerte Arm- und Oberguß; mit einiger Geschicklichkeit kann der Rückenguß selbst durchgeführt werden.

Kneippanwendungen zu Hause

Bäder: alle; für das Sitzbad ist eine Sitzbadewanne notwendig; ein Improvisieren ist durch eine tiefe Duschwanne oder in beschriebenerweise möglich (s. S. 187).

Wickel: Auflagen und Kompressen, Heusäcke und Lehmpflaster können überall dort allein angelegt werden, wo beide Hände noch bequem hinreichen; für Anwendungen an Rücken, Händen, Füßen und Schultern ist eine Hilfsperson notwendig; auch die großen Wickel wie Brust-, Kurz-, Unter- und Ganzwickel, der Ober- und Unteraufschläger können ohne fremde Hilfe nicht richtig durchgeführt werden; der Waden- und Lendenwickel sowie die nassen Stempel sind ohne fremde Hilfe möglich.

Dämpfe: gebräuchlich ist nur noch der Kopfdampf, der sich für den Hausgebrauch vorzüglich eignet.

Alle Anwendungen werden in diesem Buch in ihrer Technik so ausführlich erläutert, daß sie auch ohne Vorkenntnisse eingeübt werden können.

Einrichtung eines Kneippbades zu Hause und Hilfsmittel für die Kneippkur

Im lexikalischen Teil des vorliegenden Buches werden für die Kneipptherapie der einzelnen Krankheitszustände nur die Kneippanwendungen vorgeschlagen, die sich auch ohne allzu großen Aufwand im eigenen Heim durchführen lassen. Gewisse Voraussetzungen müssen jedoch gegeben, einige Gerätschaften und Hilfsmittel vorhanden sein, um mit Erfolg im Kneippschen Sinne hantieren zu können.

Zur Durchführung der wichtigsten Kneippanwendungen ist notwendig:

1. Ein Badezimmer mit Badewanne und Mischbatterie.
2. Eine Gießvorrichtung, die ein Mischen des Wassers von kalt über temperiert auf warm ermöglicht.
3. Für die Kneippkur zum Gießen ist der Schlauch am günstigsten; das nach Abnahme des Brausekopfes aufschraubbare Gießrohr erfüllt den gleichen Zweck; ein Notbehelf ist die Brause, die abnehmbar und beweglich sein muß, damit sie am Körper entlanggeführt werden kann; die Durchführung eines Gesichtsgusses ist mit der Brause nur bedingt möglich; die Gießmöglichkeit sollte an oder in der Nähe der Badewanne sein; manche Badezimmer verfügen über eine Duschecke, die sich natürlich ideal für jeden Guß eignet, besonders dann, wenn neben der Brause noch ein Gießschlauch angebracht ist.
4. Eine Fuß- und eine Armbadewanne, am besten aus Plastik.
5. Für die wichtigsten Kneippwickel: ein Hals-, ein Lenden-, ein Brust- und ein Wadenwickel (s. Technik der Wickel) und Kneippstrümpfe (nasse Strümpfe); 2–3 gebrauchsfertige Heusäcke sollten ebenfalls vorhanden sein (in Apotheken und Drogerien erhältlich).
6. Die Badezusätze richten sich natürlich nach den jeweiligen Bedürfnissen. Zur Standardausrüstung gehören: Heublumen, Fichtennadel, Melisse und Thymian. Für die kleinen Bäder werden die dunklen Badeextrakte, für die großen Bäder zur Schonung der Wanne die Ölbäder verwendet. Die übliche Badewanne des normalen Haushaltes ist nicht säurefest. Die weiße Emaillierung wird durch häufige Bäder mit den dunklen zähflüssigen Badeextrakten angegriffen, wird rauh und unansehnlich. Zur Reinigung der Wanne sollten keine aggressiven Putzmittel verwen-

Kneippanwendungen zu Hause

det werden! Ölbäder hinterlassen übrigens keinen Rückstand. Die kleinen Plastikwannen sind unempfindlich und vertragen auch die dunklen Badeextrakte. Die notwendigen Mengen, die in Vorrat gehalten werden, richten sich natürlich ebenfalls nach dem vorhandenen Platz. Je ein Kilogramm von den dunklen Extrakten genügt, während die Ölbäder im praktischen Originalbehälter in Apotheken, Drogerien und Fachgeschäften erhältlich sind.

7. Als Wickelzusätze gehören in den Vorrat: Retterspitz äußerlich, ein Kilogramm Lehm oder Heilerde und 100g Arnikatinktur. Weinessig und Salz sind ohnehin in jedem Haushalt vorhanden.

8. Für den Kopfdampf benötigen wir je 200g Kamillen- und Salbeitee, den wir zu gleichen Teilen gemischt ebenfalls in den Kneippvorrat geben.

Die Fuß- und Armbadewanne findet am besten im Badezimmer ihren Platz. Die relativ schmale Armbadewanne kann in die Fußbadewanne gestellt werden, so daß zur Unterbringung beider Wannen wenig Platz benötigt wird.

Anwendungen

Waschungen

Wir unterscheiden zwischen **Ganzwaschung (Gw)**, **Oberkörperwaschung (Okw)** und **Unterkörperwaschung (Ukw)**. Eine Ganzwaschung behandelt den ganzen Körper, die Oberkörperwaschung reicht vom Kopf bis zur Gürtellinie, während die Unterkörperwaschung den unteren Teil des Körpers erfaßt. Auch einzelne Körperteile wie Brust, Arme und Beine allein können einer erfrischenden Teilwaschung zugeführt werden. Teilwaschungen werden vorwiegend am Anfang einer Kur verordnet, um unkundige Patienten an das »Kalt« in der Kneippkur zu gewöhnen.

Die Waschung ist in jeder Form ihrer Ausführung als eine der leichtesten Kuranwendungen bei jedem Menschen in jedem Alter und bei jeder Krankheit anwendbar. Das Wasser für die Waschung soll so kalt wie möglich sein. Für Kälteempfindliche kann das Wasser temperiert werden.

Essigzusatz, ein Drittel Weinessig und Zwei Drittel Wasser, erhöht die Reizwirkung.

Zur Waschung wird ein Waschhandschuh oder ein mehrfach zusammengelegtes Leinentuch genommen. Das Tuch oder der Waschhandschuh sollen gut durchgefeuchtet, aber nicht tropfnaß sein. Durch gleichmäßigen Druck, nicht durch festes Reiben, wird die Waschung vollzogen. Im Kurgebrauch erfolgt die Waschung in der Frühe vom Bett aus. Der Patient stellt sich ausgezogen vor das Bett.

Ganzwaschung

Anwendungsfolge: Man beginnt am rechten Handrücken, geht bis zur Schulter und von dort an der Innenseite des Armes wieder zur Hand zurück; am linken Arm wird in gleicher Weise verfahren; dann wird das Tuch oder der Waschhandschuh erneut in frisches Wasser getaucht. Anschließend wird die Brust mit Querstrichen, der Leib mit Längsstrichen behandelt; über die Außenseite des rechten Beines bis zum rechten Fuß und der Innenseite des Beines bis zur Leiste wird die Waschung fortgesetzt; schließlich werden durch kontrollierende Striche alle Teile befeuchtet, die noch nicht erfaßt sind; die linke Seite wird ebenso behandelt; nach Umdrehen des Patienten erfolgen im oberen Teil des Rückens Querstriche, im unteren Teil Längsstriche, bis an den Beinen die Waschung ihren Abschluß findet. Die Waschung soll mit präziser Schnelligkeit durchgeführt werden, damit der Patient möglichst rasch wieder in das Bett zurückkommt, denn die Nacherwärmung ist der entscheidende Faktor für die Gesundheit, meist von einem erholsamen Schlaf begleitet. Bei Bettlägerigen oder Patienten mit niederem Blutdruck (s. Blutdruck niedrig) kann die Waschung auch im Bett durchgeführt werden; die Waschung kann dann in sitzender Haltung erfolgen.

Anwendung zu Hause: Die Waschung kann natürlich in der beschriebenen Weise auch zu Hause vom Bett aus durchgeführt werden. Eine Hilfsperson ist nur dann notwendig, wenn die erwünschte Waschung bei einem bettlägerigen Kranken vollzogen werden soll. Die Führung des Waschhandschuhs, der bei der Selbstwaschung geeigneter ist als das Tuch, muß natürlich nicht so exakt wie von der Fachkraft am Kurort sein. Wesentlich ist nur, daß die Waschung schnell vonstatten geht und daß der ganze Körper gleichmäßig befeuchtet wird. Eine Waschung kann zu jeder Tageszeit erfolgen. Sie erfüllt dann eine wichtige Funktion, wenn sie als Alltagsroutinemaßnahme in den Gesundheitsplan eingefügt wird.

Ganzwaschung

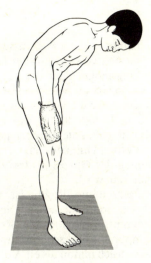
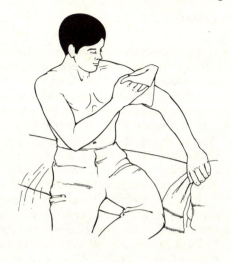

Ganzwaschung   *Oberkörperwaschung*

Eine Ganzwaschung in der Frühe, nach Trockenbürsten und Gymnastik, schließt das Programm der Allgemeinmaßnahmen für die Gesundheit ab (s. auch Abhärtung). Die Ganz- oder Teilwaschung als tägliche Maßnahme dient der Gesundheit durch Abhärtung gegen Infektionskrankheiten, aber auch zur Stabilisierung des Kreislaufes. Bettruhe ist nach der Waschung nicht notwendig, wennschon die Morgenwaschung vom Bett aus und die ableitende Teilwaschung am Abend oder nachts eine schlaffördernde Wirkung hat. Ruhe ist natürlich nach jeder Kneippanwendung kein Fehler, vorausgesetzt, daß wärmende Decken oder das Bett für die notwendige Nacherwärmung sorgen.

Einige Zeilen sollen noch der Waschung als Schlafhilfe gewidmet werden. Der schlechte Einschläfer oder der nächtliche Schlafsucher, oftmals von vielerlei Gedanken geplagt, wird sich dankbar dieser Möglichkeit der Schlafförderung erinnern. Es muß nicht immer die Tablette sein, die zwar den Schlaf erzwingt, aber den physiologischen Schlafrhythmus auf die Dauer stört. Eine Kaltwaschung der Beine oder auch eine Unterkörperwaschung wirken ableitend, beruhigend und stimmulierend auf das Schlafzentrum. Wenn kalte Füße das Wohlbefinden stören, empfiehlt es sich, nach der Waschung eine Wärmflasche an das Fußende zu legen. Beachte: Eine Warmwaschung, z.B. zur Reinigung, schließt eine anschließende Kaltwaschung nicht aus. Im Gegenteil, sie wirkt angenehm erfrischend und sollte nach der Warmwaschung nie fehlen.

Serienwaschung
Nicht nur die großen Wickel mit fester Einpackung bewirken einen Schweißausbruch. Auch wiederholte Waschungen, in Abständen von 20–30 min. rufen einen Schweißausbruch hervor. Diese Serienwaschungen werden bei allen Erkältungskrankheiten und fieberhaften Infektionen im Anfangsstadium zur Steigerung der Abwehrkräfte und Fiebersenkung verabreicht.

Güsse

Güsse

Wenn Kneipp von Güssen sprach und schrieb, so meinte er nur kalte Güsse. Inzwischen bescherte uns die Technik die Wohltat des warmen Wassers aus der Leitung, was natürlich die Kneipptherapie in ihren Anwendungsmöglichkeiten erheblich erweiterte. Der wechselwarme Guß, den Sebastian Kneipp in der heutigen Form nicht kannte, ist aus der modernen Kneippbehandlung nicht mehr wegzudenken.

In vielfacher Weise wird der Guß verabreicht; als Kalt- oder Wechselguß, als Warm- oder Heißguß, am Kurort als Regen oder als Blitzguß. Alle Körperteile, sogar das Gesicht und der Kopf, können einzeln oder im Verbund mit anderen Organen in das Gießgeschehen einbezogen werden. Die Krönung des Gusses ist der Vollguß, über den noch in ganz besonderer Weise zu sprechen sein wird.

Beim Wechselguß gibt es keine Temperatur-Festschreibung. Richtig ist, was gefällt, was als angenehm, entspannend oder erfrischend empfunden wird. Die Dauer eines Gusses wird von verschiedenen Faktoren bestimmt. Einmal von der Reizempfindlichkeit des Organismus, dann von der Gießtemperatur und schließlich von der Art des Gusses. Daß ein Kniguß weniger Zeit in Anspruch nimmt als ein Vollguß ist selbstverständlich. Der reizempfindliche Sensible wird eine kürzere Zeit zum Gießen wählen als der unempfindliche Stabile. Ein Guß mit starker Temperaturdifferenz, z.B. 39° warm und 15° kalt, erzielt die gewünschte Reizwirkung rascher als ein Guß im Indifferenzbereich von 35° zu 25°. Unter Berücksichtigung aller Faktoren kann ein Kneippguß in einer Zeitspanne zwischen zirka eineinhalb und vier Minuten liegen.

Am Kurort wird im kneippschen Baderaum ein Schlauch verwendet, der eine Länge von ca. 2,5 Meter und einen Durchmesser von 3/4 Zoll = 18,2 Millimeter aufweist. Diese Idealforderung kann in einem Haushalt nur dann erfüllt werden, wenn eine Kneippecke im Badezimmer oder in einem beheizbaren Waschraum eingerichtet wird.

Das vorliegende Buch soll anregen, die normal vorhandenen Möglichkeiten eines Badezimmers voll auszuschöpfen, um ein festes Programm an Wasseranwendungen durchführen zu können. Normalerweise besitzt heute jede Wohnung ein Badezimmer mit einer Duschmöglichkeit.

Diese Dusche oder Brausevorrichtung stellen wir in den Dienst der Kneippkur. Natürlich kann damit die schulgemäße Forderung nach einem gebundenen, fast drucklosen Wasserstrahl aus dem zirka zwei Zentimeter weiten Schlauch nicht erfüllt werden. Das Gießen im Kneippschen Sinne ist jedoch für das häusliche Kneippen so wichtig, daß diese so wertvolle Heil- und Vorbeugemaßnahme nicht an einer umständlichen und teuren Forderung nach einer technischen Umrüstung des Badezimmers scheitern sollte. Die normale Brause kann wie folgt in den Dienst der Gesundheit gestellt werden:

1. Verwendung der normalen Brause. Um das Wasser am Körper entlang führen zu können, ist eine am Schlauch bewegliche Brause unbedingt notwendig. Das Gießen mit der Brause ist der Qualität des gebundenen Strahles zwar nicht gleich-

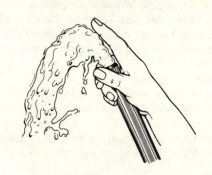

Der gebundene drucklose Wasserstrahl

zusetzen, erfüllt jedoch die Forderung einer wirksamen Kneippanwendung. Unzureichend ist eine feststehende Brause, wie sie in früheren Zeiten über der Badewanne angebracht war.

2. Aufschrauben eines Gießrohres nach Abschrauben des Brausekopfes. In den einschlägigen Geschäften eines Kneippkurortes ist das Gießrohr zu einem angemessenen Preis beziehbar.
3. Installieren eines drehbaren Brausekopfes in drei verschiedenen Stärken, als Brause, als gebundener Strahl und als teilgebundener Strahl. Viele Duschvorrichtungen sind bereits mit einem drehbaren Brausekopf ausgestattet, dessen gebundener Strahl sich am besten für den Körperguß eignet.

Kleine Güsse wie der Wechselarmguß und Wechselkniguß erfordern keine Bettruhe. Nach großen Güssen dagegen, wie zum Beispiel dem Wechselunter-, dem Wechselrücken- und Wechselvollguß, empfiehlt sich das Einhalten einer Ruhezeit, am besten im Bett. Es muß allerdings differenziert werden! Der Jugendliche und Beschwerdefreie kann sich natürlich auch nach einem großen Guß ein sofortiges Anziehen mit anschließender Bewegung erlauben, während dagegen der ältere Mensch über sechzig, der nervös-vegetativ Gestörte auf eine Ruhezeit von wenigstens fünfzehn Minuten nicht verzichten sollte.

Die Güsse im einzelnen

Armguß (Ag)

Der Oberkörper wird entkleidet. Zum Schutz der unteren Partie gegen spritzendes Wasser dient im Kneippbad ein Gießgestell. Der Patient beugt sich über das Gestell, während er sich an den Seitenstäben des Gestells festhält.

Gießfolge: Rechter Handrücken, am rechten Arm hoch bis zur Schulter, dort ca. 5 Sekunden verweilen und an der Innenseite des Armes abwärts; dann erfolgt der Wechsel zum linken Arm, der in gleicher Weise begossen wird.

Anwendung zu Hause: Man stellt sich nicht in, sondern vor die Badewanne, beugt den Oberkörper über den Badewannenrand, nimmt das Schlauchende oder die Brause in die linke Hand und begießt den rechten Arm, der locker in die Badewanne hängt; nach dem Wechsel des Schlauches in die rechte Hand wird der linke Arm in der gleichen Weise begossen.

Wechselguß mit Zeitangabe: 30 Sekunden warm – 15 Sekunden kalt – 30 Sekunden warm – 15 Sekunden kalt (jeweils für beide Arme).

Wenn aus gesundheitlichen Gründen, zum Beispiel Schwindel beim Bükken, bei Bandscheibenschaden, Gelenkversteifungen oder starken Kreuzschmerzen die Selbstdurchführung des

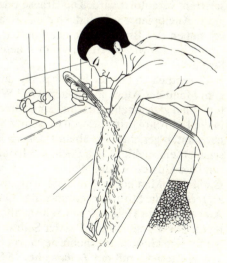

Armguß zu Hause

Gesichtsguß

Wechselarmgusses nicht möglich ist, dann empfiehlt sich folgende Gußvariante, zu der allerdings eine Zweitperson notwendig ist. Der Patient setzt sich mit entblößtem Oberkörper auf einen Stuhl, am besten auf einen Drehhocker, am Rand der Badewanne und läßt den rechten Arm in die Badewanne hängen. Die Zweitperson begießt zuerst den rechten, dann, nach Änderung der Sitzhaltung, den linken Arm.

Der Wechselarmguß, der Armguß kalt und das kalte Armbad wirken anregend und erfrischend. Sie beeinflussen die Atmung im Sinne einer Vertiefung und regen den Blutkreislauf im Oberkörperbereich, besonders am Herzen an. Herzklopfen, Herzunruhe und Be-

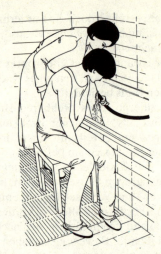

Armguß in der Badewanne durch Hilfsperson

klemmungsgefühl in der Herzgegend gehören zu den Hauptheilanzeigen aller Kneippanwendungen im Oberkörperbereich. Mit allem Nachdruck sei nochmals darauf hingewiesen, daß sich die einzelnen Güsse nicht nur gegen bestimmte Beschwerden richten, sondern daß der Kaltreiz auf das vegetative Nervensystem im Sinne einer Umstimmung und natürlich auch einer Abhärtung gegenüber Infektionskrankheiten wirkt.

Gesichtsguß (Gg)

Er kann für sich allein oder in Verbindung mit dem Armguß gegeben werden. Wird nur der Gesichtsguß verabreicht, genügt es, daß Hals und Nacken frei sind. Die Haltung ist die gleiche wie beim Armguß. Angenehm und wirkungsvoll wird der Wechselgesichtsguß nur dann empfunden, wenn er mit einem drucklosen, gebundenen Wasserstrahl verabfolgt wird. Die Brause oder Dusche ist nur ein Notbehelf. Der engagierte Kneippianer wird jedoch die Ausgabe für ein Gießrohr, das bequem nach Abschrauben des Brausekopfes montiert werden kann, nicht scheuen. Der drehbare Brausekopf – wie bereits erwähnt – liefert ebenfalls den erwünschten gebundenen Strahl.

Wesentlich ist bei der Handhabung des Gesichtsgusses, daß nicht bei geschlossenem Mund der Atem angehalten wird! Während des Gusses wird durch den geöffneten Mund gleichmäßig aus- und eingeatmet. Das Wasser kann weder in die Nase noch in die Luftröhre dringen, weil es, seiner Schwere folgend, sofort vom Gesicht, das ja nach unten gerichtet ist, abläuft. Obschon der sanfte Wasserstrahl den Augen nicht schadet, empfiehlt es sich doch, um Irritationen zu vermeiden, die Augenlider während des Gusses zu schließen.

Gießfolge: Man beginnt an der Stirnseite und umgießt langsam das Gesicht im Uhrzeigersinn; die Stirn wird durch einige Quergießungen besonders berücksichtigt.

Anwendung zu Hause: Beim Selbstgießen wird der Schlauch oder die Brause in die rechte Hand genommen. Bei der Selbstdurchführung prüft und wählt der Gießende die für sein Gesicht angenehmste Warm- und Kalttemperatur des Wasserstrahls.

Wechselgesichtsguß mit Zeitangabe: 15 Sekunden warm – 5 Sekunden kalt – 15 Sekunden warm – 5 Sekunden kalt.

Kniguß

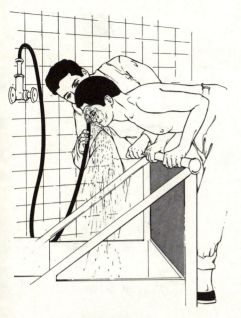 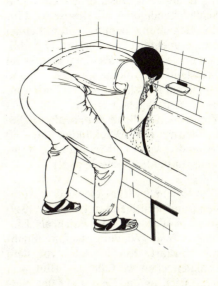

Gesichtsguß durch Bademeister *Gesichsguß, Selbstausführung*

Wenn Arm- und Gesichtsguß zusammen durchgeführt werden, bieten sich zwei Möglichkeiten an:

Der Wechselarmguß und Wechselgesichtsguß werden getrennt hintereinander durchgeführt, oder der Wechselgesichtsguß wird mit dem Armguß vereinigt. Die Gießfolge für die zweite Möglichkeit: rechter Arm, linker Arm, Gesicht, im üblichen Wechsel.

Der Gesichtsguß eignet sich vorzüglich bei allen gesundheitlichen Störungen, die mit dem Kopf zusammenhängen: Kopfschmerzen, Migräne, Benommenheit des Kopfes, Gleichgewichtsstörungen, Schwindel, Hör- und Sehstörungen. Auch bei Müdigkeit, besonders wenn das Gemüt häufigen Verstimmungen zuneigt, hat sich der Wechselgesichtsguß in Verbindung mit Wechselarmguß bestens bewährt.

Bei allen Augenerkrankungen darf natürlich der Besuch beim Augenarzt nicht vergessen werden. Oft ist jedoch eine unterstützende Behandlung nach Kneipp eine wertvolle Hilfe.

Knieguß (Kn)

Entkleidet werden die Beine bis zur Mitte des Oberschenkel. Das Tragen eines kurzen Beinkleides stört nicht.

Gießfolge: Der Guß beginnt am rechten Fußrücken; der Wasserstrahl wird zwei bis drei Mal von der Ferse bis zu den Zehen hin und her geführt, dann an der Außenseite des Unterschenkels bis handbreit über das Knie geleitet; dort verweilt man mit dem Schlauch einige Sekunden, daß der Wassermantel gleichmäßig die Rückseite des Unterschenkels umschließt; an der Innenseite des Unterschenkels geht man dann wieder bis zur Ferse zurück. Der Guß am linken Bein erfolgt in der gleichen Weise.

Schenkelguß

Anwendung zu Hause: Man stellt sich in die Bade- oder Duschbadewanne. Das Schlauchende oder die Brause wird für die Begießung beider Unterschenkel mit der rechten Hand geführt. Das übliche Begießen der Fußsohlen kann beim Selbstguß unterbleiben, weil der Stand auf einem Bein in der nassen Badewanne die Rutschgefahr erhöht.
Wechselkniegguß mit Zeitangabe: 30 Sekunden warm – 10 Sekunden kalt – 30 Sekunden warm – 10 Sekunden kalt (jeweils für beide Unterschenkel)

Der Kniegguß wirkt ableitend, beruhigend und kräftigend auf das Gefäßsystem. Außerdem hat er sich als Einschlaf- bzw. Wiedereinschlafmaßnahme bewährt. Ein Kniegguß vor dem Schlafengehen verteilt das Blut von oben nach unten. Er hat auf das Nervensystem, besonders das Schlafzentrum eine ausgleichende, beruhigende Wirkung. Für den Nachtwandler, der von Unruhe in den Beinen oder im ganzen Körper geplagt, aufwacht und keinen Schlaf mehr findet, ist der entspannende Kniegguß, kalt oder wechselwarm mit verlängertem Kaltanteil, eine segensreiche Hilfe. Das arthrotisch veränderte Knie mit Gelenkverschleiß aus Altersgründen sehnt sich geradezu nach dem wohltuenden Wechselgguß. Auch für die schweren, müden Krampfaderbeine oder die überbelasteten schmerzenden Füße ist der Wechselkniegguß, der kalte Kniegguß oder das Wassertreten eine Wohltat.

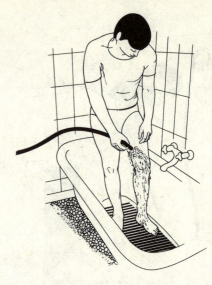

Kniegguß zu Hause

Schenkelguß (S)
Wenn der Kniegguß bis zum Gesäß erweitert wird, sprechen wir vom Schenkelguß. Der Oberkörper kann bekleidet, der Unterkörper muß jedoch bis in Hüfthöhe frei sein.
Gießfolge: Wie beim Kniegguß beginnt man am rechten Fuß; der Wasserstrahl wandert zunächst an der Außenseite des rechten Unterschenkels hoch, wechselt dann am Oberschenkel auf die Rückseite des Beines unter Einschluß der Gesäßmuskulatur; dort verweilt man mit dem Wasserstrahl 5–10 Sekunden und geht dann an der Innenseite des Beines abwärts. Das linke Bein wird in

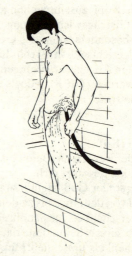

Schenkelguß, Selbstausführung

Unterguß

gleicher Weise begossen. Wenn dann der Wasserstrahl das linke Gesäß erreicht, werden durch gleichmäßiges Hin und Herbewegen des Schlauchendes die Gesäßhälften so begossen, daß ein breiter Wassermantel die Rückseite des jeweiligen Beines umschließt; zum Schluß werden die Vorder- und Innenseite beider Beine begossen, ebenfalls vom Fuß bis zur Leiste; auch hier kann unter Ausschluß des Leibes von einer Seite auf die andere gewechselt werden.

Anwendung zu Hause: Beim Selbstgießen in der Bade- oder Duschwanne ist eine Vereinfachung der Gußtechnik notwendig. Nach der Begießung der Außen- und Rückseite der Beine einschließlich des Gesäßes wird man abschließend die Innenseite der Beine von vorne begießen.

Wechselschenkelguß mit Zeitangabe: 40 Sekunden warm – 15 Sekunden kalt – 40 Sekunden warm – 15 Sekunden kalt (jeweils beide Beine).

Der Schenkelguß kann auch als verstärkter oder verlängerter Knieguß bezeichnet werden. Dementsprechend hat er die gleichen Heilanzeigen. Er bezieht allerdings die Oberschenkel, die Hüftgelenke und das Gesäß in seinen Wirkungsbereich ein. Die Hüftgelenkarthrose, die Ischialgie und der Muskelrheumatismus gehören bevorzugt in das Behandlungsgebiet des Schenkelgusses mit seinen verschiedenen Warm- und Kaltqualitäten.

Unterguß (U)

In seiner Vorbereitung und Handhabung gleicht er dem Schenkelguß. Im Unterschied zum Schenkelguß reicht er im Rückenbereich bis unter den Rippenbogen, während er vorne den Leib mit einschließt. Dementsprechend gießt man über das Gesäß hinaus bis zum unteren Rippenbogen; dort wird durch Innehalten des Wasserstrahles zuerst rechts, dann links ein gleichmäßiger Mantel nach unten gebildet; bei der abschließenden Begießung der Vorderseite wird der Leib von rechts nach links kreisförmig umgossen.

Anwendung zuhause: Die Durchführung des Gusses erfolgt ebenfalls in der Badewanne. Das Schlauchende oder die Brause wird mit der rechten, bedarfsweise auch mit der linken Hand geführt; nach dem Guß empfiehlt es sich, Bettruhe einzuhalten.

Wechselunterguß mit Zeitangabe: 45 Sekunden warm – 15 Sekunden kalt – 45 Sekunden warm – 15 Sekunden kalt (jeweils für beide Seiten).

Für den Unterguß gelten zunächst die gleichen Heilanzeigen wie für den Schenkelguß. Darüber hinaus wird durch die umfassende Begießung des Leibes eine stoffwechselfördernde, entspannende und verdauungsfördernde Wirkung auf die gesamten Leiborgane ausgeübt. In den Behandlungsbereich des Untergusses gehören der chronische Blähbauch, die Darmträgheit, alle Schmerz- und Krampfzustände in Leib und Rücken, die Magenschleimhautentzündung, das Magengeschwür, alle Reizzustände im Dickdarmbereich, aber auch Funktionsstörungen im Uro-Genitalbereich, also alle Beschwerden, die mit den ableitenden Harnwegen und den Geschlechtsorganen zu tun haben.

Rückenguß (R)

Er gehört zu den stärksten Güssen. Außerdem ist er in seiner Technik schwierig, so daß er zu Hause zweckmäßigerweise durch den Vollguß ersetzt wird.

Vollguß

Gießfolge: Der Guß beginnt am rechten Fuß, wird an der Außenseite des Beines bis zum Gesäß hoch- und an der Innenseite wieder abgeführt; das linke Bein wird in gleicher Weise begossen; dann beginnt man an der rechten Hand, geht über den Arm bis zum rechten Schulterblatt um dort einige Sekunden zu verweilen; dann geht es wieder am Rücken abwärts bis zum Gesäß; dort wechselt man zur linken Hand und führt den Wasserstrahl über den linken Arm bis zum linken Schulterblatt aufwärts; dort erfolgt wieder ein Verweilen von einigen Sekunden; nach Abgang zum Gesäß erfolgt dann ein Wechsel nach rechts; es geht dann der Wirbelsäule entlang hoch bis zum rechten Schulterblatt, und dann wieder abwärts zum Gesäß; dann erfolgt wieder ein Wechsel nach links und ein Hochgehen entlang der Wirbelsäule bis zum linken Schulterblatt; durch ein Abwärtsgehen über die linke Rückseite und das linke Bein findet der Guß seinen Abschluß.

Der Rückenguß wird meist als Wechselrückenguß in der letzten Kurwoche verordnet.

Als Heilanzeige haben alle Beschwerden zu gelten, die mit der Wirbelsäule zusammenhängen: Schmerzen im Wirbelsäulenbereich, Bandscheibenschaden, muskuläre Verspannungen und Entkalkung der Wirbelkörper (Osteoporose). Der Kaltanteil ist bei Wirbelsäulenerkrankungen sehr vorsichtig zu geben. Vielfach ist der heiße Rückenguß (ohne Kaltanteil) bekömmlicher.

Vollguß (V)

Er gehört zu den wirkungsvollsten Güssen und hat durch die moderne Technik der Warm- und Kaltwasserzufuhr in einem wahren Siegeszug jeden Haushalt erobert. Die Wechseldusche, die in ihren verschiedenen Ausführungsmöglichkeiten schon beinahe zum hygienischen Alltag des Normalbürgers zählt, ist im Prinzip ein abgewandelter Wechselvollguß.

Gießfolge – erster Teil: Die Begießung der Beine und Arme ist wie beim Rückenguß; ist die Schlauchmündung auf der Schulterhöhe angelangt, wird das Wasser so verteilt, daß zwei Drittel über den Rücken und ein Drittel über die Brust fließen; der weitere Wechsel von einer Seite zur anderen ist ebenfalls wie beim Rückenguß; der Schlauch wird dann über die rechte Rückseite bis zum Gesäß geführt, wechselt dann zur linken Hand, von dort über den linken Arm zur Schulter, wo das fließende Wasser wieder verteilt wird, daß zwei Drittel über den Rücken und ein Drittel über die Vorderseite fließen; der nächste Wechsel vollzieht sich jetzt vom linken Schulterblatt über den Nacken zum rechten Schulterblatt; nach zweimaligem Wechsel geht man über das linke Bein zum Fuß abwärts.

Gießfolge – zweiter Teil: Der zweite Teil des Gusses gilt bevorzugt der Vorderseite; wie beim Schenkelguß beginnt man am rechten Fuß, begießt die Außenseite des Beines bis zur Leistenbeuge und geht an der Innenseite wieder ab; man gießt links wie rechts, wechselt dann aber von der Mitte des linken Oberschenkels zur rechten Hand, führt das Schlauchende bis zur Schulter und läßt jetzt zwei Drittel der Wassermenge vorn und ein Drittel nach hinten abfließen; dann geht man an der Vorderseite des Brustkorbes und Leibes abwärts bis zur Mitte der Oberschenkel und wechselt zum linken Arm, geht wieder bis zur Schulterhöhe und verteilt das Wasser in gleicher Weise; an der linken Seite des Brustkorbes, des Leibes und des Beines findet schließlich der Vollguß seinen Abschluß. Diese Gußbeschreibung entspricht der fachgerechten Durchführung des Gusses am Kurort.

Vollguß

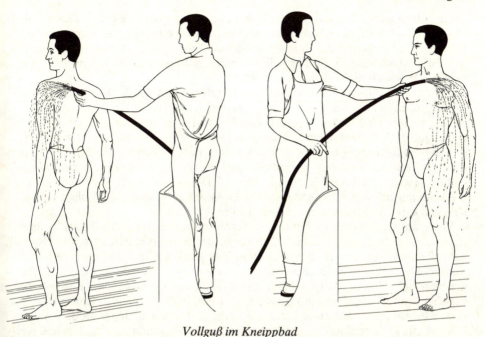

Vollguß im Kneippbad

Die Anwendung zu Hause: Für den Wechselvollguß oder die Wechseldusche zu Hause wird eine modifizierte, vereinfachte Technik angegeben. Wir beginnen am rechten Fuß, führen den Schlauch an der Außenseite des Beines bis zur Hüfte, verweilen dort einige Sekunden, indem wir den Wasserstrahl halbkreisförmig zwischen Gesäß und Leiste hin und her bewegen; das Wasser soll sich gleichmäßig über das ganze Bein verteilen; der Gießvorgang wiederholt sich am linken Bein; dann wird das Schlauchende in die linke Hand genommen und von der rechten Hand den Arm entlang bis zur Schulter geführt; dort verteilen wir das Wasser auf der rechten Schulterhöhe, daß es gleichmäßig über die Vorder- und Rückseite des Körpers fließt; das gleiche gilt für den linken Arm; der Schlauch muß natürlich dann von der linken Hand in die rechte gewechselt werden.

Der Wechselvollguß oder die Wechseldusche mit Zeitangabe: 60 – 80 Sekunden warm – 20 Sekunden kalt – 60 – 80 Sekunden warm – 20 Sekunden kalt.

Grundsätzlich ist festzustellen, daß der »nur warme Abguß« keine Anwendung im Kneippschen Sinne ist. Aber keineswegs soll dieser Maßnahme eine ange-

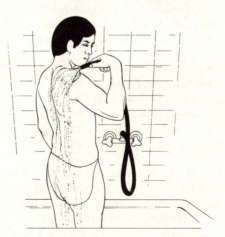

Vollguß, Selbstausführung

Arm-Brustguß

nehm entspannende oder beruhigende Wirkung abgesprochen werden. Der Vollguß als gesundheitsfördernde Maßnahme verbindet jedoch immer das Warme mit dem Kalten, selbst wenn nur die Knie am Schluß des Warmgusses ihren Kaltanteil erhalten. Für den Kälteempfindlichen sollen nun einige Varianten des Wechselvollgusses oder der Wechseldusche dargestellt werden:

Der warme Vollguß mit kurzem kaltem Abguß nur am Schluß. Der normale Wechselvollguß, wobei der Kaltanteil nur temperiert genommen wird (ca. 24 – 26°).

Eine weitere Möglichkeit, den Kaltanteil zu variieren, ist durch die Art des Nachgusses gegeben. Es muß nicht unbedingt ein kalter Vollguß sein, der die warme Abgießung des Körpers abschließt. Einem warmen Vollguß kann jeder beliebige kleine oder größere Teilguß folgen, zum Beispiel ein Knie-, Schenkel-, Schenkelleib-, Unter-, ja sogar ein Armguß. Diese kleinen oder auch größeren kalten Güsse können wie beim normalen Wechselguß dazwischengeschaltet werden, z.B. Vollguß warm – Knieguß kalt – Vollguß warm – Knieguß kalt.

Von ganz wesentlicher Bedeutung ist das Verhalten nach dem Guß. Der jugendliche und gesunde Organismus bedarf keiner besonderen Verhaltensvorschrift. Natürlich soll durch ausreichend warme Kleidung eine Auskühlung des Körpers vermieden werden. Der ältere Mensch über sechzig und vor allen Dingen der Kreislaufgestörte, der Nervös-Labile, der Rheumatiker und alle, die mit irgendwelchen Beschwerden behaftet sind, handeln vernünftig, wenn sie sich nach dem Guß eine Ruhepause, am besten im Bett oder auf einer Liege gut eingehüllt, gönnen. Jeder größere Warm-Kaltguß ist eine Kreislaufübung mit entsprechender Reaktion im Kapillar- und Nervensystem. Beim ruhenden Organismus stellt sich das Gleichgewicht der durch den Guß bedingten Kreislaufveränderungen am schnellsten wieder her. Der Einwand, daß in der Frühe nach dem erfrischenden Wechselguß keine Zeit mehr für Ruhe verbleibe, ist nicht stichhaltig. Der Wechselvollguß ist an keine Tageszeit gebunden. Es empfiehlt sich, die Zeit für den Vollguß so zu wählen, daß eben noch etwas Zeit zum Ruhen bleibt. Der Wechselvollguß oder die Wechseldusche sollten mit Überlegung in den Wochenplan eingeteilt werden, damit sich noch Zeit und Gelegenheit für andere Anwendungen findet.

Der Wechselvollguß wirkt beruhigend und anregend zugleich. Das Kreislaufsystem wird stabilisiert, das vegetative Nervensystem harmonisiert und der ganze Organismus gegen Erkältungskrankheiten abgehärtet. Dabei mag die Formel gelten: Je länger und stärker der Kaltanteil, desto deutlicher ist die kräftigende und abhärtende Wirkung.

Arm-Brustguß (ABg)

Bei diesem Guß wird der Oberkörper freigemacht. Die Haltung ist wie beim Armguß.
Gießfolge: Es werden zuerst beide Arme wie beim Armguß begossen. Dann geht man von der Innenseite des linken Armes auf die Brust über und begießt diese kreisförmig; der Hals wird mit einbezogen.

Dieser Guß ist für den Hausgebrauch wenig geeignet, weil die notwendige Beugehaltung nur über dem Obergußgestell möglich ist. Außerdem ist in dieser Haltung eine Zweitperson notwendig, die den Guß durchführt.

Die Heilanzeigen für diesen Guß sind die gleichen wie beim Armguß; bei allen Erkältungskrankheiten der oberen Luftwege; auch im Anschluß an einen Kopfdampf wird er bevorzugt durchgeführt.

Oberguß

Oberguß (O)
Er gehört zu den großen Güssen und übt eine starke, aber auch wohltuende Wirkung aus. Beim Bücken über das Gießgestell muß darauf geachtet werden, daß der Rücken vom Gesäß zum Nacken eine schiefe Ebene bildet, damit das Wasser nicht in die Kleidung, sondern nach unten abfließen kann.

Gießfolge: Der erste Teil des Gusses gleicht dem Arm-Brustguß; der Schlauch wird dann nach Begießung der Brust von der rechten Seite über den Rücken geführt; dort begießt die geübte Fachkraft mantelförmig zuerst die rechte, dann die linke Rückseite; die Haare werden durch die Hand des Gießenden oder durch eine Bademütze geschützt; schließlich geht man an der linken Schulter über den linken Arm abwärts; während des Gusses soll der Patient gleichmäßig aus- und einatmen.

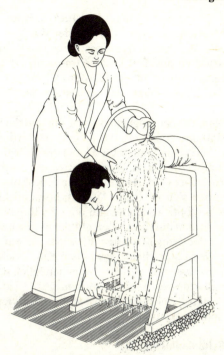

Oberguß durch Bademeisterin

Auch der Oberguß ist in seiner Handhabung und Technik so kompliziert, daß er sich für die Anwendung zu Hause nicht eignet.

In seiner Wirkung ist er vortrefflich. Er hebt Stimmung und Wohlbefinden, regt die Atmung an und fördert die Durchblutung in allen Körperbereichen. Es treffen alle Heilanzeigen zu, wie sie bereits beim Armguß und Arm-Brustguß beschrieben wurden. Allerdings sollte er wegen seiner intensiven Beeinflussung der Lungen, des Herzens und des Kreislaufes nur auf ärztliche Anordnung verabreicht werden.

Armguß verlängert (Ag. verl.)
Er unterscheidet sich vom Armguß nur dadurch, daß die Partie zwischen beiden Schultern, die Schulterblätter und der Nacken, in den Guß mit eingeschlossen wird. Als Anwendung zu Hause ist dieser Guß nicht geeignet. Er wird während einer Kur als Übergang zum Oberguß verordnet. Er findet außerdem Verwendung beim Nackenkopfschmerz und den häufigen muskulären Verspannungszuständen im Nackenbereich.

Blitzguß (Bl)
Sein Name verrät, daß er als Reizträger nicht nur durch seine Wassertemperatur, sondern auch durch die Vehemenz seines Strahles auf den Körper einwirkt. Durch die

Schenkelblitz

Verengung des Gießmundstückes, eines konischen Metallrohres von ½ Zentimeter Durchmesser, verstärkt sich der Wasserdruck aus der Leitung auf drei Atmosphären. Die Verabreichung eines Blitzgusses setzt natürlich den entsprechenden Wasserdruck voraus. Der Wasserstrahl soll in drei bis vier Meter Entfernung noch waagrecht sein, wenn er auf die Körperoberfläche trifft. Mit dem gestreckten Zeigefinger kann der Wasserstrahl, der keinesfalls auf alle Körperteile in gleicher Stärke auftreffen darf, reguliert werden. Empfindliche Körperpartien sind die Wirbelsäule, das Schienbein, die Nierengegend, der Leib und die Schamteile. Wenn Krampfadern vorhanden sind, müssen die Beine ausgespart werden.

Wie jeder andere Guß kann der Blitzguß kalt, warm bis heiß und im Wechsel gegeben werden. Der Wechsel wird nur einmal vollzogen, d.h., nach dem Warm- oder Heißblitz wird der abschließende Kaltblitz verabreicht. Wie beim Wechselvollguß ergeben sich auch hier Variationsmöglichkeiten. Es kann der Kaltanteil nach dem Warmblitz als Kaltabguß oder als Regen verordnet werden. Unter Regen verstehen wir einen durch den Zeigefinger abgeschwächten Blitzgußstrahl, der durch den bremsenden Finger so aufgeteilt wird, daß ein Regen entsteht.

Wir unterscheiden zwischen Knie-, Schenkel-, Unter-, Rücken- und Vollblitz. Da Blitzgüsse nur im Kurgebrauch möglich sind, sollen hier nur die drei wichtigsten Blitzgußarten beschrieben werden.

Bei allen Blitzgüssen ist völliges Entkleiden notwendig. Es empfiehlt sich, eine Bademütze zu tragen.

Schenkelblitz (SBl)
Er ist der häufigst gebrauchte Blitzguß.
Gießfolge: Zuerst beginnt man mit einem Regen, der bis zum Gesäß reicht; in diesem Regen dreht sich der Patient einige Male um; dann wird ein abgeschwächter Strahl auf den Fußrücken gerichtet; über die Wade geht man dann mit voller Stärke bis zum Gesäß; dort erfolgen drei Umkreisungen; an der Innenseite des Beines wird dann der Strahl abwärts geführt; links geht man in der gleichen Weise vor; das Ganze wird auf beiden Seiten wiederholt; die Verabreichung des Gusses auf der Rückseite schließt mit dem Peitschen beider Beine ab; unter Peitschen wird eine wellenförmige Bewegung des Schlauches verstanden, daß der Wasserstrahl abgeschwächt auf den Körper auftrifft; in der zweiten Phase des Blitzgusses wird die Vorderseite mit gleicher Schlauchführung behandelt; der Strahl wird abgeschwächt, das Schienbein ausgespart und beim Abführen des Gusses am Oberschenkel dreimal die Kniescheibe umkreist; in der dritten Phase des Gusses stellt sich der Patient seitwärts, das rechte Bein einen Schritt vorgestellt (Fechterstellung); der Blitzstrahl wird nun an der Außenseite des Beines hochgeführt, umgießt dreimal den Gesäßmuskel und geht wieder den gleichen Weg nach unten; an der Innenseite des anderen Beines wird mit abgeschwächtem Strahl geblitzt; es erfolgt dann eine Volldrehung des Patienten, daß die Außenseite des linken und die Innenseite des rechten Beines dem Gießenden zugekehrt ist; nach einem Abblitzen der Beine in dieser Stellung erfolgt der abschließende Regen beider Beine, wobei sich der Patient einmal dreht.

Bei jedem Blitzguß kommt zum Temperaturreiz noch die mechanische Einwirkung des Druckstrahles im Sinne einer Massage. Die bereits beschriebene zweifache Wirkung einer Kneippanwendung, die Beeinflussung des gesamten Organismus über das vegetative Nervensystem und die lokale Wirkung, ist bei dieser kräftigen Anwendung besonders eindrucksvoll.

Die Heilanzeigen für den Schenkelblitz sind vorwiegend muskuläre Verspannungen beider Beine und die Arthrose der Knie- und Fußgelenke. Nochmals sei betont, daß Venenerweiterungen, Krampfadern und Blutungsneigung ins Gewebe die Verordnung eines Blitzgusses an den Beinen verbieten. Außerdem ist zu beachten, daß bei Frauen generell, infolge der Druckempfindlichkeit ihres Gewebes, in der Verordnung von Blitzgüssen äußerste Vorsicht geboten ist.

Rückenblitz (RBl)
Der heiße Rückenblitz entwickelte sich zu einer bewährten Heilmaßnahme. Die Temperatur dieses Spezialgusses beträgt ca. 40 – 43°.
Gießfolge: Man beginnt am rechten Gesäßmuskel, der mit dem Blitzstrahl dreimal umkreist wird; dann wird das Kreuzbein, die sogenannte Raute, in das Gießgeschehen einbezogen; im Anschluß daran wird der linke Gesäßmuskel dreimal umkreist; danach wird der Blitzstrahl entlang der Wirbelsäule (nicht auf der Wirbelsäule) bis zum Nacken und dann abwärts geführt; auf der linken Seite verfährt man ebenso; dann geht man wieder vom Gesäß bis zum Nacken zickzackförmig nach oben (Tannenbaumform) und zurück, zuerst rechts und dann links; die Strichführung von unten nach oben: von unten außen nach oben innen; von oben nach unten: von oben außen schräg nach unten innen.

Nach diesem kräftigen Guß, der drei bis vier Minuten dauert, ist Bettruhe von einer Stunde notwendig. Der Heißblitz des Rückens wird bei muskulären Verspannungen im Rückenbereich, beim sogenannten HWS- und LWS-Syndrom (Verspannung und Beschwerden im Bereich der Halswirbel- und Lendenwirbelsäule), aber auch beim chronischen Bandscheibenschaden mit gutem Erfolg eingesetzt.

Vollblitz (VBl)
Der Vollblitz ist die stärkste aller Anwendungen. Er wird innerhalb einer Kneippkur nur in Einzelfällen verordnet.
Gießfolge: Zu Beginn erfolgt ein Abregnen beider Beine bis zum Gesäß; dann wird der Blitzgußstrahl vom rechten Fuß über die Rückseite des Beines zum Gesäß geführt; das Gesäß wird dreimal umkreist; das linke Bein wird dann in gleicher Weise behandelt; es erfolgt ein Wechsel zur rechten Hand; von dort wandert der Strahl an der Rückseite des Armes bis zum Schulterblatt, das ebenfalls dreimal umkreist wird; am Arm geht man wieder abwärts, um unterhalb des Gesäßes auf den linken Arm zu wechseln, der in gleicher Weise behandelt wird; nach Bearbeitung von Beinen und Armen wird der Rücken abgeblitzt; man geht rechts neben der Wir-

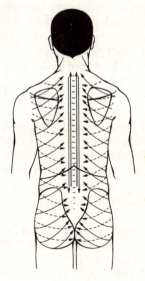

Rückenblitz
Führung des Wasserstrahls

Vollblitz

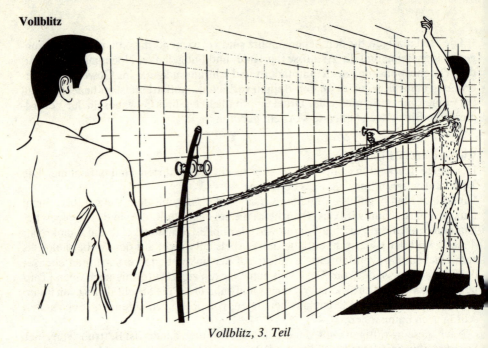

Vollblitz, 3. Teil

belsäule hoch bis zum Nacken und dann wieder zurück; nach einem Wechsel über das Gesäß zur linken Seite wird in gleicher Weise verfahren; mit dem Abpeitschen der gesamten Rückenpartie einschließlich der Arme und Beine findet der erste Teil des Gusses seinen Abschluß (das Peitschen wird durch schnelles Auf-und-Ab-Bewegen des Blitzstrahles erreicht – das Peitschen geschieht in horizontaler Richtung).

Im zweiten Teil des Vollblitzes wird die Vorderseite behandelt; zuerst werden die Beine unter Aussparung der Schienbeine abgeblitzt, dann fährt der abgeschwächte Strahl am rechten Arm hoch, umkreist dreimal die rechte Brustseite (nur bei Männern); das gleiche erfolgt am linken Arm und der linken Brustseite, nachdem über die Oberschenkel gewechselt wurde; mit deutlich abgeschwächtem Strahl geht man von der linken Hand zum Leib, der ebenfalls dreimal umkreist wird; der Abgang erfolgt am linken Bein.

Im dritten Teil des Gusses wird wieder die Fechterstellung eingenommen: seitliche Haltung, das rechte Bein ein Schritt vor; der rechte Arm kommt in Vorhalte, der Kopf ist etwas zurückgeneigt; mit vollem Strahl wird die Außenseite des Beines, abgeschwächtem Strahl die Körperseite von der Beckenschaufel bis zur Achselhöhle, dann wieder der rechte Arm mit vollem Strahl abgeblitzt; Abgang vom Körper erfolgt an der Innenseite des linken Beines mit abgeschwächtem Strahl; schließlich wird dann noch die ganze Körperseite abgeblitzt; nach einer Volldrehung wird die andere Körperseite genauso behandelt.

Die Verabreichung eines Vollblitzes setzt stabile Kreislaufverhältnisse und ein festes Gewebe voraus. Er wird als Bestandteil einer Kneippkur, meist in der dritten oder vierten Kurwoche, verordnet, die ja als Ganzes eine umstimmende Wirkung hat und einen Heilvorgang, besonders bei chronischen Leiden, in Gang setzt. Darüber hinaus erzielt man eine gute Wirkung bei Muskelrheumatismus und allen Verbrauchserscheinungen an Wirbelsäule und Gelenken.

Bäder

Abguß oder Abgießung (Abg)

Diese Anwendung wird vorwiegend als Abschluß einer Warmanwendung, eines Bades oder eines heißen Gusses verabreicht. Sie wird stets kalt oder temperiert gegeben. Der Abguß unterscheidet sich vom Vollguß durch seine kurze und einfache Handhabung und ist deswegen für den Hausgebrauch ideal.

Gießfolge: Wie beim Vollguß beginnt man an den Füßen; der drucklose Wasserstrahl wird, das ganze Bein umschließend, bis zur Hüfte geführt, zuerst rechts – dann links; an den Armen verfährt man in gleicher Weise; hat der Wasserstrahl die Schulter erreicht, wird das Wasser auf der Schulter so verteilt, daß zuerst die Vorderseite des Körpers, dann die Rückseite von dem herabfließenden Wasser gleichmäßig umschlossen wird, zuerst rechts – dann links.

Dieser einfache Kaltabguß sollte nach jedem Reinigungsbad, nach jeder warmen Dusche zugunsten der Gesundheit und der Abhärtung Gewohnheit werden. Der Kaltempfindliche kann den abschließenden Kaltanteil seinen Bedürfnissen entsprechend temperieren.

Bäder

Wir unterscheiden zwischen Voll- und Teilbädern. Unter einem Vollbad verstehen wir ein Wannenbad, das den ganzen Körper bis zum Hals bedeckt. Auch das 3/4-Bad muß noch dem Vollbad zugeordnet werden. Die Wanne wird so weit gefüllt, daß der Wasserspiegel in halber Brusthöhe abschließt.

Teilbäder der kleinen Kategorie sind das Armbad und Fußbad. Das Wassertreten ist in seiner Wirkung und Heilanzeige dem kalten Fußbad gleichzusetzen. Größere Teilbäder sind das Halb- und Sitzbad.

Alle Teilbäder können kalt, temperiert, warm und heiß gegeben werden.

Die **Temperatur der einzelnen Bäder:**

Kaltes Bad: So kalt wie möglich; die Wasserleitung bestimmt die Temperatur; die Obergrenze beträgt 18° – 20° C; in einer Stadtwohnung mag im Sommer die Temperatur noch etwas darüber liegen.

Temperiertes Bad: 22° – 24° C.

Warmes Bad: 35° – 38° C.

Heißes Bad: 39° – 44° C.

Alle kalten Bäder, ausgenommen die kleinen Teilbäder, verlangen einen warmen Baderaum. Die Gliedmaßen und der Körper müssen bei allen kalten Bädern warm sein. Es gilt der Grundsatz: Nehme nie ein kaltes Bad in einem kalten Raum; gehe nie in ein kaltes Bad, wenn du frierst oder wenn deine Gliedmaßen kalt sind!

Das temperierte Kaltbad ist eine Konzession an den kälteempfindlichen Patienten.

Das heiße Bad, das sich als Überwärmungsbad einen Namen gemacht hat, wird in der Kneippkur selten verordnet.

Wird die Temperatur eines Warmbades innerhalb der Badezeit verändert, sprechen wir von einem ansteigenden oder absteigenden Bad. In der Kneippkur hat sich im wesentlichen nur das ansteigende Fußbad durchgesetzt. Die Temperatur wird innerhalb eines bestimmten Zeitraumes, meist fünfzehn bis zwanzig Minuten, von 37° auf 42° C erhöht. Vereinzelt wird auch das Armbad, das Sitzbad und Halbbad als an-

181

Bäder im Einzelnen

steigendes Bad verordnet. Der Kaltanteil richtet sich nach Angabe des Arztes. Er wird im Anschluß an das Warmbad als Waschung, als Guß oder als entsprechendes Kaltbad (z.B. ansteigendes Wechselarmbad) gegeben. In vielen Fällen wird auf den Kaltanteil ganz verzichtet.

Die kalten und temperierten Bäder werden grundsätzlich ohne Badezusatz gegeben, während die warmen Bäder vorwiegend mit einem Kräuterzusatz versehen werden.

Die Bäder im einzelnen

Armbad, kalt (Ab)

Das kalte Armbad kann zu jeder Tageszeit genommen werden. Auf den notwendigen Zeitabstand von ca. einer Stunde zu jeder anderen Anwendung sollte allerdings geachtet werden. Bei der Durchführung eines kalten Armbades müssen nur die Arme frei gemacht werden. Am Kurort finden sich an den Wassertretstellen und in den Baderäumen ausreichend tiefe Becken, die das Eintauchen beider Arme bis über die Mitte beider Oberarme ermöglichen.

Die Anwendung zu Hause: Die üblichen Waschbecken zu Hause haben leider nicht die ausreichende Tiefe, so daß die Anschaffung einer Plastik-Armbadewanne empfehlenswert ist. Behelfsmäßig kann das normale Waschbecken verwendet werden, wenn die nicht eingetauchten Teile der Oberarme unter den laufenden Wasserhahn gehalten werden.

Um ein wirklich kaltes Armbad zu erzielen, empfiehlt es sich, den ersten Teil des Wassers aus der Leitung ablaufen zu lassen. Die Dauer eines kalten Armbades beträgt dreißig Sekunden. Nach Abschluß des Armbades wird das Wasser mit den Händen abgestreift und beide Arme zur besseren Nachdurchblutung durch Schwingen hin und her bewegt. Bei kalten Händen ist die Durchführung eines kalten Armbades zu unterlassen.

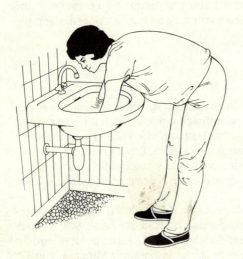 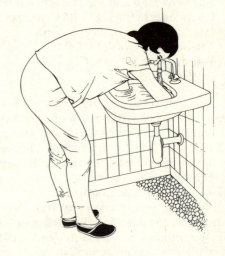

Das kalte Armbad zu Hause   *Das kalte Armbad bei laufendem Wasser*

Wechselarmbad

Ein kaltes Armbad wirkt erfrischend, kreislaufanregend und abhärtend. Es trägt auch zur Beruhigung bei. Zuweilen berichten Patienten, daß sie nach einem kalten Armbad besser schlafen.

Wechselarmbad (We Ab)
Für das Wechselarmbad werden zwei Armbadewannen benötigt. Die Temperatur des Warmteiles liegt zwischen 35° – 38° C, während der Kaltanteil so kalt wie möglich gewählt werden soll. Die Dauer beträgt zehn Minuten. Der Wechsel ins Kalte erfolgt nach fünf Minuten und am Schluß, jeweils fünfzehn bis dreißig Sekunden. Beim Auftreten unangenehmer Erscheinungen wie Herzklopfen oder Hitzegefühle zum Kopf ist das kalte Armbad dem Wechselarmbad vorzuziehen.
Die Anwendung zu Hause: Leider sind die üblichen Waschbecken zur Durchführung eines vorschriftsmäßigen Wechselarmbades nicht geeignet, weil die notwendige Tiefe fehlt. Der Erwerb wenigstens einer Kunststoff-Armbadewanne ist unbedingt zu empfehlen. Das Aufstellen der Armbadewanne zur Durchführung des Wechselarmbades stößt auf Schwierigkeiten, denn eine bequeme Sitzhaltung zum Armbad ist unbedingt notwendig. Es eignet sich ein niederer Tisch oder ein Stuhl in Höhe von ca. 50–60 cm. Wenn die normale Badewanne nicht voll eingebaut ist, kann die Armbadewanne zum Gebrauch des Wechselarmbades quer über das freistehende Ende gestellt werden.

Für den Kaltanteil wird unter Verzicht auf die zweite Armbadewanne zweckmäßigerweise der Schlauch oder die Brause zum Guß oder auch das normale Waschbecken, wie beim kalten Armbad, verwendet. Der Kaltwechsel durch einen Armguß soll wenigstens 30 Sekunden dauern.

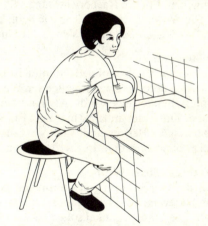

Wechselarmbad zu Hause

Das Wechselarmbad ist die ideale Anwendung für alle Kreislaufstörungen. Herzschmerzen und Herzbeklemmungen als Ausdruck einer nervös-vegetativen Dysfunktion gehören in seinen Bereich ebenso wie die echte Herzkranzgefäßverengung, die Angina pectoris. Bei Störungen der Herzschlagfolge, unregelmäßig oder zu schnell, empfiehlt es sich, den Warmanteil des Armbades nicht über 35° zu nehmen und den Kaltanteil bei 20° – 22° C auf dreißig Sekunden auszudehnen. Weiterhin wird das Wechselarmbad bei niedrigem und hohem Blutdruck, bei Schwindel, chronisch kalten Händen, bei der Arthrose der Finger- und Daumengrundgelenke und bei allen Knochenhautentzündungen im Armbereich empfohlen.

Fußbad, kalt (Fb)
Beim Fußbad kommen nicht nur die Füße, sondern auch die Unterschenkel in ein Gefäß mit kaltem Wasser. Die Dauer eines Fußbades liegt zwischen 20 – 60 Sekunden. Im Kurort wird das Fußbad meist durch Wassertreten ersetzt.

Wassertreten

Die Anwendung zu Hause: Ein gewöhnlicher Eimer reicht für ein wirkungsvolles Fußbad nicht aus. Die Anschaffung einer Original-Fußbadewanne ist notwendig. Ein kalter Fuß schließt das Fußbad aus. Bewegung nach dem Fußbad, z.B. ein Spaziergang, ist nützlich.

Ein kaltes Fußbad wirkt ableitend, beruhigend und schlaffördernd.

Wassertreten (Wtr)

Eine Abwandlung des kalten Fußbades ist das Wassertreten. Im Kurort wird es in den Wassertretstellen im Freien, die natürlich nur im Sommer zugänglich sind, im Winter in den Wassertretstellen der einzelnen Häuser durchgeführt. Schuhe und Strümpfe werden ausgezogen, die Beinkleider hochgekrempelt, um diese wohltuende Anwendung nehmen zu können. Wenn sich ein Schneiden in den Waden einstellt, ist das Wassertreten zu beenden. Die Dauer liegt zwischen 20 – 90 Sekunden, je nach Wassertemperatur.

Die Anwendung zu Hause: Es eignet sich die Fußbadewanne (Treten an Ort und Stelle) oder die Badewanne zum Wassertreten. Die Badewanne muß allerdings bis zum Ablauf gefüllt sein, denn das Wasser muß knapp bis zum Knie reichen. Nach dem Wassertreten wird das Wasser mit den Händen abgestreift und die Strümpfe wieder angezogen, wenn nicht das Bett aufgesucht wird. Die Füße müssen für diese kalte Anwendung warm sein; das gilt besonders für die abendliche Anwendung vor dem Schlafengehen. Für die Nacherwärmung sollen Bewegung oder das Bett sorgen.

Die Wirkung ist die gleiche wie beim kalten Fußbad. Am Tage wirkt es erfrischend und stabilisierend auf die Venen der Unterschenkel.

Fußbad, warm

Das warme Fußbad ohne Kaltanteil ist keine Anwendung im Sinne Kneipps. Es wird zur Behandlung schlecht heilender Wunden und Geschwürsbildungen an Fuß oder Unterschenkel angewandt. Als Zusatz für das warme Bad kommen Kamille, Eichenrinde, Zinnkraut und Salz in Frage. Bei Krampfadern darf die Temperatur 33° C nicht übersteigen! Bei entzündlichen Vorgängen an Füßen oder Unterschenkel ist das warme Fußbad verboten. In Zweifelsfällen entscheidet immer der Arzt!

Wechselfußbad (Wfb)

Für die Durchführung des normalen Wechselfußbades benötigen wir zwei Plastik-Fußbadewannen. Die Temperatur des Wassers beträgt 37° für warm und 18–20° für kalt. Die Unterschenkel sollen bis zum Knie im Wasser stehen. Das Wechselfußbad wird im Sitzen genommen, wobei beide Beine nebeneinandergestellt werden, so daß ein Wechsel von einer zur anderen Wanne bequem möglich ist. Die Zeitdauer beträgt zweimal fünf Minuten, dazwischen und am Schluß zwanzig Sekunden kalt.

Die Anwendung zu Hause: Einfach und bequem läßt sich das eben beschriebene Wechselfußbad mit zwei Fußbadewannen dann durchführen, wenn im Badezimmer ein Bodenabfluß vorhanden ist. Die beiden Wannen können dann nach Gebrauch an Ort und Stelle ausgekippt werden und ineinandergestellt ihren gewohnten Platz im Badezimmer finden. Eine Waschküche eignet sich für die Durchführung des Wechselfußbades nur dann, wenn sie in der kühlen Jahreszeit beheizbar ist. Erfahrungsgemäß sind die meisten Badezimmer moderner Wohnungen beengt und verfügen über keinen Bodenabfluß. Schwer findet sich für zusätzliche Badegeräte der notwendige Platz.

Außerdem lassen sich die gefüllten Fußbadewannen nur mit Mühe über den Badewannenrand entleeren. Bedauerlicherweise wird aus diesem Grunde das herkömm-

Wechselfußbad

liche, so wertvolle Wechselfußbad im häuslichen Bereich immer seltener durchgeführt. Aus persönlicher Erfahrung rate ich zur Vereinfachung des Wechselfußbades zu folgendem Vorgehen: Die Anschaffung einer Fußbadewanne genügt. Sie findet meist unter dem Waschbecken des Badezimmers ihren Platz, ohne zu stören. Zur Durchführung des Wechselfußbades wird dann diese Wanne in die normale Badewanne gestellt und mit warmem Wasser gefüllt. Vom Rande der Badewanne aus – ein Kissen oder eine zusammengelegte Wolldecke erleichtern das Sitzen – läßt sich das warme Kräuterfußbad bequem durchführen. Der Kaltwechsel wird mit einem kalten Kniguß in der Badewanne

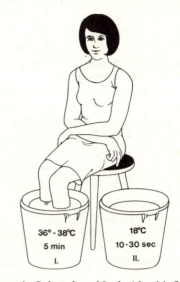

vollzogen. Die Zeitdauer des Gusses beträgt zwanzig Sekunden. Nach Abschluß des Teilbades wird dann die Fußbadewanne durch Umkippen in die Badewanne entleert. Dieses modifizierte Wechselfußbad erfüllt in vollem Umfange die Aufgabe des üblichen Wechselfußbades mit zwei Fußbadewannen.

Es dient dem Schlafgestörten als Schlafhilfe, vertreibt durch Verteilung der Blutfülle Kopfschmerzen, ist als probates Mittel bei allen beginnenden Erkältungskrankheiten hochgeschätzt, entspannt und kräftigt übermüdete Fußgelenke, leistet bei Gicht und Arthrosis der Großzehe vorzügliche Dienste, fördert die Durchblutung bei chronisch kalten Füßen, erweitert die Arterien bei der arteriellen Verschlußkrankheit und lindert die Schmerzen beim Verschleiß der Kniegelenke.

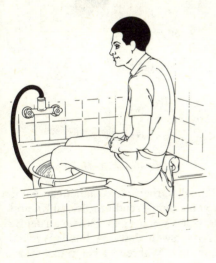

Wechselfußbad, improvisiert in der Badewanne

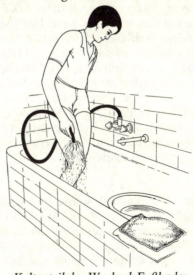

Kaltanteil des Wechsel-Fußbades durch Kniguß in der Badewanne

Halb-, 3/4- Vollbad

Als Badezusätze für das Wechselfußbad werden verordnet: Baldrian oder Fichtennadel bei Unruhe und Schlafstörungen; Heublumen oder Thymian bei Erkältungskrankheiten; Heublumen oder Haferstroh bei Knochen- und Gelenkerkrankungen; Zinnkraut bei erweiterten Venen und Krampfadern; Kleie, Kamille und Eichenrinde bei Hauterkrankungen.

So segensreich das Wechselfußbad auch sein mag, bei allen Venenerkrankungen, die mit einer Entzündung tiefer oder oberflächlicher Venen, mit einer Thrombose oder einem Unterschenkelgeschwür einhergehen oder einhergingen, ist die Durchführung eines Wechselfußbades nicht angezeigt. Dagegen stellen Krampfadern, die keine Komplikationen verursachen, keine Gegenanzeige für das Wechselfußbad dar, allerdings darf die Temperatur des Warmanteiles 34–35° nicht überschreiten. Als Badezusatz in diesem Falle hat sich Kastanie oder Zinnkraut bestens bewährt.

Halb-, 3/4-, Vollbad (H-3/4b-Vb)
Im Sinne einer Kneippkur unterscheiden wir zwischen dem Halbbad, das bis zum Brustkorb reicht, dem 3/4-Bad, in das die Hälfte des Brustkorbes eintaucht, und dem Vollbad, das den ganzen Körper einschließlich der Schultern bedeckt.

Halb-, 3/4-, Vollbad, kalt: Das kalte Bad von zehn bis zwanzig Sekunden und einer Temperatur von 16–18° hat nicht nur bei engagierten Kneippianern seine Anhänger. Es kann ähnlich dem warmen Wannenbad in verschiedener Dosierung als Halb-, 3/4- und Vollbad genommen werden. Allerdings sind einige Vorsichtsmaßnahmen zu beachten. Der Blasen-, Nieren- und Kreuzempfindliche sollte das kalte Halbbad nur im Stadium der Beschwerdefreiheit nehmen. Kneipp empfahl nach dem kalten Bad Bewegung oder Ruhe im warmen Bett. An dieser Empfehlung hat sich bis heute nichts geändert.

Es gehört zu den vorzüglichsten Vorbeugemaßnahmen gegen alle Erkältungskrankheiten. Das kalte Halbbad verdiente sich das schmückende Beiwort »das fröhliche Halbbad«, ein Hinweis, daß es die Stimmung hebt, also bei allen Erschöpfungszuständen mit leichten Depressionen eingesetzt werden kann. Es stimuliert, regt an und kräftigt den Kreislauf. Es wirkt günstig bei »Stuhlverhaltung und Corpulenz«, wie Kneipp bereits schrieb.

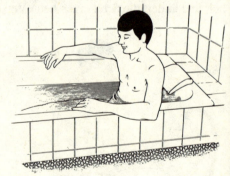

Das »fröhliche Halbbad«

Halb-, 3/4-, Vollbad, warm: Im häuslichen Bereich verliert das Wannenbad immer mehr an Beliebtheit. Man könnte fast wieder von einem Trend »zurück zu Kneipp« sprechen, der den Güssen gegenüber den Bädern den Vorzug gab. Es liegt an der Bequemlichkeit und an der Rationalisierung der Arbeitswelt, daß die schnelle Wechseldusche das umständliche Wannenbad verdrängt hat. Während Kneipp das warme Kräuterbad mit einem Kaltbad verband, mit dem Wechselvollbad also seine guten Erfahrungen machte, wird heute der obligatorische Kaltabschluß durch eine kalte Ab-

Sitzbad

gießung oder eine Kaltwaschung erfüllt. Die kalte Abgießung kann in der Temperatur und in der körperlichen Begrenzung variiert werden. Ein kalter Knie- oder Armguß kann sogar dem empfindlichen Organismus und dem ängstlichen Gemüt zugemutet werden. Ob Abgießung oder Kniguß, die bereits geleerte Badewanne eignet sich am besten für die abschließende Kaltprozedur, zumal in den meisten Fällen eine zusätzliche Dusch- oder Gießvorrichtung in einem anderen Teil des Badezimmers fehlt.

Die normale Dauer eines Bades beträgt zehn Minuten bei einer Temperatur von 37°. In Ausnahmefällen, besonders wenn zur Kupierung (Unterdrückung) einer Erkältung ein Überwärmungsbad genommen wird, kann die Badezeit auf fünfzehn bis zwanzig Minuten ausgedehnt werden. Die Badetemperatur beträgt dann 39 – 41°. Ein heißes und langes Bad setzt natürlich stabile Kreislaufverhältnisse voraus.

Das Kräuterbad zu Hause ist aus der Behandlung vieler gesundheitlicher Störungen nicht mehr wegzudenken. Mancher Streßgeplagte findet im wohltemperierten Melissebad Entspannung und Erholung. Dem Schlafgestörten bringt das Baldrianbad die ersehnte Ruhe. Einer beginnenden Erkältung kann vielfach durch ein Heublumenvollbad von 38 – 40° erfolgreich begegnet werden. Eine Muskelverspannung, ein Hexenschuß oder eine Nackensteife löst sich am besten im warmen Bad. Auch die Arthrose-Schmerzen der Knie- und Hüftgelenke, der Muskelrheumatismus oder auch der Gichtanfall finden im Haferstroh-, Zinnkraut- oder Kalmusbad Linderung.

Sitzbad (Szb)
Die Bezeichnung »Sitzbad« verrät bereits den Sinn des Bades. Es wird in einer Sitzbadewanne genommen, in der nur der untere Teil des Körpers Platz findet, Beine und Oberkörper gewissermaßen aus dem Behältnis herausragen.

Sitzbad, kalt: Das kalte Sitzbad ist ähnlich dem kalten Halbbad eine typische Kneippanwendung. Als Teilbad verlangt es kein vollkommenes Ausziehen. Der Oberkörper kann bekleidet bleiben. Temperatur und Dauer: 16° – 20° und 15 – 20 Sekunden; Körper und Füße müssen warm sein; während des kurzen Bades sollen die Füße auf einer warmen Unterlage ruhen; nach dem Sitzbad wird das Wasser mit den Händen abgestreift; ein leichtes Abtrocknen erfolgt nur in der behaarten Schamgegend.

Bei Neigung zu Hexenschuß, Blasen- und Unterleibsbeschwerden ist das kalte Sitzbad nicht angebracht.

Die Anwendung zu Hause: Zur normalen Ausstattung eines Kneippbades in einer Kuranstalt oder einem Kurhaus gehören selbstverständlich zwei Sitzbadewannen, mit deren Hilfe die Verabreichung des Wechselsitzbades möglich ist. Im Standard-Badezimmer eines normalen Haushaltes stößt die Unterbringung von einer oder gar zwei Sitzbadewannen auf unüberwindliche Schwierigkeiten. Um dieser wichtigen Kneippanwendung nicht verlustig zu gehen, empfiehlt es sich, die normale Badewanne in eine Sitzbadewanne umzu-

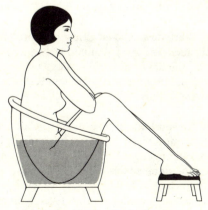

Sitzbad in der Sitzbadewanne

Sitzbad

funktionieren. In die Badewanne wird ein Hocker mit breiter Sitzfläche so gestellt, daß beide Unterschenkel darauf bequem Platz finden. Der Kopf wird durch ein dickes Luftkissen unterstützt. Die Kopfstütze wird durch ein Handtuch abgedeckt. Die Badewanne darf nur so weit gefüllt werden, daß sich der Leib bis zum unteren Rippenbogen im Wasser befindet. Ein Versandhaus in Bad Waldsee (s.S 221) bietet einen Schemel an, der sich für den genannten Zweck vorzüglich eignet. Er kann in die Badewanne gestellt, aber auch über den Badewannenrand gehängt werden. Im Einzelfall muß die richtige Lagerung der Unterschenkel ausprobiert werden. Keinesfalls dürfen die Unterschenkel das Wasser berühren.

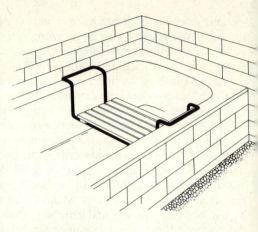

Badeschemel zum Improvisieren eines Sitzbades

In einer tiefen Duschwanne läßt sich das Sitzbad ebenfalls durchführen.

Kneipp verordnete das kalte Sitzbad bei »Blutstauungen im Unterleib und bei Hämorrhoiden«. Es wirkt abhärtend und sorgt für eine bessere Durchblutung im Bauchraum.

Sitzbad, warm und Wechselsitzbad (WeSzb): Sie werden im Vergleich zum kalten Sitzbad viel häufiger eingesetzt. Um ein Auskühlen zu verhindern, wird der Patient, im Gegensatz zum kalten Sitzbad, in Decken eingehüllt. Um das Eintauchen von Tüchern und Decken in das Wasser der Sitzbadewanne zu verhindern, wird über die Wanne ein Holzbrettchen gelegt. Die Füße stehen auf einem niedrigen Schemel. Die Temperatur wird etwas höher als im Wannenbad gewählt (38–39°), weil sich das Wasser in der kleinen Wanne schneller abkühlt. Die Dauer eines Sitzbades beträgt zehn bis fünfzehn Minuten; der abschließende kalte Anteil kann als Waschung, als Knie-, Schenkel- oder Unterguß erfolgen; wie jedes andere größere Wannenbad verlangt auch das Sitzbad anschließende Bettruhe.

Das Wechselsitzbad ist eine viel gebrauchte und beliebte Kurmaßnahme. Für seinen Gebrauch sind zwei Wannen notwendig. Die Temperatur des warmen Bades beträgt 37° C, die des kalten Bades liegt zwischen 18° – 20° C. Die Dauer des Bades beträgt zweimal fünf Minuten mit einem Kaltwechsel jeweils 20 Sekunden nach fünf Minuten und am Schluß.

Die Anwendung zu Hause: Es wird in der bereits beim kalten Sitzbad beschriebenen Weise improvisiert. Die hochliegenden Unterschenkel werden über dem Badewannenrand zugedeckt. Damit die Decke nicht naß wird, werden zwei Holzbrettchen über die untere Hälfte der Badewanne gelegt. Der Hocker wird ebenfalls durch ein Handtuch abgedeckt.

Der abschließende Guß für den Kaltanteil kann in der gleichen Badewanne erfolgen, nachdem das Wasser entleert wurde.

Gesichtsbad

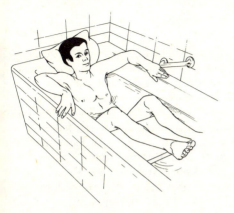
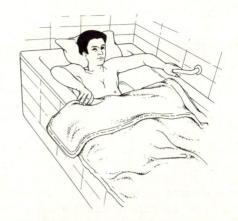

Warmes Sitzbad, improvisiert   *Warmes Sitzbad, improvisiert.*
Beine werden abgedeckt

Die Wirkung des Wannensitzbades konzentriert sich auf die Leiborgane Leber, Galle, Magen, Dünn- und Dickdarm, Nieren mit ableitenden Harnwegen und die Genitalsphäre. Dementsprechend wird es bei allen Störungen dieser Organe eingesetzt. Im Gegensatz zum Vollbad wird die Blufülle nur in die Leiborgane befördert, um dort ihre heilende Wirkung zu entfalten. Das Sitzbad ist, wie oft irrtümlich angenommen wird, keine spezielle Anwendung für unterleibskranke Frauen. Der gesundheitliche Nutzen ist für beide Geschlechter in gleicher Weise von hohem Wert. Wenn es bei der Frau vorzugsweise bei Menstruationsstörungen und in den Wechseljahren Anwendung findet, dann ist es beim Mann mit Prostatabeschwerden eine wertvolle Hilfe.

Gesichtsbad oder Augenbad
Es kann kalt und im Wechsel durchgeführt werden. Für das kalte Gesichtsbad genügt eine Schüssel oder das Waschbecken; für das Wechselgesichtsbad sind zwei Gefäße oder ein Doppelwaschbecken notwendig; wenn nur ein Waschbecken vorhanden ist, kann daneben eine Schüssel für den Kaltanteil aufgestellt werden. Die Temperatur des kalten Wassers soll bei 22° – 24°, die des warmen Wassers zwischen 32° – 36° liegen; durch Prüfen mit der Nasenspitze wird auf einfache Weise die für das Gesicht angenehme Temperatur ermittelt. Die Dauer des Gesichtsbades kann nur begrenzt sein, weil während des Bades der Atem angehalten werden muß; ca. 10–15 Sekunden für warm, ca. 5 Sekunden für kalt können als mittlere Dauer angenommen werden. Ein kurzes Öffnen der Augen kann sowohl im Warm- als auch im Kaltanteil erfolgen.

Das Gesichtsbad dient wie der Gesichtsguß der Erfrischung bei Müdigkeit und bei Kopfschmerzen. Als gleichzeitiges Augenbad hat es bei Nachlassen der Sehkraft, bei kreislaufbedingten Sehstörungen und bei schneller Ermüdbarkeit der Augen, am besten im Wechsel, eine günstige Wirkung. Natürlich kann diese Lokalbehandlung den Augenarzt nicht ersetzen. Eine gleichzeitige fachärztliche Behandlung ist stets angezeigt. Bei allen Erkrankungen, die mit Atemnot einhergehen, bei Herzschwäche und Angina pectoris ist das Gesichtsbad wegen der Notwendigkeit des Luftanhaltens nicht angebracht.

Badezusätze

Badezusätze

Grundsätzlich werden dem Warmanteil der großen und kleinen Warmbäder zur Verstärkung ihrer Wirkung Badezusätze zugegeben. Die Auswahl war zu Lebzeiten Sebastian Kneipps noch gering. Es wurde ein Absud aus Heublumen, Fichtenreisern oder Haferstroh hergestellt und den Bädern zugesetzt. Heute steht uns eine große Auswahl an Badeextrakten zur Verfügung, wobei nicht vergessen werden sollte, daß auch merkantile Interessen der Herstellerfirmen zur Bereicherung dieser Palette beigetragen haben. Die gebräuchlichsten Badezusätze sind Heublumen, Fichtennadel, Baldrian, Haferstroh, Eichenrinde, Zinnkraut, Melisse, Rosmarin und Thymian. Die eben genannten Badeextrakte werden, ausgenommen Haferstroh und Eichenrinde, auch als Ölbäder hergestellt. Wie schon erwähnt, verstärken die Kräuterbadezusätze die Wirkung der Bäder, überschneiden sich jedoch oft in ihren Heilanzeigen, so daß von einer gezielten Wirkung auf bestimmmte Organe oder Organsysteme nur bedingt gesprochen werden kann. Ein Überblick über die einzelnen Badezusätze mag jedoch hilfreich sein.

Fichtennadel: Wirkt beruhigend und nervenstärkend.

Baldrian: Wirkt beruhigend und schlaffördernd.

Heublumen: Wirkt allgemein kräftigend; wird gegen Rheuma und Gelenkverschleiß eingesetzt und bei Stoffwechsel-, Magen-, Darm- und Gallestörungen verordnet.

Zinnkraut: Wird bei Krampfadern, Hämorrhoiden, Arthrose, Unterleibsbeschwerden der Frau und Steinleiden empfohlen.

Eichenrinde: Wirkt kräftigend und durchblutungsfördernd auf die Haut. Dementsprechend erfolgt die Verordnung bei Hauterkrankungen, Hämorrhoiden, aber auch bei Unterleibsbeschwerden der Frau.

Rosmarin: Hebt den niedrigen Blutdruck und wirkt bei Kreislaufstörungen anregend.

Melisse: Wirkt kreislaufanregend und gleichzeitig beruhigend; bei Kopfschmerzen, Herzbeschwerden und Durchblutungsstörungen des Gehirns erfolgt gleichfalls Anwendung.

Thymian: Wirkt anregend und durchblutungsfördernd; wird vorwiegend bei Erkältungskrankheiten, aber auch bei Störungen der Gehirndurchblutung angewandt.

Haferstroh: Wirkt ähnlich wie Heublumen, hat eine leicht beruhigende und auflösende Wirkung bei Stoffwechselstörungen.

Kamille: Findet bei allen Entzündungen der Haut Anwendung und wird vorwiegend bei Hämorrhoiden und Unterleibsbeschwerden der Frau eingesetzt.

Wickel

Die Wickel mit ihren vielseitigen Anwendungsmöglichkeiten wurden von Kneipp hochgeschätzt. Er verordnete sie bei vielen Beschwerden und Krankheitszuständen. Die Handhabung der Wickel blieb, von einigen Neuerungen abgesehen, bis in die Gegenwart unverändert. Ihre Anwendung hat den Vorteil, daß sie nach eingeübter Technik in jedem Haushalt, unabhängig von den Räumlichkeiten, im Bett und auf der Liege durchgeführt werden können.

Die Wickel unterscheiden sich von allen anderen Kneippanwendungen, den Waschungen, Güssen und Bädern, durch ihre Dauer und Wirkung. Während eine Wa-

Wickel

schung in möglichst kurzer Zeit durchzuführen ist, ein Guß höchstens vier Minuten dauert und ein Bad über zehn bis fünfzehn Minuten nicht hinausreichen soll, muß dem Wickel eine Zeitspanne von mindestens einer halben bis einer Stunde eingeräumt werden, die anschließende Ruhezeit von einer halben bis einer Stunde nicht mit einbezogen. Dementsprechend kommt dem Wickel eine intensive Lokalwirkung auf die behandelten Körperteile zu; das gilt besonders für den Heusack und die Lehmpackung, die aufgrund ihrer technischen Handhabung ebenfalls den Wickeln zugerechnet werden.

Die Einteilung der Wickel erfolgt unter zwei Gesichtspunkten: einmal nach der Größe der Wickel, zum anderen nach der Temperatur des Wickelwassers.

Zu den kleinen Wickeln gehören der Hand-, Fuß-, Waden-, Fußwaden- und der Halswickel; die verschiedenen kleinen Auflagen zählen ebenfalls dazu.

Wickel mittlerer Größe sind der Lenden-, Brust-, Bein- und Armwickel; außerdem der Unter- und Oberaufschläger.

Als große Wickel werden der Kurz-, Unter- und Ganzwickel, außerdem der Schal und das nasse Hemd bezeichnet.

Die Temperatur des Wickelwassers bestimmt den kalten bzw. den kühlenden Wickel, den temperierten Wickel und den warmen bis heißen Wickel.

Der kalte Wickel: Ein kalter Wickel fordert die Aktivität des Kreislaufs heraus. Er erzwingt eine bessere Durchblutung der betroffenen Körperpartie, fördert die Ausscheidung über die Haut und wirkt allgemein beruhigend. Als Grundsatz mag gelten, daß der Sinn jedes kalten Wickels immer die Erwärmung ist. Bleibt die reaktive Wärmeentwicklung aus, dann hat der Wickel seinen Sinn verfehlt. Andere Behandlungsmethoden müssen dann so lange an seine Stelle treten, bis der Körper durch Mobilisierung seiner Eigenkräfte gelernt hat, auf den Wickel sinnvoll zu reagieren.

Wird ein Wickel kalt angelegt, muß auch auf die Körperwärme geachtet werden. Es gilt der Grundsatz, daß bei fehlender Naturwärme, bei kalten Gliedmaßen und kühlen Körperteilen ein kalter Wickel fehl am Platz ist.

Die Temperatur des frischen Wickelwassers soll ca. 18° – 22° C messen, die Wickeldauer ca. 1/2 bis 1 Stunde betragen.

Der kühlende Wickel: Wenn entzündliche Gewebsveränderungen, z.B. Schwellung nach Insektenstich, Bluterguß nach Verletzung oder akut-entzündliche Gelenkprozesse vorliegen, soll durch Kühlung eine Linderung der Beschwerden erreicht werden. Der kühlende Kleinwickel, dessen Naßtuch alle 20 Minuten durch kaltes Frischwasser erneuert werden muß, ist dann die richtige Heilmaßnahme.

Die Temperatur des Wickelwassers soll so kalt wie möglich sein.

Der schweißtreibende Wickel: Er unterscheidet sich vom üblichen Kaltwickel durch seine Größe und Dauer. Nur mittlere und größere Wickel führen nach ca. einer Stunde durch einen reaktiven Wärmestau zu einem Schweißausbruch, der besonders im Anfangsstadium einer Infektionskrankheit erwünscht ist. Nach Anlegen des Wickels muß der Patient durch Wolldecken oder Bettdecke gut eingepackt werden. Das Trinken von heißem Lindenblütentee in reichlichen Mengen unterstützt die schweißtreibende Wirkung.

Der temperierte Wickel: Was für die kalten Wickel ausgeführt wurde, gilt auch für die

Wickelzusätze

temperierten Wickel. Sie stellen letztlich eine Konzession an den kaltempfindlichen Patienten dar und werden vorwiegend zu Beginn einer Kneippkur verordnet.

Die Temperatur des Wickelwassers soll 22° – 24° betragen.

Der warme bis heiße Wickel: Im Gegensatz zum Kaltwickel, der die Körperwärme durch bessere Durchblutung herausfordert, führt der warme oder heiße Wickel passiv Wärme von außen zu. Er wird besonders bei chronischen Krankheitszuständen eingesetzt, wenn die Abwehrkräfte durch »kalt« nicht mehr mobilisiert werden können. Die persönliche Empfindlichkeit hat dabei auch ein Wort mitzureden. Manche Patienten geben an, ohne daß ein Grund dafür erkennbar wäre, daß »warm« für sie bekömmlicher sei als »kalt«.

Die Temperatur des Wickelwassers: 40° – 45°, die Dauer des Wickels: 3/4 bis 1 Stunde. Bei vorzeitiger Abkühlung muß der Wickel früher abgenommen werden.

Wickelzusätze

Sowohl die kalten als auch die warmen Wickel können mit einfachem Wasser in der entsprechenden Temperatur zubereitet werden. Die Hauptwirkung geht immer vom nassen Wickel selbst aus. Die Beimischung eines Zusatzes soll entsprechend seiner Eigenart Haut und Gefäßsystem beeinflussen.

Die Zusätze für den kalten Wickel sind Kochsalz, Weinessig, Retterspitz Äußerlich, Arnica-Tinktur und Lehm.

Salz erhöht die Reizwirkung eines Wickels und entzieht Wasser. Es wird vorwiegend für den Lendenwickel verwendet. Zwei gehäufte Eßlöffel werden auf 1 l Wasser gegeben.

Weinessig verstärkt die Reizwirkung auf das Gefäßsystem und findet vorwiegend bei reaktionsschwacher Nacherwärmung Anwendung. Essig wird mit Vorliebe den Wickeln an den Unterschenkeln und Beinen, aber auch dem Ober- und Unteraufschläger und dem Brustwickel beigegeben. Es kommen ca. zehn Eßlöffel Weinessig auf 1 l Wasser.

Retterspitz Äußerlich hat sich besonders in den letzten Jahren durchgesetzt und bewährt. Das Präparat ist ein Gemisch verschiedener mineralischer Substanzen, Tonerde, Hühnereiweiß und verschiedener Pflanzenauszüge. Der Zusatz wird vor allen Dingen bei allen entzündlichen Vorgängen der Haut und der Gefäße, bei Krampfadern und Venenentzündungen, bei Stauungs- und Schwellungszuständen, aber auch bei arthrotischen Veränderungen der verschiedenen Gelenke eingesetzt. Die übliche Verdünnung: 2/3 Wasser und 1/3 Retterspitz. Das Präparat ist in Apotheken und Drogerien erhältlich.

Arnica-Tinktur ist ein alkoholischer Auszug aus getrockneten Arnicablüten und hat sich in der Behandlung von Verletzungen, Prellungen und Blutergüssen bewährt. Der Verletzungsschmerz wird gelindert und die Abschwellung des Gewebes beschleunigt. Auch bei Gewebsentzündungen, z.B. Sehnenscheiden-, Knochenhautentzündungen, und bei schlecht heilenden Wunden kann Arnica eingesetzt werden. Auf 1/4 l Wasser wird ein Eßlöffel Arnica-Tinktur gegeben.

Lehm oder Heilerde hat in seiner vorzüglichen Wirkung als Naturheilmittel seit altersher nichts eingebüßt. Wir unterscheiden zwischen dem Lehmpflaster (s.S. 205) und dem Lehmwasserwickel. Die Heilanzeigen sind für beide Verwendungsformen

Wickeltechnik

des Lehms die gleichen. Der Lehmwasserwickel ist milder und einfacher in seiner Handhabung. Bei Hautausschlägen ist Lehmwasser dem Lehmpflaster vorzuziehen. Lehm oder Heilerde ist in Apotheken, Drogerien und zum Teil auch in Reformhäusern erhältlich.

Die gebräuchlichsten Zusätze für die warmen Wickel sind Heublumen, Haferstroh, Kamille und Zinnkraut. Durch Aufkochen (ca. fünf Minuten) von jeweils drei bis vier Handvoll des jeweiligen Tees auf drei bis vier Liter Wasser erhalten wir den entsprechenden Kräuterabsud, der dann so heiß wie möglich für den warmen Wickel Verwendung findet. Die üblichen dunklen Badeextrakte der genannten Kräuter können der Einfachheit halber ebenfalls herangezogen werden (auf ein Liter Wasser ein Eßlöffel des jeweiligen Extraktes).

Allgemeine Wickeltechnik

Zum Anlegen eines wirksamen Wickels werden drei Tücher benötigt:
1. Ein grobes Leinentuch, das eigentliche Wickeltuch, das in die Wickelflüssigkeit getaucht, ausgedrückt und dann angelegt wird.
2. Ein Baumwolltuch, das sog. Zwischentuch. Es soll das nasse Tuch vollständig bedecken, aber auch über das Abschlußtuch hinausragen.
3. Ein Abschlußtuch aus Wollstoff oder Flanell.

Das Anlegen der einzelnen Wickel erfordert eine gewisse Geschicklichkeit. Das nasse Tuch muß falten- und lückenlos dem betreffenden Körperteil anliegen, nachdem es so ausgewrungen wurde, daß es zwar naß ist, aber nicht mehr tropft. Auch das zweite Tuch, das Zwischentuch, soll fest, doch keinesfalls beengend oder gar abschnürend angelegt werden. Das abschließende Wolltuch wird an seinen Rändern durch Umschlagen des Zwischentuches bedeckt, so daß ein unverträgliches Reiben des Wolltuches vermieden wird.

Damit das Anlegen des Wickels zügig durchgeführt werden kann, soll in der Nähe des Patienten alles griffbereit sein, die Wickeltücher der Reihenfolge nach und das Gefäß mit der Wickelflüssigkeit.

Für den Gebrauch eines heißen Wickels hat sich folgendes Vorgehen bewährt: Das Wickeltuch wird im Viereck zusammengelegt, wurstförmig eingerollt und schließlich in ein zweites Tuch (Handtuch) gewickelt, so daß die Enden des Außentuches zum Anfassen frei bleiben. Auf diese Weise kann das eingehüllte Wickeltuch mittels des zweiten Tuches in die fast kochende Wickelflüssigkeit eingetaucht und mit Hilfe des zweiten Tuches ausgewrungen werden.

Alle Wickel sind in ihren Originalmaßen – nasses Tuch – Zwischentuch – Wolltuch – in Fachgeschäften erhältlich. Die jeweiligen Kurverwaltungen der einzelnen Kneippbadeorte geben Auskunft.

Die Wickel können auch selbst geschneidert werden. Dabei ist zu beach-

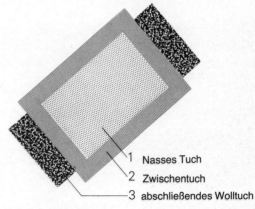

Wickeltücher

Halswickel

ten, daß das Zwischentuch über die beiden anderen Tücher hinausragen soll, also immer um einige Zentimeter größer sein muß als das nasse Tuch oder die abschließende Wolldecke.

Hinweise für den Gebrauch der Wickel zu Hause
Alle Wickel, ob kalt, temperiert oder heiß, werden beim liegenden Patienten durchgeführt. Am besten eignet sich das Bett in einem gut durchwärmten Raum. Vor Anlegen des Wickels soll die Blase entleert werden.

Die Wickelanwendung mit ihrer ausgedehnten Liegezeit aktiviert den Heilvorgang. Der Patient soll sich uneingeschränkt nicht nur körperlich, sondern auch gedanklich der Ruhe hingeben. Ein leichter Schlaf ist ein angenehmer Begleiter des Wickels, für dessen gute Wirkung aber nicht Voraussetzung.

Kommt es zur Schweißentwicklung, ist eine kurze Abwaschung nach dem Wickel angebracht. Keinesfalls sollte man unmittelbar nach Beendigung des Wickels das Bett verlassen. Nach jedem größeren Wickel ist eine Ruhezeit von einer halben Stunde einzuhalten.

Die Wickel im einzelnen

Halswickel
Technik: Er wird um den ganzen Hals gelegt, umschließt also Hals und Nacken. Die Maße der Wickeltücher sind 10 cm breit (wird doppelt gelegt) x 60 cm lang. Das nasse Tuch wird 2x um den Hals geschlungen. Für den Hausgebrauch empfiehlt sich eine vereinfachte Technik. Es wird ein handbreites Tuch benötigt, das 2x um den Hals gelegt werden kann. Ein entsprechend gefaltetes Leinenhandtuch, auch das Küchenhandtuch, ist für diesen Zweck geeignet. Die Hälfte des Handtuches wird in die Wickelflüssigkeit getaucht, ausgedrückt und mit dem nassen Teil gut anliegend, jedoch ohne Beengung, um den Hals gelegt, während dann durch Weiterwickeln der trockene Anteil des Tuches automatisch über den Naßteil zu liegen kommt. Ein Flanelltuch oder ein Wollschal, ebenfalls gut anliegend, schließt den Halswickel nach außen ab.

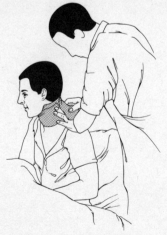
Halswickel durch Bademeister

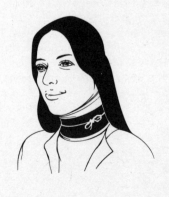
Halswickel selbst

Kneipp-Strümpfe

Heilanzeige: Er wird bei Mandelentzündungen, beim Rachenkatarrh, bei Schilddrüsenerkrankungen, bei Herzklopfen, aber auch bei der weichen Struma (der mäßig vergrößerten Schilddrüse) verordnet. Bei der fieberhaften Angina mit starker Schwellung der entzündeten Mandeln wirkt der kalte Halswickel, mit Lehm oder Quark, schmerzlindernd und fiebersenkend. Die Drüsenschwellungen an Hals und Nacken, wie sie oft bei Kindern auftreten, werden am besten in einen Lehmhalswickel eingepackt. Bei Halsschmerzen mit nur mäßiger Schwellung der drüsigen Mandelorgane wird der warme Heublumenhalswickel angenehmer empfunden, ebenso beim Rachenkatarrh und der stimmlosen Kehlkopfentzündung.

Wadenwickel (Ww)

Technik: Die Größe der Wickel beträgt 80x80 cm. Gewickelt werden die Unterschenkel vom Fuß bis zum Knie. Der Wickel wird wie folgt angelegt: 1. nasses Tuch, 2. Zwischentuch, 3. Wolldecke. Wenn ein langes Handtuch zur Verfügung steht, kann ähnlich wie beim Halswickel verfahren werden. Die eine Hälfte wird in die Wickelflüssigkeit getaucht und mit dem feuchten Teil zuerst angelegt, so daß über das feuchte Tuch der trockene Anteil zu liegen kommt. Eine Wolldecke schließt den Wickel ab. Er kommt vorwiegend kalt, mit Retterspitz oder Essig, zur Anwendung.

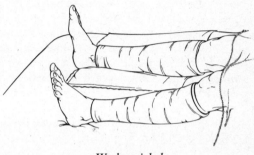

Wadenwickel

Heilanzeige: Er wirkt beruhigend, ausgleichend und schlafförderend. Selbst bei älteren, erschöpften und kreislaufschwachen Personen kann er mit Erfolg eingesetzt werden. Nur chronisch-kalte Füße kann der kalte Wadenwickel nicht erwärmen. Das Wechselfußbad oder der Wechselkniguß haben dann Vorrang. Aber auch die müden, gestauten und schweren Beine nehmen, besonders wenn Krampfadern vorliegen, diese Anwendung dankbar an.

Fußwadenwickel (Fww)

Technik: Er reicht von den Zehen bis zum Knie. Die Wickeltücher sind 80 cm breit x 160 cm lang. Das nasse Tuch wird im Viereck unter die Beine gelegt, daß es über die Füße ca. 30 cm hinausragt und der obere Teil unterhalb der Knie abschließt. Unter Faltenbildung werden zuerst die Füße, dann die Unterschenkel eingewickelt. Die Reihenfolge der Tücher erfolgt in üblicher Weise.

Heilanzeige: Er vereinigt in sich den Fuß- und Wadenwickel. Dementsprechend gelten für ihn alle Heilanzeigen, die beim Fuß- und beim Wadenwickel beschrieben sind. Darüber hinaus hat er die Funktion eines verstärkten Wadenwickels. Er wird vorwiegend kalt mit Retterspitz, Essigwasser oder Lehm angelegt.

Kneipp-Strümpfe (Nasse Strümpfe)

Technik: Die sogenannten nassen Strümpfe, im Fachgeschäft zu beziehen, erlauben ein Selbstdurchführen der kühlenden ableitenden Kneippmaßnahmen. Es handelt sich um doppelte Strümpfe, ein Paar Leinen- und ein Paar Wollstrümpfe, die bis zum Knie reichen. Anstelle des nassen Wickels treten die nassen Leinenstrümpfe, über die schließlich die trockenen Wollstrümpfe gestülpt werden. Bei schlechter Erwärmung

Fuß- und Handwickel

werden noch dritte Wollstrümpfe übergezogen. Ersatzweise können für die Leinenstrümpfe auch Baumwollstrümpfe Verwendung finden, die gut über die Knöchel, noch besser bis zum Knie reichen. Der darüber gezogene trockene zweite Strumpf kann aus Wolle oder Baumwolle sein.
Heilanzeige: s. Fußwadenwickel bzw. Fuß- und Wadenwickel

Fuß- und Handwickel (Fw-Handw)
Technik: Fuß- und Handwickel, beide Kleinwickel, sollen gemeinsam besprochen werden, weil die Technik des Anlegens die gleiche ist. Die Maße der Wickeltücher betragen 80 cm x 80 cm. Das nasse Wickeltuch wird zu einem Dreieckstuch gefaltet, das so gelegt wird, daß die Breitseite unter der Handfläche bzw. dem Fußgelenk zu liegen kommt, während die Dreiecksspitze über die Finger bzw. Zehen hinausragt. Zuerst wird dann der mittlere Zipfel über den Hand- bzw. Fußrücken geschlagen. Dann werden die Seitenzipfel, zuerst der eine, dann der andere, über das Mittelstück gezogen und durch Falten auf der Gegenseite so gelegt, daß Hand- bzw. Fußgelenke fest abgeschlossen sind. Zwischentuch und abschließende Wolldecke werden in gleicher Weise zusammengelegt und gewickelt. Die Temperatur des Wickels, warm oder kalt, richtet sich nach der Verordnung des Arztes und den Beschwerden. Hand- und Fußgelenke reagieren auf Lehmpflasterwickel am besten. Auch warme Heublumenwickel werden von manchen Patienten als heilsam und lindernd empfunden.

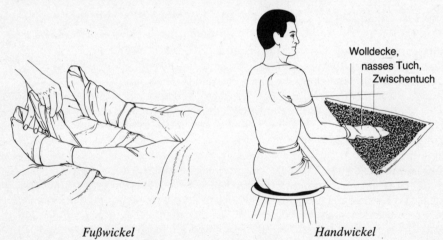

Fußwickel   *Handwickel*

Heilanzeige: Fußwickel kommen bei allen Fußbeschwerden, bei der Gicht der Großzehe, bei der Arthrose der Fußgelenke, bei statischen Fußbeschwerden (Knick-, Senk- und Spreizfuß) und natürlich bei allen verletzungsbedingten Schwellungen in Frage. An den Händen sind die Heberdenschen Knötchen, eine Sonderform der Arthrose der Kleinfingergelenke mit knotigen Verdickungen, die wichtigste Heilanzeige für den Handwickel. Auch Schwellungen, Einschlafen und Durchblutungsstörungen an Händen und Unterarmen eignen sich für diese Wickelbehandlung.

Kniewickel (Kn)
Technik: Wie bei Wadenwickel. Er wird vorwiegend kalt mit Retterspitz oder Lehm angelegt. Lehmpflaster sind jedoch dem einfachen kalten Wickel vorzuziehen.

Heilanzeige: Er wird am häufigsten bei der Arthrose, dem Verschleiß der Kniegelenke, verwendet. Er kommt aber auch bei Schwellung, Entzündung und Gelenkerguß in Frage.

Leibauflage (Afl Leib)
Technik: Sie reicht von der Leistenbeuge bis unter den Rippenbogen. Die Maße eines Auflagetuches sollten 80 cm x 110 cm betragen, das vierfach zusammengelegt seinen Zweck erfüllt. Sie wird fast ausschließlich warm mit und ohne Zusatz verwendet. Das Tuch wird in heißes Wasser oder Kräuterabsud (Heublumen) getaucht, in der bereits beschriebenen Weise (s. S. 193) ausgedrückt und auf den Leib gelegt. Als Zwischentuch wird ein Baumwolltuch verwendet, das um den Leib gewickelt wird. Aus hygienischen Gründen soll das Zwischentuch das feuchte Tuch um 2 bis 3 cm überragen. Als Abschlußtuch wird, wie bereits bei der Wickeltechnik beschrieben, ein Wolltuch, ebenfalls rundum, straff gewickelt. Die Wirkung dieser warmen Heublumenauflage ist nur dann vollkommen, wenn alle Tücher eng, ohne Luftzutritt, anliegen.

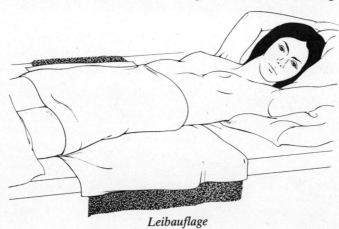

Leibauflage

Heilanzeige: Wenn der Leib gebläht, aufgetrieben ist, wenn im Bauchraum Verkrampfungsschmerzen auftreten, ist die Leibauflage immer angebracht. Sie wird auch bei Magenverstimmung, bei Durchfall, Beschwerden im Leib und in der Blasengegend eingesetzt.

Auflage Herz (Afl Herz) – Herzkompresse
Technik: Ein mehrfach zusammengelegtes Leinenhandtuch, 50 x 50 cm, wird in kaltes Wasser getaucht, ausgedrückt und auf die linke Brustseite gelegt. Als Bedecktuch findet zweckmäßigerweise ein zweites Flanellhandtuch Verwendung. Um die angenehm kühlende Wirkung nicht zu schmälern, wird auf das dritte Tuch, das Wolltuch, verzichtet. Als Wickelzusatz kommen Essig und Retterspitz in Frage.
Heilanzeige: Bei allen Herzbeschwerden, Unruhe in der Herzgegend, Herzklopfen, Herzstolpern, Herzschmerzen und Herzenge findet diese einfache Anwendung vielfache Verwendung.

Auflage Hals-Brust (Afl Hals-Brust)
Technik: Diese Auflage umfaßt das Gebiet des Halses und den Mittelteil des Brust-

Lendenwickel

korbes. Wie bei der Herzkompresse wird ein Leinenhandtuch in der Größe 50 x 50 cm vierfach gefaltet, in Heublumenabsud getaucht und vom Hals aus über das Brustbein gelegt. Zum Unterschied der Herzkompresse wird diese Auflage vorwiegend warm, angelegt und mit der Schalwickelung befestigt.

Heilanzeige: Alle Krankheitszustände, die unter Kopfdampf erwähnt sind, gelten auch für diese Auflage: alle Formen der Bronchitis, der Rachenkatarrh, die Seitenstrangangina und die Kehlkopfentzündung.

Lendenwickel (Lw)
Technik: Mit einiger Geschicklichkeit kann der Lendenwickel selbst angelegt werden. Er reicht vom unteren Teil des Brustkorbes bis zur Hälfte der Oberschenkel. Die Maße des Wickels sind: 80 cm breit x 150 cm bis 180 cm lang, je nach Körperfülle. Beim Anlegen des Wickels muß darauf geachtet werden, daß zwischen Körper und Haut keine Zwischenräume entstehen, die eine gleichmäßige Erwärmung des Wickels verhindern. Es sei nochmals an das Zwischentuch erinnert, das auch beim Lendenwickel das nasse Tuch und das äußere Wolltuch um einige Zentimeter überragen soll.

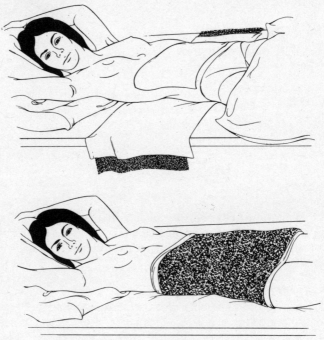

Lendenwickel

Heilanzeige: Der Lendenwickel wirkt auf Magen-Darmkanal, Leber, Milz, Bauchspeicheldrüse, Nieren, Blase und Unterleibsorgane der Frau. Auch der muskuläre Apparat entlang der Wirbelsäule im Lendenwirbelsäulenbereich wird mit beeinflußt. Als kalter Salz-Lendenwickel hat er innerhalb einer Kneippkur zur Unterstützung der Darmtätigkeit und zur Anregung der Drüsenfunktion bei Fettleibigkeit als sogenannter Schönheitswickel eine gewisse Berühmtheit erreicht. Ebenso angezeigt ist er bei chronischem Blähbauch mit seinen Spannungsbeschwerden, schlappem Leib, aber auch bei Funktionsstörungen der Galle und Leber, beim Geschwürsleiden des Magens und Zwölffingerdarms sowie bei allen entzündlichen Vorgängen im Dickdarmbereich. Im Regelfall wird der Lendenwickel kalt angelegt. Wenn das Beschwerdebild »warm« erfordert, dann ist dem warmen Lendenwickel die Heublumenauflage oder der Heusack auf den Leib vorzuziehen.

Brustwickel (Bw)
Technik: Der Brustwickel umhüllt den gesamten Brustkorb. Er reicht von den Achselhöhlen bis über den Rippenbogen, schließt also den oberen Bereich des Leibes noch mit ein. Der Wickel soll gleichmäßig den ganzen Brustkorb umschließen. Die Maße der Wickeltücher betragen 80 cm breit x 150 cm bis 190 cm lang, je nach Brustumfang. Die Wickeltechnik ist die gleiche wie beim Lendenwickel. Er wird fast ausschließlich kalt mit einfachem Wasser oder Essigwasser durchgeführt.

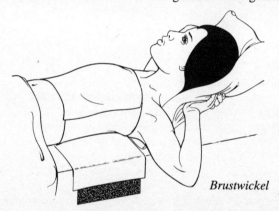

Brustwickel

Heilanzeige: Bei allen Atemwegserkrankungen und Beschwerden in der Herzgegend ist das Anlegen eines Brustwickels angezeigt. Bei akuter und chronischer Bronchitis wirkt er ausleitend, den Hustenreiz lindernd und schleimlösend. Der gesundheitliche Gewinn ist beträchtlich, besonders wenn man die Überlegung mit einbezieht, daß nicht nur Symptome beseitigt werden, sondern daß auch Widerstandskräfte gegenüber anderen Krankheiten mobilisiert werden. Beim Asthmakranken leistet der Wickel in vielen Fällen Hervorragendes. Für seinen Gebrauch ist jedoch die individuelle Verträglichkeit von entscheidender Bedeutung. Fühlt sich der Asthmakranke im Wickel beengt, dann muß auf diese Behandlungsmethode verzichtet werden. Alle nervösen Störungen im Herzbereich, schnelles Herz, Herzklopfen, unregelmäßiges Herz, werden in vielen Fällen durch den Brustwickel aufgelöst oder zumindest besänftigt.

Beinwickel (Beinw)
Technik: Dieser Wickel schließt die Kniegelenke mit ein. Er muß von den Zehen bis zur Mitte beider Oberschenkel, eher noch etwas darüber, reichen. Die Maße des Wickels sind 80 cm breit x 100 cm bis 120 cm lang. Die Wickeltechnik ist die gleiche wie beim Fußwadenwickel. Er wird vorwiegend kalt angelegt. Die üblichen Wickelzusätze sind Retterspitz, Essigwasser und Lehm.

Armwickel

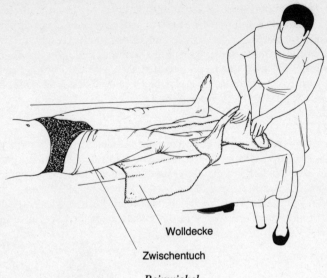

Wolldecke
Zwischentuch

Beinwickel

Heilanzeige: Ihm ist im besonderen Maße die Fähigkeit zu eigen, ableitend und umstimmend auf den ganzen Organismus zu wirken. Er hat lokal die gleichen Heilanzeigen wie der Fußwadenwickel. Alle Venenerkrankungen, Krampfaderbeine, arterielle Durchblutungsstörung, rheumatische Beschwerden, Nervenschmerzen, Wadenkrämpfe, muskuläre Verspannungen und Arthrose beider Kniegelenke sind die wichtigsten Heilanzeigen für seine Anwendungen.

Armwickel (Aw)
Technik: Der Armwickel kann nur mittels einer Hilfsperson angelegt werden. Er reicht von den Fingerspitzen bis zu den Achselhöhlen. Verwendung findet ein Rechtecktuch in der Größe 70 cm breit x 90 cm bis 120 cm lang. Das Tuch wird im Rechteck

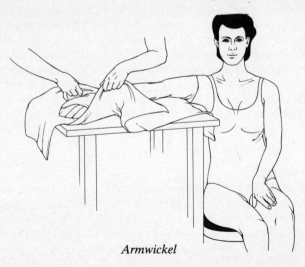

Armwickel

Schal

unter den Arm gelegt und im oberen Teil schräg umgeschlagen, daß eine lange Außenseite und eine kürzere Innenseite entsteht. Durch Faltenlegen, ähnlich wie beim Fußwickel, wird zuerst die Hand und dann erst der ganze Arm eingeschlagen. Der Armwickel wird vorwiegend kalt oder temperiert angelegt. Als Zusatz zum Wickelwasser werden Essig und Retterspitz verwendet. Bei bestimmten Krankheitszuständen, z. B. in einem Angina-pectoris-Anfall, bringt ein heißer Armwickel oft Erleichterung.

Heilanzeige: Er hat eine enge Beziehung zum Herz. Demgemäß kommt er vorwiegend bei Herzbeschwerden zur Anwendung: Unruhe in der Herzgegend, Herzklopfen, Herzstolpern und Spannungsgefühle in der Herzgegend. Lokal wirkt er bei allen Knochen- und Gelenkerkrankungen, bei Nervenschmerzen und Durchblutungsstörungen im Bereich beider Arme.

Kurzwickel (Kw)

Technik: Beim Anlegen eines Kurzwickels ist eine Hilfsperson notwendig. Er reicht von den Achselhöhlen bis zur Mitte beider Oberschenkel. Dementsprechend groß sind auch die Maße der zur Verwendung kommenden Tücher: 130 cm breit x 180 cm lang. Er wird kalt angelegt. Etwas Salz kann der Wickelflüssigkeit zugesetzt werden.

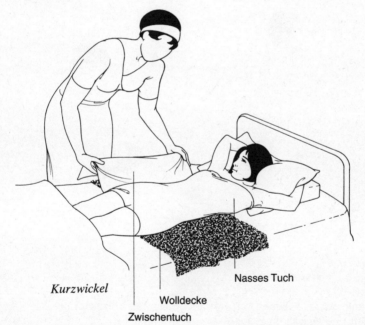

Kurzwickel | Wolldecke | Nasses Tuch
Zwischentuch

Heilanzeige: In seinen Behandlungsbereich gehören alle gesundheitlichen Störungen, die bereits beim Lenden- und Brustwickel beschrieben worden sind. Er wird den großen und kräftigen Wickeln zugerechnet und besonders bei Übergewichtigen in den Kurplan mit eingefügt.

Schal (Sch)

Technik: Er ist in seiner Technik der schwierigste Wickel, weil er Brustkorb, Schultern und Arme gleichzeitig einhüllen soll, ohne daß zwischen Körper und Wickel freie

Oberaufschläger

Räume entstehen, die ja eine schnelle und gute Erwärmung erschweren. Abgewandelt wird er häufig zur Behandlung der Schultergelenke benötigt. Das Anlegen eines Heusackes oder eines Lehmpflasters an einer oder an beiden Schultern erfordert eine feste Wickelung der einzelnen Tücher, wie es eben nur beim Anlegen eines Schales der Fall sein kann.

Die drei Wickeltücher werden wie folgt gelegt und vorbereitet: Der Patient sitzt mit entblößtem Oberkörper im Bett. Wolldecke und Zwischentuch liegen schon in der richtigen Reihenfolge hinter ihm. Das Zwischentuch muß übrigens alle Tücher überragen. Das quadratische nasse Wickeltuch wird zu einem Dreieckstuch zusammengefaltet und mit der längsten Seite über die Schultern gelegt. Die Seitenzipfel liegen also über den Schultergelenken, der Mittelzipfel ist nach unten gerichtet. Alle Tücher werden oben handbreit nach außen umgeschlagen. Nachdem sich der Patient flach gelegt hat, die Arme eng am Körper, wird ein weiteres nasses Tuch quer über die Brust gelegt. Die Aufgabe, die Naßtücher zu befestigen, hat das Zwischentuch, das von der Gegenseite über den Körper gezogen, am Hals in Falten gelegt und auf der Gegenseite zwischen Arm und Rumpf fixiert wird. Die noch nicht gewickelte Seite des Zwischentuchs wird nun über diesen Arm geschlagen und auf der anderen Seite unter den Körper gesteckt. Mit dem Abdecktuch wird in der gleichen Weise verfahren.

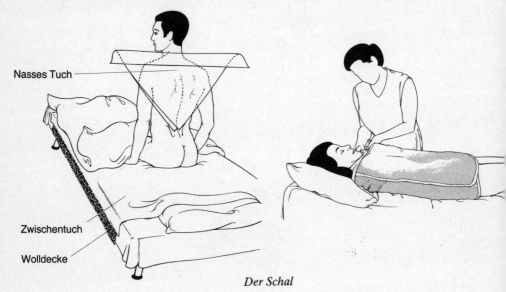

Der Schal

Der Schal wird vorwiegend kalt gebraucht. Ein Wickelzusatz ist nicht üblich, allenfalls kommt Essigwasser in Frage.
Heilanzeige: Als Großwickel, der Arme und Brust mit einschließt, ist er für die gleichen Beschwerden zuständig, wie sie beim Arm- und Brustwickel angegeben sind.

Oberaufschläger (Oa) – Unteraufschläger (Ua)
Technik: Der Oberaufschläger auf der Vorderseite des Körpers reicht von den Achselhöhlen bis zur Mitte beider Oberschenkel, während der Unteraufschläger auf der Rückseite einschließlich der Schulterblätter ebenfalls bis zur Mitte beider Oberschenkel aufgelegt wird. Die Tücher haben folgende Maße: 80 cm breit x 130 cm bis

Oberaufschläger

180 cm lang, je nach Körpergröße. Das Wickeltuch wird längs gefaltet und so auf die Vorder- bzw. Rückseite des Körpers gelegt, daß die Seitenteile frei bleiben. Im Gegensatz zu den großen Körperwickeln wird das nasse Tuch also nicht rundum gewickkelt, sondern längs auf die jeweiligen Körperflächen aufgelegt. Das Zwischentuch und die abschließende Wolldecke werden wie beim Kurzwickel um den ganzen Körper geschlungen.

Wenn auch der Patient auf Hilfe angewiesen ist, sind doch beide Wickel für den Hausgebrauch gut geeignet. Sie kommen warm und kalt zur Anwendung, wobei allerdings dem Kaltgebrauch der Vorzug gegeben wird. Der übliche Zusatz beim kalten Wickel ist Essig, beim warmen Wickel Heublumenabsud.

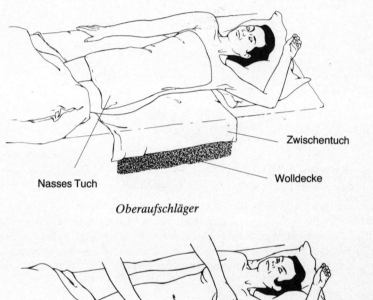

Oberaufschläger

Unteraufschläger

Heilanzeige: Für Unter- und Oberaufschläger gelten alle Empfehlungen, wie sie für den Brust- bzw. Lendenwickel gegeben werden. Sie haben den Vorteil, daß sie gezielt auf die Vorder- oder Rückseite des Körpers aufgelegt werden können, ohne allzusehr anzustrengen.

Ganzwickel

Ganzwickel (Ganzw)

Technik: Dieser Wickel, auch »spanischer Mantel« genannt, reicht vom Hals bis zu den Zehen. Die Wickelmaße betragen 190 cm breit x 230 cm lang. Als Naßtuch kann auch ein langes Leinennachthemd Verwendung finden. Die Tücher zweier Kurzwickel eignen sich ebenfalls zum Anlegen eines Ganzwickels. Die Tücher werden im Bett wickelfertig vorbereitet. Indessen wartet der Patient außerhalb des Bettes, am besten im Nebenbett oder im Bademantel. Im Hals- und Schulterbereich erfolgt durch Faltenlegung ein gutsitzender Abschluß; am Körper sind die Wickelungen die gleichen wie beim Lendenwickel; Beine und Füße werden zusammen fest eingepackt. Dieser Wickel wird nur kalt, meist ohne Zusatz gegeben. Salz kann dem Wickelwasser zugesetzt werden.

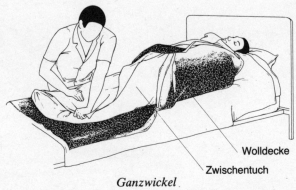

Ganzwickel — Wolldecke, Zwischentuch

Heilanzeige: Seine Aufgabe ist vorzugsweise die Umstimmung im Sinne einer Ganzheitsbehandlung. Bei Fastenkuren wird er zur Förderung der Ausscheidung, zur Befreiung des Organismus von Schlackenstoffen bevorzugt. Auch bei beginnenden Infektionskrankheiten mit leichtem Fieber kann ein Ganzwickel verordnet werden. Bei hochfieberhaften Erkrankungen ist dieser Wickel nicht angezeigt.

Heusack (Hs)

Technik: Wirkungsprinzip des Heusacks ist die feuchte Wärme, die durch ein Naturprodukt, die Heublumen, die bei der Lagerung des Heues anfallen, festgehalten und auf den Körper übertragen wird. Das Leinensäckchen, das durch metallene Druckknöpfe verschließbar ist, wird zu 2/3 mit Heublumen gefüllt. Im Kurbereich werden angefeuchtete Heusäcke in einem sog. Heusackdämpfer durch heißen Dampf aufbereitet. Im Haushalt würde ein Einmachkessel mit einsetzbarem Rost den gleichen Zweck erfüllen. Die einfachste Methode ist jedoch das Überbrühen des Heusackes in einem großen Topf, in dem er noch 5–10 Min. ziehen soll. Nach Abschütten des heißen Wassers wird der Heusack aus dem Topf genommen und zwischen zwei Holzbrettchen ausgepreßt. Das Anlegen kann erst dann erfolgen, wenn der Heusack eine körperfreundliche Temperatur hat. Er soll noch gut heiß, aber auch verträglich sein. Die empfindliche Haut des Handrückens eignet sich zur Prüfung am besten. Verbrennungen 1. Grades mit Blasenbildung sind bei unvorsichtiger Handhabung keine Seltenheit. Die Durchführung einer Heusackpackung folgt der bereits beschriebenen Wickeltechnik. Die Stelle des nassen Wickeltuches nimmt dann der Heusack ein. Der Heusack auf das Schultergelenk verlangt – wie beim Lehmpflaster beschrieben – die Wickeltechnik des Schales.

Lehmpflaster

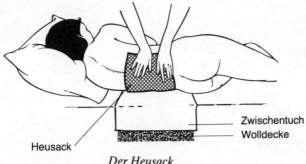

Heusack — Zwischentuch — Wolldecke

Der Heusack

Heilanzeige: Bevorzugte Körpergebiete für die Heusackbehandlung sind: der Leib, das Kreuz, der Nacken, die Knie, die Hüften und die Schultergelenke. Der Heusack wirkt durch seine Wärmezufuhr durchblutungsfördernd, auflösend und schmerzlindernd. Alle Beschwerden, die mit dem Magen, der Galle, dem Darm, der Blase und den Unterleibsorganen zusammenhängen, werden durch den Heusack gebessert oder gemildert. Bei der Nierenkolik hat sich der Doppelheusack, auf Leib und Nierengegend, sehr gut bewährt. Alle arthrotischen Veränderungen, Verschleißerscheinungen an der Wirbelsäule, den großen Gelenken, wie dem Knie, der Hüfte und der Schulter, gehören in sein Behandlungsgebiet. Auch die Schultersteife und der Spannungsschmerz im Nacken können durch eine konsequente Wärmezufuhr mittels Heusack mit Erfolg behandelt werden. Beim Heusack im Bereich des Nackens ist allerdings Vorsicht geboten, wenn Blutandrang zum Kopf oder nervöse Herzbeschwerden mit Herzklopfen das Krankheitsbild komplizieren. Normalerweise wird ein Heusack zur Unterstützung der lokalen Wirkung nur auf eine Körperstelle gelegt. Nur in Ausnahmefällen, beispielsweise bei einer Arthrose beider Knie oder bei Schmerzen in beiden Schultergelenken, ist ein symmetrisches Anlegen an beiden Gelenken sinnvoll.

Lehmpflaster (Lehm Pfl)

Technik: Wir unterscheiden zwischen dem Lehmwasserwickel – Lehm als Zusatz zum Wasser – und dem sogenannten Pflaster aus Lehmbrei. Aus Lehm und Wasser wird ein salbenartiger, dicker Brei hergestellt, der unmittelbar auf die betreffende Körper-

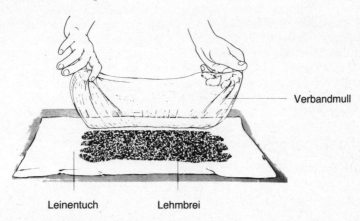

Lehmplaster — Leinentuch — Lehmbrei — Verbandmull

Dämpfe

stelle aufgetragen wird. Die Handhabung eines Lehmpflasterwickels ist einfacher, wenn der Lehmbrei auf ein angefeuchtetes Leinentuch aufgestrichen wird, mit einer einschichtigen Verbandgaze abgedeckt und dann angelegt wird. Zwischen Haut und Lehmauflage ist dann gewissermaßen eine feine Schicht Verbandmull eingelagert, die das spätere Abnehmen des trockenen Lehmes erleichtert. Das notwendige Stück Verbandgaze wird entsprechend der zur Behandlung kommenden Körperfläche zugeschnitten. Über das Lehmpflaster kommt dann, wie bei jedem anderen Wickel, das Zwischen- und das Wolltuch.

Lehmpflaster sind vorzugsweise kalt, allenfalls temperiert anzulegen. Vereinzelt wird auch in der Kneippliteratur der heiße Lehmbrei zur Behandlung angegeben. Die Erfahrung lehrt, daß heißer Lehm sehr schnell austrocknet und bröckelt und somit seine Wirkung verfehlt. Wärme läßt sich erfolgreicher mit dem Heusack zuführen. Wiederholte Lehmbehandlungen trocknen die Haut aus. Es empfiehlt sich, die Haut nach einer Lehmpackung mit einer hautfreundlichen Salbe zu behandeln. Lehm ist in allen Fachgeschäften, Drogerien und Apotheken, auch als Heilerde für äußeren Gebrauch, erhältlich.

Heilanzeige: Lehmpflaster kommen besonders bei Krampfaderbeinen, Arthrose der Gelenke und bei entzündlichen Gewebsveränderungen zur Anwendung. Eine bevorzugte Heilanzeige ist die Gelenkverstauchung und die Gewebsschwellung nach Insektenstich.

Dämpfe

Das Dampfbad stand bei Kneipp in hohem Ansehen. Seinerzeit gab es den Volldampf für den ganzen Körper, den Unterleibsdampf für den Unterleib, den Fußdampf für die Füße und den Kopfdampf für die Atemwege. Von allen Dämpfen hat sich der Kopfdampf als wirksame Maßnahme behauptet. Die anderen Dämpfe haben heute keine praktische Bedeutung mehr, so daß sich eine Beschreibung erübrigt.

Kopfdampf (Kd)
Technik: Zur Durchführung eines Kopfdampfes benötigen wir einen großen Kochtopf, 2 Stühle oder Hocker und 1 Badetuch. Eine Handvoll Kamille-Salbei-Tee, zu gleichen Teilen, wird in den Topf gegeben, der zu 3/4 mit Wasser gefüllt ist. Nach kurzem Aufkochen wird das dampfende Gefäß mit einer Unterlage auf den Stuhl gestellt. Der 2. Stuhl dient als Sitzgelegenheit. In bequemer Sitzhaltung beugt sich der Patient über den Topf, um den Kräuterdampf einzuatmen. Ein großes Badetuch, das über Kopf und Gefäß gehüllt wird, verhindert das Entweichen des Dampfes und das schnelle Auskühlen des Kräuterabsudes. Der Hitzestau unter dem Tuch sorgt auch für eine kräftige Transpiration im Bereich des Kopfes und des Oberkörpers. Es empfiehlt sich daher, den Oberkörper nur leicht zu bekleiden oder ganz zu entblößen. Die Dauer des Kopfdampfes beträgt 10 Minuten. Abschließend werden Gesicht und Oberkörper kalt abgewaschen oder ein kalter Wechselarm-Gesichtsguß durchgeführt. Nach dem Kopfdampf sollte man sich mindestens eine halbe Stunde im Zimmer aufhalten.

Heilanzeige: Er wird bei allen Reizerscheinungen der oberen Luftwege eingesetzt. Alle Formen der Bronchitis, der Rachenkatarrh, die Seitenstrangangina, der abklin-

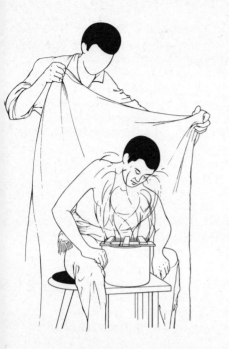 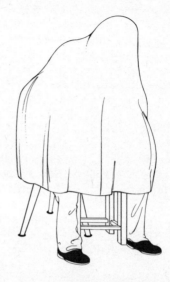

Kopfdampf im Kneippbad   *Kopfdampf zu Hause*

gende Schnupfen und die Kehlkopfentzündung erfahren durch seine Anwendung Linderung und Besserung. Auch bei der kosmetischen Gesichtspflege wendet man – je nach Hautbeschaffenheit – den Kopfdampf an.

Kneippanwendungen bei Kindern

Das Kneippsche Gedankengut fand nicht nur in der Behandlung kindlicher Infektionskrankheiten seine Bestätigung. Für viele Unpäßlichkeiten im Säuglings- und Kleinkindalter hatte »Kneipp« immer eine Anwendung parat. Auch das gesunde Kind sollte mit dem kalten Wasser vertraut gemacht werden, wissen wir doch, wie wichtig gerade im frühkindlichen Alter die Abhärtung gegenüber den banalen Infektionskrankheiten einzuschätzen ist. Eine tägliche kalte Waschung, statt dessen auch ein kalter Kniefuß, konsequent auch im Winter durchgeführt, ist als Vorsorge ausreichend. Säuglinge und Kleinkinder gewöhnen sich schnell an das Kalte, das niemals zu einer Erkältung, wie manche besorgte Mütter meinen, führt. Das Kind kann gar nicht früh genug mit dem kalten Wasser vertraut gemacht werden. Nach einer warmen Waschung oder nach einem warmen Bad sollte nie der abschließende Kaltanteil vergessen werden. Kurze kalte Reize mobilisieren nicht nur das Immunsystem des kindlichen Organismus, sie kräftigen auch das Gewebe, fördern die Durchblutung und heben die Stimmung des kleinen Erdenbürgers.

In der Auswahl der Kneippschen Anwendungen im Säuglings- und Kleinkindalter wird sich die Mutter nach dem Alter des Kindes richten müssen. Kleinere oder größere Wickel kommen nur dann in Frage, wenn sich das Kind nach Anlegen des Wickels

Ernährung – Diät

ruhig verhält, vielleicht sogar mit Hilfe des Wickels einschläft. Sonst ist Waschungen und Güssen der Vorzug zu geben. In manchen Fällen mag es ratsam sein, das Kind an den Kaltanteil einer Kneippschen Maßnahme zu gewöhnen, indem z. B. nach einem warmen Kamillenbad eine kalte Waschung, später ein kalter Knieguß oder Schenkelguß gegeben wird. Wir schließen auch den kalten Vollguß, der vom Kinde oft mit vergnügtem Schreien quittiert wird, nicht aus. Unruhige, nervöse und leicht störbare Kinder sollten unbedingt an die segensreiche Wirkung des Wassers gewöhnt werden. Ein kurzes Abgießen der Beine oder des Unterkörpers wirkt in vielen Fällen besänftigend und schlaffördernd.

Ernährung – Diät

Daß unsere Ernährung einen wesentlichen Einfluß auf die Gesundheit hat, ist unbestritten. Denken wir nur an verschiedene Krankheiten, die einer strengen Diätführung bedürfen, wie z. B. der Diabetes, die Nieren- und Bauchspeicheldrüsenentzündung und die Gicht. Auch das Übergewicht müssen wir in unsere Überlegung mit einbeziehen, wissen wir doch, daß ein dauerndes Übergewicht gesundheitliche Gefahren heraufbeschwört.

Im speziellen Teil der einzelnen Krankheitsbegriffe wird auf die richtungweisende und zweckmäßige Ernährung eingegangen. Einige Ernährungsgrundsätze werden in Erinnerung gerufen:

1. Auch die Nahrungsaufnahme gehört zu den großen Lebensrhythmen, deren Beachtung nicht nur für den Magen-Darmkanal, sondern auch für das ganze Organsystem Schonung bedeutet. Die Hauptmahlzeiten – Frühstück, Mittag- und Abendessen – sollten regelmäßig und immer zur gleichen Zeit eingenommen werden, wobei natürlich kleine Schwankungen nicht ins Gewicht fallen.

2. Zeit nehmen zum Essen ist ein weiteres Grundgebot. Der Schnellesser und Schlinger ist kreislaufgefährdet. Bewußt langsam essen ist außerdem eine meditative Übung.

3. Immer auf das Sättigungsgefühl achten; nicht über den Hunger und nicht aus Langeweile essen!

4. Für den Gesunden und Beschwerdefreien ist die Idealkost die gemischte Kost. Diese gemischte Kost darf natürlich auch Fleisch und Eier enthalten und sollte auf Vollkornbrot, Salate, Obst und Rohkost nicht verzichten.

5. Gewisse Nahrungsmittel dürfen nur in beschränktem Umfang verzehrt werden, weil sie Stoffe enthalten, die das Gewicht vermehren und die Gesundheit gefährden: Süßigkeiten, Wurst (ausgenommen Diätwurst), sehr fette und mit Salz angereicherte Speisen. Frischnahrung ist der Konserve immer vorzuziehen.

6. Beim Vorliegen bestimmter Krankheitsbilder ist die vom Arzt verordnete Diät unbedingt einzuhalten, z. B. beim Diabetes (Zuckerkrankheit), bei Gicht, bei Nieren-, Leber und Bauchspeicheldrüsenerkrankungen.

7. Die heutige Auffassung über Diät bei bestimmten Krankheiten wie z. B. Magenschleimhautentzündung, Magengeschwür und Dickdarmentzündung ist nicht mehr so streng wie früher. Man läßt der Bekömmlichkeit in der Auswahl der Nahrungsmittel den Vorrang.

8. Hautausschläge, chronische Durchfälle und Magen-Darm-Störungen lassen an eine Nahrungsmittelallergie denken. Tierisches Eiweiß, pflanzliche Produkte, Ge-

Heilkräuter

würze und chemische Fremdstoffe in der Nahrung sind die häufigsten Allergieauslöser.

9. Einzelne Diätformen wie vegetarische Ernährung und Rohkost sind bei manchen Krankheitszuständen als vorübergehende Heilkost angebracht, haben allerdings als Dauerernährung vorwiegend weltanschaulichen Charakter. Die Zufuhr hochwertiger Eiweißstoffe ist bei vegetarischer Kost und in besonderem Maße bei einseitiger Rohkosternährung nicht ausreichend gesichert. Völle des Leibes und Blähzustände sind häufige Begleiterscheinungen dieser Ernährungsform.

10. Über die Bedeutung der Flüssignahrung und der flüssigen Genußmittel wird beim Übergewicht (lexikalischer Teil) ausführlich berichtet.

Die Heilkräuter

Im Laufe der vielen Jahrtausende wurden von allen Kulturvölkern unzählige Pflanzen und Mineralien bei allen möglichen Krankheiten eingesetzt und erprobt. Es wurde systematisch die Umwelt erforscht, das Erprobte und Bewährte an Freunde, Bekannte und die Nachkommenschaft weitergegeben und überliefert. So entstand aus der Empirie (Erkenntnis aus Erfahrung) ein unschätzbares Gut, das sich schließlich in einer Volksheilkunde verfestigte.

Bereits die alten Ägypter berichteten in ihren Papyrusrollen über die Heilkräuter jener Zeit und erwähnten Pflanzen wie Wacholder, Fenchel, Kümmel, Leinsamen, Sennesblätter und Rizinus – Früchte, Samen und Blätter –, die auch heute noch aus der Pflanzenheilkunde nicht mehr wegzudenken sind. Später waren es die Griechen und Römer, die sich der Erforschung der Naturgeheimnisse annahmen.

Im Mittelalter schrieben die des Lateins und Griechischen kundigen Mönche die Erfahrungen aus der Pflanzenheilkunde nieder und überlieferten ein wertvolles Wissensgut.

In den Klostergärten wurden auch die Heilpflanzen kultiviert und deren Wirkung erprobt. Die heilige Hildegard von Bingen erwarb sich in der Beschreibung und Klassifizierung bekannter und neuer Heilpflanzen große Verdienste. Auch der bekannte Naturheilarzt Paracelsus aus Basel beschäftigte sich eingehend mit der Heilkraft der Kräuter.

Daß sich auch die medizinische Forschung der Pflanzenheilkunde zuwandte, ist selbstverständlich. Die Einzelsubstanzen einer Pflanze oder eines Stoffes wurden untersucht, bestimmt und auf ihre medizinische Verwendbarkeit geprüft. Viele der 400 einheimischen und fremdländischen Heilpflanzen wurden inzwischen in ihrer Wirksamkeit bestätigt, manche aber auch, trotz ihres hohen Ansehens in der Volksheilkunde, in ihrer Heilwirkung als fragwürdig eingestuft. Das Bemühen um die Erforschung der Heilpflanzen machte besonders in den letzten Jahrzehnten Fortschritte, was natürlich auch eine vermehrte Zuwendung aller Heilberufe zu Arzneimitteln pflanzlicher Herkunft bewirkte.

Kneipp, der neben seiner Wasserkur zur Behandlung verschiedenster Krankheitszustände den Kräutertees einen wichtigen Platz einräumte, wird erneut bestätigt, wenn heute ärztliche Prüfungskommissionen vor der wahllosen Einnahme von Medikamenten und deren Nebenwirkungen warnen. Trotzdem sollte man sich vor Übertreibungen hüten und die Heilkräuter in ihrer begrenzten Wirksamkeit richtig beurteilen. Der ärztlichen Kunst verbleibt dann die Entscheidung, in welchem Fall der

Homöopathie

Einsatz eines hochwirksamen Medikamentes notwendig ist und wann Krankheitszustände erfolgversprechender mit einfachen pflanzlichen Mitteln behandelt werden können.

Die in diesem Buch für die einzelnen Krankheitsbilder ausgewählten Teeverordnungen sind aus Drogen zusammengestellt, deren Inhaltsstoffe weitgehend erforscht, pharmakologisch geprüft oder in langjähriger Erfahrung erprobt wurden. Als Drogen werden im medizinischen und pharmazeutischen Sprachgebrauch alle getrockneten Heilpflanzen oder deren Bestandteile bezeichnet. Der Mißbrauch einzelner Pflanzen und deren Produkte, z. B. der des Schlafmohnes, gab in den letzten Jahrzehnten dem Begriff »Droge« eine andere Bedeutung. »Drogenabhängig« heißt nicht teeabhängig, sondern abhängig von gesundheitszerstörenden Rauschgiften pflanzlichen Ursprungs. Von dem Wort Droge ist auch die Bezeichnung Drogerie und für deren Inhaber, der Drogist, abgeleitet.

Alle Pflanzenteile, angefangen von der Wurzel bis zu den Blättern, das blühende Kraut, das Kraut ohne Blüten, die Wurzel oder der Wurzelstock, die Blüten, die Blätter, die Früchte und schließlich die Rinde und die Pflanzensporen können eine heilende Wirkung entfalten.

Sammeltips

Die gewünschten Kräuter sollen trocken sein und niemals an Weg- oder Straßenrändern gesammelt werden. Mit Staub und Schmutz (Autoabgase!) behaftete Pflanzen kommen für die Kräuterlese nicht in Frage. Die Pflanzenteile sollen frisch und, soweit dem Heilzwecke dienlich, in frischer Blüte sein. Früchte dürfen natürlich nicht unreif geerntet werden. Wurzel und Wurzelstöcke werden erst dann ausgegraben, wenn sie kräftig entwickelt sind.

Das Trocknen der Heilpflanzen darf niemals in der Sonne erfogen. Der Trockenraum soll luftig und keinesfalls zu heiß sein. Ganze Pflanzen können an einer Schnur aufgehängt werden. Ein Sieb oder eine Vorrichtung aus Holz (Darre) ist ebenfalls für das Trocknen geeignet. Bei einer Trockentemperatur bis 40° C werden die wichtigen Inhaltsstoffe in der Trockensubstanz konserviert.

Zubereitung von Kräutertee

Da viele Teesorten ätherische Öle enthalten, sollten sie verschlossen, in einem Glas oder einer Dose, aufbewahrt werden.

Das Normalmaß für eine Tasse (1/8 l) ist ein gehäufter Teelöffel des Kräutergemisches oder des Einzeltees. Auch wenn ein Kräutertee kräftiger zubereitet wird, sind Nebenwirkungen nicht zu befürchten.

Die einzelnen Arten der Zubereitung sind im lexikalischen Teil jeweils angegeben.

Homöopathie

Die Homöopathie ist eine Heilmethode, die in vielen Fällen noch hilft, wenn die üblichen Mittel der Heilkunde versagen.

»Similia similibus curentur« = »Gleiches wird durch Gleiches geheilt«, ist die Grundidee der Homöopathie. Diese Ähnlichkeitsregel besagt, daß Arzneimittel, die bei Gesunden in hohen, oft giftigen Gaben bestimmte Symptome auslösen, in Verdünnung ein Krankheitsbild mit ähnlichen Symptomen heilen. Die Summe aller Sym-

Homöopathie

ptome wird als Arzneimittelbild des betreffenden Stoffes bezeichnet. Durch Arzneimittelprüfungen am gesunden Menschen wurde für einen Großteil aller homöopathischen Mittel das Arzneimittelbild festgelegt.

Das Entscheidende in der Homöopathie ist die Verdünnung der Arznei. Mit der Höhe der Potenz wächst der Verdünnungsgrad. Bei D1 beträgt der Arzneigehalt 1/10, bei D2 1/100, bei D3 1/1000 Gewichtsanteil. Der Wirkstoff bezieht sich auf die Grundsubstanz, die trockene Droge oder den Saftgehalt der frischen Pflanze.

In der Homöopathie werden folgende Arzneiformen unterschieden:

1. Flüssigkeiten = Dilutionen (dil.); sie werden aus der Urtinktur (θ) durch Verschüttelung, meist mit Alkohol, hergestellt.

2. Verreibungen = Triturationen (trit.); das Arzneimittel wird als Pulver gleichmäßig mit Milchzucker vermischt.

3. Tabletten = Tabulettae (tbl.); durch maschinelle Pressung werden aus der Verreibung 0,25 g schwere Tabletten hergestellt.

4. Streukügelchen = Globuli (glob.); es handelt sich um Zuckerkügelchen, die mit dem flüssigen Arzneistoff in entsprechender Potenz getränkt sind. Diese Art der Zubereitung findet vorwiegend bei Kindern Verwendung.

Die Homöopathie nimmt die Urstoffe aus dem Pflanzen- und dem Tierreich, sowie den Elementen und Verbindungen der organischen and anorganischen Chemie.

Die Anzahl der homöopathischen Ursubstanzen ist um vieles umfangreicher als die Auswahl an Teesorten. Allein in Deutschland gibt es mehr als 2000 Einzelmittel.

Im Gegensatz zur herkömmlichen Medizin, die sich vielfach darauf beschränkt, die lästigen Symptome zu unterdrücken, geht die Homöopathie einen anderen Weg. Sie versucht durch das passende homöopathische Mittel Organe und Organsysteme, die erkrankt sind, in ihrer Selbstheilungstendenz durch milde, aber auch nachhaltige Wirkung zu unterstützen. Sie geht also nicht gegen, sondern mit der Natur. Die Verordnung des homöopathischen Mittels richtet sich nach verschiedenen Gesichtspunkten, macht also die Rezeptierung von der Empathie, dem Einfühlungsvermögen des Arztes oder Heilkundigen, abhängig. Nicht die Beschwerde allein ist der Wegweiser. Die Modalität (Art und Weise) der Beschwerde, ihr Zusammentreffen mit anderen Symptomen, die Dauer des Krankheitsbildes, die Konstitution (Körperbau), die Kondition (Gesamtverfassung) und das Erscheinungsbild des Patienten bestimmen das homöopathische Mittel oder die homöopathische Mischung.

Mir ist durchaus bewußt, daß die bei den einzelnen Krankheitsbildern angegebenen Rezepturen diese Voraussetzung nicht erfüllen können. Sie mögen jedoch als Hinweis dienen, welche Mittel aus der Homöopathie für die Behandlung der betreffenden Krankheit in Frage kommen. Eine zusätzliche Beratung durch einen homöopathisch orientierten Arzt ist immer nützlich.

Gebräuchliche Verdünnungen in der Homöopathie

θ	= Urtinktur	D6	Der Verdünnungsgrad ent-
D1	= Verdünnung 1:10	D8	spricht einem Mengenver-
D2	= Verdünnung 1:100	D10	hältnis:
D3	= Verdünnung 1:1000	D12	1 : einer Dezimalzahl
D4	= Verdünnung 1:10000	D15	mit so viel Nullen
		D30	wie bei D angegeben.

Gymnastik

Gymnastik

Gesundheitsfördernde Leibesübungen standen bereits bei den alten Griechen hoch im Kurs. Aus ihrer Sprache ist auch das Wort Gymnastik (gymnos = nackt) abgeleitet; die Kunst der Körperertüchtigung wurde seinerzeit nackt durchgeführt.

Heute unterscheiden wir zwischen der Heilgymnastik und der Allgemeingymnastik zu Hause oder auch in Übungsgruppen; während unter Heilgymnastik gezielte Übungen bei bestimmten Krankheitszuständen unter Anleitung einer Fachkraft verstanden werden, sollte die Allgemeingymnastik zum festen Bestandteil des täglichen Gesundheitsprogrammes werden. Aerobic, Körperübungen in schmucker Turnkleidung und im Takt flotter Musik, wurde zu einer modischen Zeiterscheinung. Diese Art der Gymnastik gleicht mehr einer exotisch-rhythmischen Sportart für junge Leute und kommt als gesundheitspflegende Maßnahme für Heilsuchende und ältere Menschen kaum in Frage.

Von vielen wird Gymnastik zu Hause als überflüssig abgelehnt: »Ich habe in meinem Haushalt oder Garten genug Bewegung; das ist für mich die beste Gymnastik«, sind meistens die Worte. Zugegeben, Haus- und Gartenarbeit sind körperliche Bewegung, wobei sich über deren gesundheitlichen Wert streiten läßt. Turnen und Gymnastik dagegen betätigt auch Muskelgruppen, die im häuslichen Bereich nicht angesprochen werden. Damit unser Bewegungsapparat mit seinen Gelenken und Muskeln geschmeidig und leistungsfähig bleibt, ist ein tägliches Übungsprogramm unerläßlich. Dem Gelenkverschleiß wird durch systematisches Muskeltraining nicht nur vorgebeugt, sondern auch bereits bestehende Beschwerden können wesentlich gebessert werden.

Übungen im einzelnen

Gymnastik bei Fußbeschwerden

Ausgangsstellung: Im Stehen, barfuß.
1. **Übung:** Wippen auf den Fußspitzen, 20x.
2. **Übung:** Gehen auf den Fußspitzen, 30 Sek.
3. **Übung:** Gehen auf den Fersen, 20 Sek.
4. **Übung:** Gehen auf den Außenkanten der Fußsohlen, 20 Sek.
5. **Übung:** Bei langsamem Gehen zuerst das rechte, dann das linke Bein nach vorne schleudern, jedes Bein 5x.
Ausgangsstellung: Rückenlage, Beine ausgestreckt, Arme unter dem Kopf verschränkt.
6. **Übung:** Füße kreisen, in beide Richtungen, jeweils 10x.
7. **Übung:** Zehenspitzen heben, dabei Zehen spreizen, Zehenspitzen nach unten drücken, dabei Zehen schließen; die Fersen bleiben auf dem Boden.
8. **Übung:** Beine nach innen und außen rollen; dabei drehen sich die Fußspitzen nach innen bzw. nach außen; 10x.
9. **Übung:** Beide Beine werden senkrecht nach oben gestreckt; Füße im Wechsel beugen und strecken; 10x.

Gymnastik

Gymnastik bei Krampfadern und Venenstauungen

Ausgangsstellung: Rückenlage, Beine ausgestreckt, Arme unter dem Kopf verschränkt.

10. Übung: Kniescheiben anspannen; dabei Knie nach unten drücken; rechts und links im Wechsel; je 10x.

11. Übung: Durch Anspannen der Gesäßmuskulatur Becken heben und durch Loslassen wieder senken; 20x.

12. Übung: Wechselweise drückt man gleichzeitig die Fußspitze des einen und die Ferse des anderen Fußes gegen einen Widerstand, Wand oder Bettende; zuerst rechte Ferse und linke Fußspitze, dann linke Ferse und rechte Fußspitze, immer im Wechsel; 20x.

13. Übung: Ein Knie hochstellen; das andere Bein senkrecht nach oben strecken; die Zehenspitzen des gestreckten Beines beugen und strecken; nach Ablegen des gestreckten Beines die gleiche Übung auf der anderen Seite; jeweils 10x.

Ausgangsstellung: Sitzende Haltung auf dem Boden mit angezogenen Knien.

14. Übung: Die Hände pressen die Knie zusammen; mit den Knien wird gegen den Widerstand der Hände gedrückt; dann werden die Knie zusammengepreßt; es wird versucht, mit den Händen die Knie auseinanderzuziehen; jeweils 5x über 3 Sek.

Ausgangsstellung: Aufrechter Stand.

15. Übung: Füße in einer Linie voreinanderstellen; sich dabei an einer Stuhllehne festhalten; Fersen langsam bis zum hohen Zehenstand heben; das Gewicht dabei von der Ferse auf den Vorderfuß verlagern; 10x, dann Wechsel der Füße.

16. Übung: Zehen gegeneinander, Fersen auseinander; Füße rasch in den Zehenstand heben und senken; Fersen bleiben nach außen gedrückt; 20x.

Gymnastik bei Kniegelenkarthrose

5., 8. und **10. Übung.**
Ausgangsstellung: Rückenlage, Beine ausgestreckt, Arme unter dem Kopf verschränkt.

17. Übung: Beide Kniegelenke im schnellen Wechsel locker nach unten durchdrücken; die Kniekehlen sollen die Unterlage berühren; 20x.

18. Übung: Radfahren im Liegen; 20x.

19. Übung: Beide Oberschenkel bis zum Bauch anziehen; die Unterschenkel im Kniegelenk auf und ab bewegen (strampeln); 20x.

Ausgangsstellung: Sitzen auf einem festen Tisch oder einer hohen Liege; Beine müssen frei hängen.

20. Übung: Pendeln: Die Unterschenkel werden im schnellen Wechsel nach oben bewegt; die Oberschenkel bleiben auf der Unterlage; der Übende versucht, die beiden Unterschenkel möglichst hoch zu bringen, bis in die Waagrechte; links und rechts je 50x.

Gymnastik bei Arthrose der Hüftgelenke

5., 6., 7., 8., 11., 13., 14. Übung.
Ausgangsstellung: Rückenlage, Beine ausgestreckt, Arme unter dem Kopf verschränkt.

Gymnastik

21. Übung: Beide Knie anziehen; dann das im Knie gebeugte rechte Bein nach außen und unten bewegen; mit Schwung nachhelfen, damit das Knie möglichst weit nach unten gelangt; jede Seite 20x.

22. Übung: Im Unterschied zur vorhergehenden Übung bewegen sich beide Knie gleichzeitig nach außen und unten; man läßt beide Oberschenkel mit Nachwippen auseinanderfallen; 20x.

23. Übung: Gestrecktes Bein so hoch wie möglich; jede Seite 20x.

Gymnastik bei Kreuzschmerz

5., 6., 7., 8., 11., 14. Übung.
Ausgangsstellung: Bauchlage, Beine ausgestreckt, Hände unter der Stirne verschränkt.

24. Übung: Durch Anspannen der Gesäßmuskulatur das Becken zur Unterlage hin bewegen; 20x.
Ausgangsstellung: Seitenlage rechts; der rechte Arm wird angewinkelt, die rechte Handfläche kommt unter den Kopf.

25. Übung: Das linke Bein wird im Knie- und Hüftgelenk gebeugt; mit der linken Hand wird das Knie kräftig an den Körper gezogen; nach Drehung auf die linke Seite die gleiche Übung, jeweils 20x.
Ausgangsstellung: Der Übende ruht auf Knien und Unterarmen; Unterarme und Handflächen liegen parallel und berühren den Boden; die Ellenbogen sind handbreit von den Knien entfernt.

26. Übung: Diese Kauerhaltung führt zum Katzenbuckel; zum besseren Verständnis üben wir in 2 Phasen.
   1. Phase: Es wird versucht, das Gesäß schwungvoll zu den Fersen zu bringen; nicht in Zeitlupentempo, sondern im Schnelltakt, pro Sek. 1x;
   2. Phase: Wenn das Gesäß zur Ferse geht, soll sich der Kopf den Knien nähern, damit der sogenannte »Katzenbuckel« entsteht; das Ganze 30x.
Ausgangsstellung: Der Übende stellt sich mit leicht gespreizten Beinen rückwärts an eine Wand, eine Türe oder einen Türpfosten.

27. Übung: Die Wirbelsäule wird im Lendenbereich gestreckt und an die Rückwand gepreßt; durch Beugen der Knie wird der gestreckte Rücken zuerst nach unten und dann nach oben bewegt; der gestreckte Rücken soll den Kontakt zur Rückwand nicht verlieren; 10x. – Bei einer schweren Arthrose der Kniegelenke entfällt diese Übung.

Gymnastik bei Nacken-Schulterschmerz und Nackensteife

Ausgangsstellung: Stehen in leichter Grätschhaltung.

28. Übung: Beide Arme gleichzeitig nach vorne und hinten schwingen, möglichst weit nach oben und möglichst weit nach hinten; 20x.

29. Übung: Kreisen eines Armes; zum Unterschied der vorhergehenden Übung schwingt nur ein Arm, nicht pendelförmig, sondern kreisförmig; der Arm darf leicht das Ohr berühren; in beiden Richtungen jeweils 10x, links und rechts.

30. Übung: Kreisen beider Arme, jeweils in die gleiche Richtung, 10x.

31. Übung: Beide Arme kommen seitwärts in die Waagrechte; dann werden die Arme im Ellenbogengelenk gebeugt, daß die Daumen das Kinn berühren; die weitere Übung erfolgt in 2 Phasen; zuerst werden die Ellenbogen mit Schwung, federnd, nach hinten gedrückt; nach dem Vorwippen werden die Arme gestreckt und wieder mit Schwung nach hinten geführt; die Übung soll im schnellen Wechsel erfolgen: Ellenbogen nach hinten – vor – Arme nach hinten – vor, usw.; 20x. Ausgangsstellung: Stehen oder Sitzen.

32. Übung: Schulter heben und fallen lassen, im Wechsel rechts und links; jeweils 20x.

33. Übung: Schulter rollen; beide Schultern werden hochgezogen, nach vorne, unten, rückwärts und wieder nach oben geführt; jeweils 10x in beide Richtungen.

34. Übung: Kopf nach oben und unten führen (nicken); Kopf seitwärts drehen, von links nach rechts und umgekehrt (nein sagen); dann Kopf rollen; jeweils 10x.

35. Übung: Arm über dem Rücken verschränken: Der rechte Arm kommt von oben über die rechte Schulter, der linke Arm von der linken unteren Rückseite; beide Hände sollen sich so weit nähern, daß sich Hände oder Fingerspitzen berühren, wechselseitig 5x.

Gymnastik bei Blasenschwäche (Beckenbodengymnastik)

Ausgangsstellung: Rückenlage, Beine leicht gegrätscht, Arme liegen neben dem Körper.

36. Übung: Die Füße werden so weit wie möglich nach innen gedreht, daß die großen Zehen fast den Boden berühren; dabei müssen die Schließmuskeln im Beckenbodenbereich fest bis zur Verkrampfung angespannt werden; der Bauch wird dabei fest eingezogen; in dieser Haltung einige Sekunden verharren; dann wieder entspannen, die Füße nach außen fallen lassen; 10x.

Ausgangsstellung: Man sitzt auf dem Boden, die Beine aufgestellt, die Fußsohlen fest auf dem Boden, Beine leicht gegrätscht.

37. Übung: Man legt die Hände an die Innenseite der Knie und versucht die Knie nach außen zu drücken, wobei die Knie mit einem Gegendruck nach innen antworten; noch besser ist es, wenn der Druck der Hände durch eine Hilfsperson erfolgt; in diesem Falle kommen die Hände des Übenden rückwärts auf den Boden, damit sie sich mit aller Kraft der Übung widmen können; bei diesem Druck und Gegendruck wird der Bauch eingezogen, die Schließmuskeln der Blase und die Muskeln des Beckenbodens angespannt; einige Sekunden ausharren, dann entspannen; 10–15x.

Gymnastik zur Abhärtung

Aus dem beschriebenen Gymnastikprogramm werden die Übungen gezielt ausgewählt, die auf die persönlichen Beschwerden zutreffen. Es bleibt dem Übenden überlassen, die Übungsfolge selbst zu bestimmen oder schon bewährte Übungen weiter durchzuführen. Die Mindestzeit für die tägliche Gymnastik zu Hause sollte 5–10 Minuten betragen. Eine bestimmte Tageszeit ist nicht vorgeschrieben. Geübt wird am besten in einem angenehm temperierten Raum (18°–22°), nackt oder in leichter Turn- oder Unterkleidung.

Leib-Selbstmassage

Gymnastik bei Arteriosklerose
1., 2., 9., 13., 18., 19., 23., 26., 28. und **34. Übung** (die letzte Übung im Sitzen).
Gymnastik bei Osteoporose
1., 2., 5., 6., 7., 10., 11., 14., 17., 18., 22., 24., 25., 26., 28. und **32. Übung.**

Bauchschnellen

Ausgangsstellung: Rückenlage, Beine ausgestreckt, Arme parallel am Körper; im Bett oder auf einer Liege.

Die Bauchmuskulatur wird in gleichmäßigem Wechsel angespannt und wieder losgelassen; Beim Anspannen wölbt sich die Bauchdecke kahnförmig nach innen, beim Loslassen geht sie wieder in die Ausgangsstellung zurück; Anspannen, Loslassen – Anspannen, Loslassen – im schnellen Wechsel – pro Sek. 1x; jeweils 20x, täglich 2x.

Bei Darmträgheit, beim chronischen Blähbauch, aber auch bei erschlaffenden Bauchdecken leistet diese Übung Vorzügliches.

Atemübungen – autogenes Training – Yoga

Diese Heilmaßnahmen nehmen in der Naturheilkunde einen bevorzugten Platz ein. Sie erfordern jedoch zur erfolgreichen Anwendung das Erlernen unter Leitung einer Fachkraft. Deswegen werden diese Heilverfahren in diesem Buch nicht näher beschrieben.

Leib-Selbstmassage

Ausgangsstellung: Rückenlage, Beine ausgestreckt, Kopf etwas erhöht, im Bett oder auf einer Liege.

Die Übung erfolgt in drei Teilen.
1. Phase: Es werden beide Hände, die Finger geschlossen, flach auf den Leib gelegt; die Fingerspitzen zeigen schambeinwärts; die Handflächen werden schnell senkrecht auf und ab bewegt; die Masseure nennen diesen Vorgang »Vibrieren«; die Handflächen werden über den ganzen Leib, von oben nach unten und seitwärts bewegt; 2 Min.;
2. Phase: Die Handflächen werden so übereinandergelegt, daß die Fingerspitzen einen Keil bilden; die rechte Handfläche liegt auf dem linken Handrücken; mit den keilförmigen Fingerspitzen, die in den Leib hineingedrückt werden, wird nun der Dickdarm massiert; man beginnt am rechten Unterbauch; die Bewegungen des Fingerkeiles sind mahlend, kreisförmig, von rechts nach links oder von links nach rechts; Druck in die Tiefe soll nur soweit erfolgen, daß keine Schmerzen entstehen; vom rechten Unterbauch geht man langsam bis zum rechten Rippenbogen hoch, dann am Rippenbogen entlang nach links und an der Außenseite des Leibes bis zum linken Beckenkamm; diese Tiefenmassage des Dickdarmes 1–2x wiederholen; 3 Min. (die Fingernägel müssen kurz geschnitten sein;
3. Phase: wie **1. Phase.**
Heilanzeige: Darmträgheit und chronischer Blähbauch.

Kompressions-Verband am Unterschenkel

Benötigt werden eine elastische Binde 8 cm breit, eine elastische Binde 10 cm breit (Lohmann-Dauerbinde, Durelast-, Rosalindbinde u. a.), außerdem Schaumstoff-Gummikompresse (Comprex) oder Schaumstoff, den man sich selbst zurechtschneidet.

Man beginnt an der Fußsohle, unterhalb der Großzehe und führt die 8cm-Binde kreisförmig über den inneren Fußrand, den Fußrücken, wieder zurück zur Fußsohle; die 2. Tour geht über den Fußrücken zur Ferse, bindet die Ferse ein, daß ein Drittel der Binde auf die Fußsohle hinüberreicht; die 3. Tour steht senkrecht zur Fersentour und hebt somit das Fußgewölbe; der Fuß muß ganz eingebunden sein. Die Höhlungen im Knöchelbereich werden mit Schaumgummi ausgefüllt. Die weiteren Touren gehen auf den Unterschenkel über; die erste Binde reicht straff angezogen von den Zehen bis zum Ansatz der Wade; mit der zweiten Binde (10 cm) wird in gleicher Richtung weitergewickelt, man läßt die Binde ohne Zwang ablaufen und schließt den Verband am Oberteil des Unterschenkels mit Achtertouren ab.

Wenn der Unterschenkel durch Schwellung verdickt ist, wird er vor Anlegen des Verbandes eine 1/2 Stunde hochgelegt; die Hochlagerung erfolgt am besten auf einer Liege oder im Bett; das Bein soll höher liegen als der Körper. Die gefüllten venösen Blutgefäße werden durch leichtes Streichen von unten nach oben mit der flachen Hand entleert.

Der Pütter-Verband: Er wird so angelegt, daß die erste Binde von innen nach außen, die zweite von außen nach innen gewickelt wird. Der Verband reicht von den Zehen bis zum Knie; durch diese Methode wird ein Verrutschen des Verbandes verhindert und außerdem eine gute Kompression erreicht.

Kompressionsstrümpfe

Kompressionsstrümpfe werden in verschiedenen Größen und Druckstärken hergestellt.
Die Versorgungsmöglichkeiten: Waden-, Halbschenkel-, Schenkel-, Schenkelstrumpf mit Hüftbefestigung, Schenkel- mit Leibteil, Kompressionsstrumpfhose.
Die Kompressionsklassen: 1 = mäßige Kompression, 2 = normale Kompression, 3 = kräftige Kompression, 4 = sehr starke Kompression.
Die medizinischen Kompressionsstrümpfe sind in der genannten Ausführung in allen medizinischen Fachgeschäften erhältlich. Falls erforderlich, kann Sonderanfertigung nach Maß erfolgen. Die Verordnung über den Arzt – alle Kassen übernehmen die Kosten – ist unbedingt zu empfehlen, weil sich Größe und Stärke des Strumpfes nach den vorliegenden Beschwerden richten.

Blutegelbehandlung

Heilblutegel gehören in die Klasse der Ringelwürmer. Sie halten sich mit Vorliebe in flachen Gewässern und feuchter Erde auf. Als Parasiten leben sie vom Blut ihrer Opfer, das sind vorwiegend Tiere, gelegentlich auch Menschen.

Die 5–8 cm langen Saugwürmer haben nicht nur in der Naturheilkunde, sondern auch in der Schulmedizin Bedeutung erlangt. Hirudin, ein Stoff, der sich in ihrem Speichel befindet, verhindert die Blutgerinnung.

Blutegelbehandlung

Die Blutegelbehandlung hat eine zweifache Wirkung. Einmal wird durch die Egel, die sich schwammähnlich vollsaugen, verstocktes und dickes Blut aus dem gestauten Gewebe entnommen, zum anderen wird Hirudin, die gerinnungshemmende Substanz, in die Blutbahn abgegeben.

Die Heilbehandlung mit Blutegeln hat sich überall dort bewährt, wo es darum geht, Stauungs- und Spannungszustände zu beseitigen: Gestaute Krampfaderbeine und oberflächliche Venenentzündungen, Blutandrang zum Kopf mit Schwindel, besonders bei hohem Blutdruck (Anlegen der Blutegel im Nackenbereich); bei Gewebsverspannungen im Nacken und beim chronischen Hexenschuß wirkt die Blutegelbehandlung entspannend und auflösend auf das verhärtete Gewebe.

Technik des Anlegens: Blutegel sind in jeder Apotheke erhältlich. Sie werden meist nicht in Vorrat gehalten, so daß also eine Vorbestellung notwendig ist.

Ein bis zwei Tage vor der Blutegelbehandlung ist darauf zu achten, daß die Haut nicht mit Duftstoffen, Seifen, Badeextrakten und Einreibemitteln in Berührung kommt. Die Blutegel beißen am schnellsten, wenn die Haut nur mit Warmwasser gereinigt wurde. Auch der Genuß alkoholischer Getränke, z. B. eine Flasche Wein am Vorabend, erschwert das Anbeißen der Egel.

Die Anzahl der zur Verwendung kommenden Blutegel liegt zwischen 4 und 12. Für kleine Bezirke, z. B. einen handflächengroßen Entzündungsherd, genügen 4 Stück; wenn beide Unterschenkel der Blutegelbehandlung unterzogen werden sollen, sind 12 Blutegel notwendig.

Für den Anfänger kann das Ansetzen von Blutegeln zum Problem werden. Der Geübte nimmt sie in die Hand oder bringt sie behutsam mit der Pinzette an die gewünschte Körperstelle. Am einfachsten gelingt das Dirigieren der sehr beweglichen Blutegel durch ein kleines Glas, am besten ein kurzes Schnapsglas oder ein kleines Medizinfläschchen mit weitem Hals. Das Glas mit Blutegel wird mit seiner Öffnung auf die betreffende Hautstelle gedrückt. Der hungrige Egel wird dann zubeißen und an seiner Bißstelle so lange bleiben, bis er sich vollgesogen hat. Wenn einzelne Blutegel schlecht beißen – die Wetterlage soll dabei eine Rolle spielen –, dann kann der Bißunwillige durch Zuckerwasser, mit dem die Haut benetzt wird, angelockt werden. Noch zuverlässiger wirkt eine minimale Blutung, die durch einen kurzen Stich mittels einer sterilen Nadel hervorgerufen werden kann.

Blutegel dürfen auf keinen Fall gewaltsam von ihrer Bißstelle entfernt werden! Nach einer halben bis einer Stunde fallen sie gesättigt von selbst ab. Bleibt ein Blutegel längere Zeit als erwünscht an seiner Bißstelle, dann wird er nach Aufstreuen von etwas Salz sofort abfallen.

Die blutenden Bißstellen werden nach Abfallen des letzten Blutegels durch Zellstoff abgedeckt. Das Nachbluten von einer halben bis einer Stunde ist ein wichtiger Teil der Heilbehandlung. Nach ca. einer Stunde können die Bißstellen mit warmem Wasser abgewaschen, mit Verbandsmull und einer Lage Zellstoff darüber abgedeckt und schließlich mit Mullbinden (10 cm breit) verbunden werden. Der Verband bleibt mindestens 1 Tag liegen. Am Tage der Behandlung ist Bettruhe einzuhalten. Nach Abnehmen des Verbandes können die Bißstellen durch ein Pflaster versorgt werden.

Blutegel werden am besten durch eine erfahrene Hilfsperson angelegt; zumindest muß während der Blutegelbehandlung jemand zugegen sein, um bei einer verlängerten Nachblutung (mehr als zwei Stunden) – mit der nur in seltenen Fällen zu rechnen ist – einen Arzt zu rufen. Bei starker Nachblutung muß nach Abdecken der Blutegelbisse durch blutstillende Watte ein festsitzender Verband angelegt werden.

Sorgen bereitet manchmal die Beseitigung der vollgesaugten Blutegel. Ein Abspülen durch die Toilette sollte erst dann erfolgen, wenn sie nach Übergießen mit verdünntem Essigwasser unbeweglich geworden sind.

Ichthyol-Dauerverband

Er kommt vorwiegend beim Arthrose-Knie zur Anwendung. Es werden benötigt: 10%ige Ichthyolsalbe (100 g im Töpfchen), Verbandmull (5 m) zum Abschneiden, Zellstoff oder Papiertaschentücher, eine 8–10 cm breite elastische Binde.

Technik: Das Knie wird rundum, messerrückendick, mit 10%iger Ichthyolsalbe bestrichen (mit einem Löffelstiel); dann wird die aufgetragene schwarze Salbe mit Verbandmull abgedeckt; das Stück wird in entsprechender Länge und Breite vorher zurechtgelegt; damit die Salbe nicht durchschlägt, kommt Zellstoff oder saugfähiges Papier darüber; schließlich wird das Ganze mit einer elastischen Binde fixiert. Dieser Verband soll möglichst lange, 2–3 Tage, liegenbleiben; die Mindestdauer beträgt eine Nacht. Wenn sich die elastische Binde lockert, wird sie abgenommen und neu gewickelt.

Dieser Spezialverband hat sich bei allen entzündlichen, schmerzhaften Attacken arthrotischer Gelenke bewährt. Dieser Verband ist nicht nur für das Kniegelenk geeignet. Er kann auch an Hand, Fuß und Großzehengrundgelenk verwendet werden. Für das Schulter- und Hüftgelenk sowie die Wirbelsäule ist er wegen der großen Fläche und der Umständlichkeit des Anlegens nicht geeignet.

Brei-Umschlag mit Foenum graecum (Bockshornkleesamen)

Grob gemahlener Bockshornkleesamen wird mit wenig Wasser gemischt und zu einem Brei verkocht. Der Brei wird noch gut warm auf die zu behandelnde Stelle dick aufgetragen und mit einem Leinenlappen oder Verbandmull abgedeckt. Dieser Brei-Umschlag soll 3–4mal am Tage gewechselt weden.

Zur Anwendung kommt diese Auflage bei Furunkeln, Nagelbetteiterungen und Unterschenkelgeschwüren.

Beachte: Bei jeder der genannten Eiterungen ist zusätzliche ärztliche Behandlung notwendig.

Umschlag mit Kohlblättern

Es kommen nur die frischen inneren Blätter des Weißkohles zur Verwendung. Nach Abspülen mit warmem Wasser werden die Blätter nach Entfernen der Mittelrippe mit einem Rundholz (Nudelholz) platt und weich gewalzt. Nach dieser Vorbereitung werden sie mit Mullbinden über der zur Behandlung kommenden Stelle befestigt. Die Kohlblätter werden 2x am Tage gewechselt, so daß also 3x täglich frische Blätter auf das Geschwür, die Wunde oder den Bläschenausschlag bei Gürtelrose zu liegen kommen. Dieses Naturheilmittel wird mit gutem Erfolg bei schlecht heilenden Wunden, Unterschenkelgeschwüren und, wie eben schon erwähnt, bei Gürtelrose angewendet.

Kräuter-Rollkur

50 Tropfen der in der Hausapotheke befindlichen Kräutertinktur (s. S. 221) kommen auf ein großes Glas (ca. 1/4 l) warmen Kamillentee. Diese Portion wird morgens nüchtern innerhalb 5 Minuten getrunken. Dann erfolgt im Bett liegend die Rollkur: 5 Min. Rückenlage – 5 Min. Linkslage – 5 Min. Bauchlage – 5 Min. Rechtslage. Eine halbe Stunde nach Beendigung der Rollkur kann gefrühstückt werden.

Diese biologische Rollkur wird mit gutem Erfolg zur Behandlung von Magenschleimhautentzündung und Magengeschwürleiden durchgeführt.

Kräutertinktur zur Behandlung von Haut- und Schleimhautentzündungen

Ein Wattestäbchen wird in die eben beschriebene Kräutertinktur getaucht und zur Pinselung der erkrankten Haut- oder Schleimhautstelle verwendet.
Sie wirkt nicht nur vorzüglich bei Gastritis, sie hat sich auch bei allen entzündlichen Veränderungen der Schleimhaut im Mund- und Rachenbereich bewährt. Sie kommt dementsprechend bei folgenden Erkrankungen zur Anwendung: Zahnfleischentzündung, Bläschenausschlag im Mund, Bläschenausschlag an den Lippen, Mandelentzündung und Rachenkatarrh; auch bei kleinen Verletzungen, Schrunden und Nagelbettentzündung kann diese Tinktur angewendet werden.

Kräutereinlauf

Zum Kräutereinlauf benötigen wir einen Irrigator mit Zubehör. Wir unterscheiden zwischen dem Einlaufgefäß, dem 1–2 m langen Gummischlauch, der am unteren Teil des Gefäßes angebracht ist, und dem Darmrohr aus Gummi; zwischen dem Gummischlauch und dem Darmrohr ist ein verschließbares Hähnchen aus Hartgummi zwischengeschaltet.

Zubereitung der Einlaufflüssigkeit: Zwei Eßlöffel Leinsamen werden auf zwei Liter Wasser eine Viertelstunde lang gekocht; am Schluß des Kochprozesses werden noch zwei Eßlöffel Kamille dazugegeben; nach kurzem Überkochen des Kamillentees läßt man den Absud ziehen und auf Körpertemperatur abkühlen; nach Durchseihen wird die Flüssigkeit in den Irrigator gegeben; das Hähnchen zwischen den beiden Schlauchteilen wird so eingestellt, daß die Flüssigkeit langsam in den Darm einfließt; die Einlaufflüssigkeit bleibt so lange im Darm, bis sich der Drang zur Entleerung meldet.

Der Kräutereinlauf hat sich bei chronischer Verstopfung, bei Blähzuständen aller Art, aber auch bei colitischen Reizzuständen des Dickdarms bewährt. Beim akuten Magen-Darm- Katarrh mit Durchfall bessert ein Kräuter-Einlauf das Krankheitsbild oft schlagartig.

Die Trinkverordnung von Kräutertees, wie im lexikalischen Teil angegeben, kann durch einen gleichzeitigen Tee-Einlauf unterstützt werden. In den Basisabsud von Leinsamen werden dann statt Kamille, entsprechend dem Krankheitsbild, zwei Eßlöffel Kräutertee gegeben.

Inhalationslösungen

Inhalat I			**Inhalat II**		
Oleum Pinipumillionis		0,01	Kamillosan		5,0
Oleum Eucalypti		0,04	Bepanthen		3,0
Cremophor RH 40		0,75	Emser Salz		1,0
Emser Salz		5,0	Aquadest.	ad	100,0
Aquadest.	ad	100,0			

Hausapotheke

In die Hausapotheke gehören: Hansaplast und Leukoplast in verschiedenen Größen; 1 m Verbandsmull; je 3 Mullbinden 6 und 8 cm breit; je 1 elastische Binde in der Breite von 8 und 10 cm; 1 Fläschchen Jodtinktur; 1 Fläschchen Sepsotinktur; Ichthyolsalbe 10%ig, 1 Originalpackung; Lebertran-Zinkpaste 20%, 1 Originalpackung; Brand- und Wundgel, 1 Originalpackung; Baldrian-Tropfen, 20 g; Kamillosan, 1 Originalpackung; Kräutertinktur folgender Zusammensetzung: Tct. Myrrhae, Tct. Ratanhiae, Tct. Tormentillae, $\overline{aa}$ ad 30,0.

Badeschemel zum Improvisieren eines Sitzbades: Best. Nr. 770 108 bei Versandhaus Walz, Biberacher Str. 103, 7967 Bad Waldsee

Quellenangaben

Quellenangabe und weiterführende Literatur

Brüggemann W.: Kneipp-Therapie. Springer Verlag, Berlin 1980
v. Domarus A./Frh. v. Kress: Grundriß der inneren Medizin, Springer Verlag, Berlin 1957
Handlexikon für medizinische Praxis. Medica Verlag, Stuttgart, 1981, 1982
Homöopathisches Repetitorium. Deutsche Homöopathische Union, Karlsruhe 1982
Kaiser J.H.: Das große Kneippbuch. Ehrenwirth Verlag München, 1981
Kaiser J.H.: Kneipp'sche Hydrotherapie. Kneipp-Verlag, Bad Wörishofen 1975
Kaiser J.H.: Kneippkur richtig durchgeführt. Ehrenwirth Verlag München, 1981
Kneipp S.: Mein Testament. Ehrenwirth Verlag München, 1955
Krüskemper H.L.: Therapie. F.K. Schattauer Verlag 1978
Künzle Joh.: Chrut und Uchruth. Verlag Kräuterpfarrer Künzle, Minusio Schweiz 1977
Kuppe K.O.: Kneippkur gestern-heute-morgen. Paracelsus Verlag, 1980
Lullies/Trincker: Taschenbuch der Physiologie. Gustav-Fischer Verlag, Stuttgart 1974
Pahlow: Das große Buch der Pflanzenheilkunde. Verlag Gräfe und Unzer, München 1979
Mensen H.: A B C des autogenen Trainings. Goldmann Verlag, München 1981
Schalle A.: Die Kneippkur, die Kur der Erfolge. Ehrenwirth Verlag München, 1977
Schmücker N.: Arzt in der Praxis. I.F. Lehmann-Verlag, München 1968
Schwabe W.: Homöopathisches Arzneibuch. Verlag Dr. Willmar Schwabe
Vogel W./Dorschner M.: Yoga mit Heilwirkungen. Schnitzler-Verlag 1977
Welsch A.: Krankenernährung. Thieme-Verlag, Stuttgart
Zimmermann W.: Consilium Cedip Naturheilweisen. Cedip-Verlag, München 1982

Register

Abgießung 181
Abguß 181
Abführmittel 36
Abhärtung 11
Aerobic 212
Alkoholkonsum 23
Alkoholmißbrauch 94
Alkohol-Neuritis 108
Allergie 12, 21
Altersherz 161
Analthrombose 65
Angina, s. Mandel-
   entzündung
Angina pectoris 68
Angstzustände 14
Antidepressiva 40
Appetitlosigkeit 17, 144
Armbadewanne 165
Arterienverkalkung 40
Arteriosklerose 40
Arthritis 18
Arthrose 18, 122
Arthrose der Daumengrund-
   gelenke 21
Arthrose der Fingergelenke
   21
Arthrose der Fußgelenke 20
Arthrose der Hüftgelenke 19,
   213
Arthrose der Kniegelenke 18,
   213, 219
Arthrose der Schulter-
   gelenke, 20
Atemenge 144
Asthma 21
Asthmaanfall 13, 22
Atemnot 75
Atemübungen 216
Ausfluß 49, 83
autogenes Training 17, 128,
   145, 216

Badeextrakte 164, 190
Badezusätze 164, 190
Bäder: 164, 181
   Ansteigendes Bad 181
   Arm- 182
   Augen- 189
   Fuß- 183
   Gesichts- 189
   Halb- 186
   ¾- 186
   Öl- 190

Sitz- 187
Überwärmungs- 181
Voll- 186
Wassertreten 184
Wechselarmbad 183
Wechselfußbad 184
Wechselsitzbad 188
Bandscheibenschaden 78, 161
Bandscheibenvorfall 81
Barfußgehen 11
Basedow'sche Erkrankung
   124
Bauchschnellen 97, 216
Bauchspeicheldrüsenent-
   zündung 22
Bechterew-Erkrankung 59
Bettnässen 24
Bewußtlosigkeit 30
Bienenstich 24, 79
Bindehautentzündung 24
Bittersalz 37
Blähbauch 24, 97
Blähungen 25, 144, 161
Bläschenausschlag 27
Blasenentzündung 28
Blasenschwäche 28, 215
Blasensenkung 28
Blinddarmentzündung 96
Blitzguß: siehe Güsse
Blutarmut 104
Blutdruck, niedrig 30
Blutdruckmessung 31
Blutegelbehandlung 90, 217
Bluterguß 33
Bluthochdruck 28
Blutkreislauf 31
Blutungsstörungen 53
Blutzucker 152
Brause 164, 168
Brocaformel 138
Bronchialasthma 33
Bronchien 21
Bronchitis 33, 129, 161
Broteinheit 155

Cerebralsklerose 42
cerebral-vasculäre Insuffi-
   zienz 42
Colibakterien 25
Colitis ulcerosa 35
Coxarthrose 20

Dämpfe 164, 206
Darmbakterien 25
Darmerkrankungen 35
Darmflora 25, 36
Darmgase 25
Darmträgheit 36, 161
Depression 26, 38, 128, 161
Depression, larvierte 38
Diabetes 22, 40, 139, 152
Dialyse 111
Diät 208
Dickdarmentzündung 40
Digitalis 76, 97
Drogen 210
Durchblutungsstörung 44,
   161
Durchblutungsstörung arte-
   riell 40
Durchblutungsstörung, peri-
   pher 44
Durchfall 45
Dusche 168
Dysbakterie 26
Dyscardie 68
Dystonie 144

Eileiterschwangerschaft 96
Ekzem 12, 45, 82
Embolie 147
Endoprothese 20
Erbrechen 47, 100
Ernährung 208
Erschöpfung 47
Exstrasystolen 47

Fersensporn 57
Fettleber 94
Fettsucht 139
Fieber 48, 62
Fiebermessen 49
Fluor 49
Foenumgraecum, Breium-
   schlag 219
Frauenkrankheiten 49
Frigidität 15
Furunkel 56
Fußbadewanne 165
Fußbeschwerden 57, 212
Fußpuls 44

Gallenblasenentzündung 58
Gallenblasenoperation 59
Gallenkolik 96

Register

Gallenstein 23, 57
Gallensteinkolik 113
Ganzheitsprinzip 162
Gastritis 59, 100
Gelbsucht 93
Gelenkarthrose 161
Gelenkrheumatismus 59, 122
Gelenkverschleiß 18, 212
Gemütsverstimmung 38
Gewichtskontrolle 139
Gewichtsverlust 61
Gicht 61, 139
Gichtanfall 20
Gichtknoten 21
Gießrohr 164, 169
Grippe 62
Gürtelrose 62
Güsse: 164, 168
    Arm- 169
    Arm-, Brust- 176
    Armguß verl. 177
    Blitzguß 177
    Gesichtsguß 170
    Knie- 171
    Ober- 177
    Rückenblitz 179
    Rückenguß 173
    Schenkelblitz 178
    Schenkel- 172
    Unter- 173
    Voll- 174
    Vollblitz 179
    Wechsel- 168
Gymnastik 212
– zu Hause 212
– zur Abhärtung 215
– bei Arthrose der Hüftgelenke 213
– bei Blasenschwäche 215
– bei Fußbeschwer-
   den 212
– bei Kniegelenkarthrose 213
– bei Krampfadern und
   Venenstauungen 213
– bei Kreuzschmerz 214
– bei Nacken- u. Schul-
   terschmerz 214

Haarausfall 63
Halbbad, fröhliches 11
Halsentzündung 64
Hämatom 33, 64
Hämorrhoiden 36, 64, 83
Hammerzehe 57
Harnsäure 61
Harnuntersuchung 67

Harnverhaltung 113
Harnweginfekt 65
Hausapotheke 221
Hautkrankheiten 67
Heberden'sche Knötchen 21
Heilerde 36
Heilgymnastik 212
Heilkräuter 209
Heiserkeit 67
Hemmungen 16
Herpes simplex 27
Herzbeschwerden 68, 161
Herzerkrankung, koronare
   161
Herzfrequenz 74
Herzinfarkt 70, 113
Herzklopfen 74
Herzkranzgefäßenge 72
Herzrasen 74
Herzschrittmacher 75
Herzschwäche 75, 161
Herzstolpern 76
Heusack 204
Heuschnupfen 12f., 77
Hexenschuß 77, 81
Hitzewallungen 151
Hoffmannstropfen 31
Homöopathie 210
Husten 78
Hypertonie 28, 30, 79

Ichthyol-Dauerverband 219
Idealgewicht 138
Infektion, fieberhaft 79
Infektionskrankheiten 48,
   161
Inhalation 22
Inhalationslösungen 221
Insektenstich 12, 79
Insulin 22
Insulinschock 156
Ischialgie 80
Ischias 78, 80, 107

Juckreiz 82
Karlsbader Salz 37
Keuchhusten 85
Kieferhöhlenentzündung 107
Kinder, Kneippanwendungen
   207
Kinderkrankheiten 83
Klimakterium 55, 87
Kneippanwendungen zu
   Hause 163f.
Kneippkur im Heilbad 161
Kneippsandalen 11

Knochenhautentzündung 87
Knochenschwund 87
Kohlenhydrate 154
Kohlblätter, Umschlag 219
Kompressionsstrumpf 90, 217
Kompressions-Verband 90,
   217
Kopfdampf 165, 206
Kopfschmerzen 88, 107, 144
Koronare Herzerkrankung
   161
Kostenübernahme für
   Kneippkur 163
Krampfaderbruch 91
Krampfadern 89, 161, 213
Krämpfe im Kindesalter 86
Kräuter-Einlauf 220
Kräuterrollkur 101
Kräutertee 210
Kreislaufschock 79
Kreislaufstörungen 91, 104,
   161
Kreuzschmerzen 78, 91, 144,
   214
Kropf 92
Kryotherapie 131
Kurverordnung 161

Lampenfieber 15
Läppchenhauttest 46
Leberentzündung 93
Lebererkrankungen 93
Leberschaden 37
Leberschrumpfung 95
Leberzirrhose 99
Lehmpflaster 205
Leibschmerzen 49, 95
Leib-Selbstmassage 37, 97,
   216
Leinsamenschrot, Senfkörner
   37
Luftaufstoßen 25, 144
Luftschlucken 26
Lumbago 77
Lungenblähzustand 34
Lungenembolie 146
Lungenentzündung 34, 97

Magen-Darmkatarrh 45, 96,
   98
Magengeschwür 96, 98
Magenschleimhautentzün-
   dung 100, 105
Mandelabszeß 102
Mandelentzündung 101
Mandeloperation 103

224

Register

Masern 83
Menstruationsstörungen 51, 91
Meteorismus 24
Migräne 89, 103
Milchzucker 37
Mineralsalz 37
Müdigkeit 30, 103
Mumps 86, 104
Mundgeruch 104
Mundtrockenheit 105
Muskelrheumatismus 78, 80, 122
Myalgie 80

Nägel, brüchige 105
Nagelbetteiterung 106
Nagelbettentzündung 105
Nasenbluten 107
Nasennebenhöhlenentzündung 107
Nasennebenhöhlenvereiterung 129
Nephritis 107
Nephrose 107, 111
Nervenentzündung 80, 107
Nervenzusammenbruch 144
nervöse Störung 161
Neuralgie 109
Neuritis 109
Neuroleptika 40
Neurose 144
Nierenbeckenentzündung 112
Nierenentzündung 109
Nierenerkrankungen 109
Nierenkolik 96
Nierenschmerzen 118
Nierensteine 113
Nierensteinkolik 113
Normalgewicht 138

Obstipation 36
Ohnmacht 30
Ohrensausen – Ohrgeräusche 115
Osteoporose 116

Pankreatitis 22
Periarthritis 130
Phobien 15
Platzangst 14
Pleuritis 123
Polyarthritis 59
Potenzstörungen 15
Prellung 33, 149

Prostataabszeß 118
Prostataentzündung 117
Prostataerkrankungen 117
Prostatavergrößerung 119
Psoriasis 132
Psychohygiene 71
psychosomatische Erkrankungen 21
Psychopharmaka 40
Psychotherapie 99, 145
Pubertätsmagersucht 17
Puls 31
Purinstoffwechsel 61
Pylorusstenose 100

Quetschungen 120, 149

Rachenkatarrh 120
Raucherbein 43
Reisekrankheit 47
Reizblase 121, 144
Reizgallenblase 59
Reizknie 19
Reizkolon 35
Restharnbildung 119
Rheumatismus 121
Rippenfellentzündung 34, 122
Roemheld'scher Symtomenkomplex 25
Röteln 85
Ruhebild 128

Schaufenster-Krankheit 43
Schlafstörung 38
Scheidenflora 50
Schilddrüsenerkrankungen 123
Schlafhilfe 167
Schlaflosigkeit 125
Schlafmittel 127
Schlafrhythmus 126
Schlafstörungen 125, 144
Schleimbeutelentzündung 128
Schneegehen 11
Schnupfen 107, 129
Schockanzeichen 79
Schultergelenk 88
Schultersteife 130, 214
Schuppenflechte 132
Schwermut 135
Schwindel 134
Schwitzen 134
Sehnenscheidenentzündung 135

Sexuelle Störungen 136
Sodbrennen 136
Sonnenbad 137
Sonnenbrand 137
Seitenstrang-Angina 102
Senkfuß 57
Senk-Spreizfuß 20
Spondylarthrose 80
Stimmbandentzündung 138
Stoffwechselerkrankung 152
Stoffwechselstörung 139
Struma 138
Stuhlgang 36
Stirnhöhlenentzündung 107

Tennis-Ellenbogen 87
Totenfinger 44
Touristenseuche 45
Tranquillantien 40
Traumphasen 126
Trigeminus-Neuralgie 89, 107
Trigonum-Zystitis 28
Trockenbürsten 11, 19, 43

Übelkeit 47
Übergewicht 138, 161
Untergewicht 61, 143
Unterschenkelgeschwür 143, 148
Urticaria 13

Varizen 89, 143
Vegetative Dystonie 143
Venenerkrankungen 145
Venengymnastik 90
Venenschwäche 30, 213
Venenverödung 90
Verdauungssäfte 25
Verhaltenstherapie 16f.
Verschleißerkrankungen 161
Verstauchung 33, 149
Virushepatitis 93
Virusinfektion 12, 27
Vorsorgeuntersuchung 49

Wadenkrämpfe 150
Waschungen: 163, 166
Ganz- 166
Kalt- 167
Oberkörper- 166
Serien- 167
Teil- 166
Unterkörper- 166
Wassertreten 184
Wechseljahre 28, 50, 150, 161

Register

Wickel: 164, 190
  Arm- 200
  Bein- 199
  Brust- 199
  Fuß- 196
  Fußwaden- 195
  Ganz- 204
  Hals- 194
  Hand- 196
  – heiß 192f., 193
  – kalt 191
  – kühlend 191
  Knie- 196
  Kurz- 201

Lenden- 198
  – schweißtreibend 191
  – temperiert 191
Waden- 195
– zu Hause 194
Auflage Hals – Brust 197
Herzkompresse 197
Heusack 204
Kneipp-Strümpfe 195
Lehmpflaster 205
Leibauflage 197
Oberaufschläger 202
Unteraufschläger 202
Schal 201

Wickeltechnik 193
Wickeltücher 193
Wickelzusätze 192

Yoga 216

Zahnfleischentzündung 105
Ziegenpeter 86
Zuckerdiät 154
Zuckerkoma 156
Zuckerkrankheit 139, 152
Zwölffingerdarmgeschwür 158

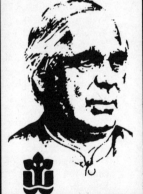

THEMA NR. 1
GESUNDHEIT

KONSEQUENZ
BAD WÖRISHOFEN
Geburtsstätte der Kneippkur

Herz/Kreislauf – Nerven – Atemwege – Rheuma
Stoffwechsel – Postoperative Zustände.

Ideal für Vorsorge und Genesung

Kurdirektion, Tel. 0 82 47 / 50 01
Pf. 1443, 8939 Bad Wörishofen

Für das strapazierte und streßgeplagte Herz

Magnesium
Chelat-Tabletten

- Denn Magnesium ist der Aktivator im Stoffwechsel
- Magnesium entspannt Muskeln und Eingeweide
- Magnesium ist Balsam für Nerven und Gemüt
- Magnesium ist das Antistreß-Mineral zum Schutz des Herzens und der Gefäße
- Je älter der Mensch, desto größer sein Bedarf an gut verwertbarem Magnesium!

Zusammensetzung: Eine Magnesium-Chelat-Tablette enthält 50 mg elementares Magnesium, gebunden in Form eines Chelats an Eiweiß und Eiweißhydrolysate der Sojabohne.
Eigenschaften: Die Magnesiumchelatbindung an Eiweißbausteine ist der Natur des Stoffwechselgeschehens nachempfunden. Der Körper selbst macht anorganisches Metall in dieser Weise für sich verfügbar.
Magnesium-Tabletten dieser Art sind daher besonders gut verträglich und das Magnesiumchelat wird vom Körper besonders gut aufgenommen und verwertet.
Anwendungsgebiete: Magnesium Chelat-Tabletten dienen zur Verhütung von Magnesiummangelerscheinungen. Diese können sich äußern in Migräne, Wetterfühligkeit, Schlafstörungen, Blutdruckanstieg, Durchblutungsstörungen, vegetativen Dysregulationen (Störungen im vegetativen Nervensystem), Krämpfen und Krampfbereitschaft im Bereich der Eingeweide, Muskeln und Gefäße. Magnesiummangel entsteht unter anderem bei chronischem Alkoholmißbrauch und wird besonders häufig bei Herzkranken, Leberkranken und Diabetikern angetroffen.
Dosierung: Falls nicht anders verordnet, täglich insgesamt 3–6 Tabletten unzerkaut vor oder nach den Mahlzeiten einnehmen.
Gegenanzeigen: Ausscheidungsstörungen der Nieren.
Darreichungsform: Tabletten zum Einnehmen.
Packungsgrößen: O.P. mit 50 Tabletten DM 11,35; O.P. mit 100 Tabletten DM 20,35. In Apotheken, neuform-Reformhäusern und -Depots. Muster und Literatur anfordern!

KEIMDIÄT GmbH, Postfach 11 16 49, 8900 Augsburg 11

Dr. Grandel's Aminochelate werden vom Körper besonders gut aufgenommen, vertragen und verwertet!

Das Kur-Heilwasser
Bad Driburger
Caspar-Heinrich Quelle
Das Magen-, Darm-, Nieren-, Blasen- Elixier

Natürliches Heilwasser   Arznei-Spez Reg. Nr. C 1228

Bad Driburger Brunnen
Postfach 1109 · 3490 Bad Driburg

Wir liefern Gesundheit frei Haus

Eugen Roth
Heitere Kneipp-Fibel
Mit vielen Zeichnungen von Claus Arnold.
19. Aufl., 96 Seiten, Geb. DM 16,80.

„Dies Büchlein, zwar nur laienhaft,
Erzählt Euch von des Wassers Kraft,
Wie Pfarrer Kneipp sie angewandt.
Das ist in aller Welt bekannt –
Doch möchte einer wissen mehr
Von seinem Leben, seiner Lehr,
Wird ihn erfreuen, was ihm bot
Der »Wasser-Dichter« Eugen Roth"

Preisänderung vorbehalten

Ehrenwirth Verlag München

Schoenenberger naturreine Pflanzensäfte sind stoffwechselfreundlich

Sie enthalten die harmonische Fülle der lebendfrischen Pflanzen und sind daher besonders dem lebenden Geschehen, dem „Stoffwechsel" angepaßt. Der menschliche Organismus verträgt dieses natürlich gewachsene Pflanzenblut ohne Belastung, so daß keinerlei Nebenwirkungen zu befürchten sind.
Das Schoenenberger Säfteprogramm umfaßt 13 Kuren und 37 Einzelsäfte.

Schoenenberger naturreiner Pflanzensaft

Weißdorn

Naturreiner Preßsaft aus frischen Blättern, Blüten und Früchten von Weißdorn.
Zur Erhaltung der physiologischen (natürlichen) Norm des Blutdrucks, herzstärkend und kreislauffördernd.

**Walther Schoenenberger Pflanzensaftwerk GmbH & Co.
7037 Magstadt**

Erhältlich im Reformhaus.

In der Apotheke unter der Marke »florabio«

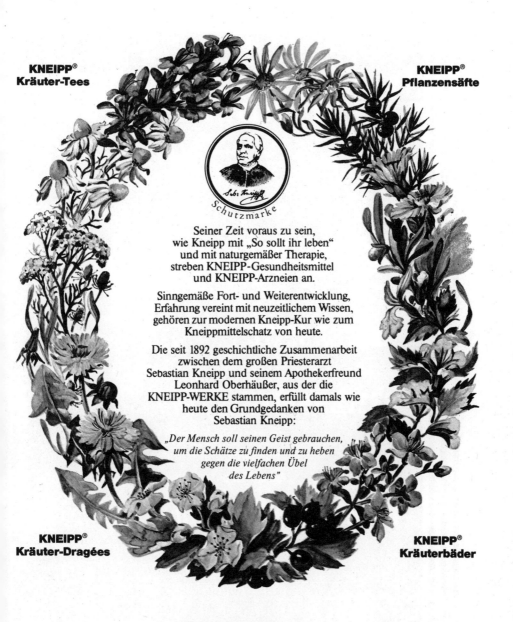

KNEIPP®
Kräuter-Tees

KNEIPP®
Pflanzensäfte

Seiner Zeit voraus zu sein,
wie Kneipp mit „So sollt ihr leben"
und mit naturgemäßer Therapie,
streben KNEIPP-Gesundheitsmittel
und KNEIPP-Arzneien an.

Sinngemäße Fort- und Weiterentwicklung,
Erfahrung vereint mit neuzeitlichem Wissen,
gehören zur modernen Kneipp-Kur wie zum
Kneippmittelschatz von heute.

Die seit 1892 geschichtliche Zusammenarbeit
zwischen dem großen Priesterarzt
Sebastian Kneipp und seinem Apothekerfreund
Leonhard Oberhäußer, aus der die
KNEIPP-WERKE stammen, erfüllt damals wie
heute den Grundgedanken von
Sebastian Kneipp:

*„Der Mensch soll seinen Geist gebrauchen,
um die Schätze zu finden und zu heben
gegen die vielfachen Übel
des Lebens"*

KNEIPP®
Kräuter-Dragées

KNEIPP®
Kräuterbäder

Würzburg

KNEIPP-WERKE
KNEIPP-MITTEL-ZENTRALE

Bad Wörishofen

RETERSPITZ®
Heilmittel

seit Jahrzehnten bewährte Helfer im Rahmen der KNEIPP-Anwendungen.

REITERSPITZ® *Außerlich*

die bewährte Wickelflüssigkeit gegen Entzündungen und Fieber

REITERSPITZ® *Massagemilch*

zur Unterstützung der Sport-& Heilmassagen.

REITERSPITZ® *Grün* BADEKONZENTRAT

der mit natürlichen Pflanzenextrakten und Chlorophyll angereicherte, schaumarme Badezuzatz für Genesungs-& Regenerationskuren

REITERSPITZ® *Sauna-Essenz*

die aus reinen Pflanzendestillaten bestehende REITERSPITZ-Essenz für den Aufguß, schleimlösend, krampflösend, desinfizierend.

RETTERSPITZ GMBH POSTFACH 47 8501 SCHWAIG 2

Dr. med. Josef H. Kaiser (Hrsg.)

Das große Kneippbuch

Handbuch der naturgemäßen Lebens- und Heilweise
Jubiläumsausgabe.
150. Tsd., 584 Seiten mit 23 Fotos auf Kunstdrucktafeln, 121 Text-
zeichnungen, Lexikonformat. Geb. DM 48,–.

Die Heilkraft der Natur – Sebastian Kneipp hat sie wiederent-
deckt. Er setzte den Anfang zu einer Entwicklung, die seine
Nachfolger zu einem unübertroffenen System naturgemäßer
Lebens- und Heilweise ausgebaut haben. Millionen Menschen
in aller Welt verdanken diesem System neue Gesundheit und
Lebenskraft.

Das große Kneippbuch ist die einzige vollständige Darstellung
dieser Kneippschen Lehre:

☐ Es berücksichtigt die neuesten Erkenntnisse der allgemeinen
Medizin, der Hygiene, der Naturheilkunde und der Fortschritte des Kneippschen Heilverfahrens.

☐ Es unterrichtet ausführlich über die Grundlagen gesunder
Lebensweise und richtiger Ernährung, über die Heilpflanzen-
kunde und den neuesten Stand der Wasserkur-Praxis.

☐ Es klärt auf über den Bau des menschlichen Körpers und die
Funktion der Organe.

☐ Es zeigt alle Möglichkeiten aktiver Gesundheitspflege: Training der Widerstandskraft und Steigerung der Gesundheit
und Leistungsfähigkeit.

☐ Es beschreibt alle Krankheiten und deren wirksame Behandlung.

☐ Es nennt Mittel und Wege zur Vorbeugung und für natur-
gemäße Heilung.

☐ Es enthält ein ausführliches Kapitel über die Erste Hilfe,
das in einem umfassenden medizinischen Hausbuch wie diesem nicht fehlen darf.

Preisänderung vorbehalten

Ehrenwirth Verlag München

Sebastian Kneipp
Meine Wasserkur
665. Tausend. 288 Seiten, 25 Abbildungen im Text,
11 Fotos und 12 mehrfarbige Heilpflanzenbilder. Geb. DM 19,80.

Sebastian Kneipp
So sollt ihr leben
Winke und Ratschläge für Gesunde und Kranke zu einer
einfachen, vernünftigen Lebensweise und einer naturgemäßen
Heilmethode.
260. Tausend. 324 Seiten, 12 mehrfarbigen Heilpflanzenbilder.
Geb. DM 19,80.

Das echte Kneipp-Kochbuch
1561 Original-Rezepte, erprobt und erfaßt auf Grund beinahe
10jähriger, diesbezüglich praktischer Erfahrungen, nach den Vor-
trägen und Vorschriften Sr. Hochwürden Herrn Prälaten Sebastian Kneipp, von Frau Agathe Haggenmiller.
336 Seiten, Geb., DM 19,80.

Dr. med. Josef H. Kaiser
Kneippkur – richtig durchgeführt
132 Seiten mit Abbildungen, Pbck., DM 19,80.
Für jeden, dem eine Kneippkur empfohlen oder verordnet wird
oder der sich ihr freiwillig unterzieht, stellen sich zahlreiche
Fragen über das Wesen und die Wirkungsweise einer Kneippkur. Dieses Buch gibt umfassende Erklärungen zu den wichtigsten Anwendungen der Kneippschen Heilmethoden.

Preisänderungen vorbehalten

Ehrenwirth Verlag München